Droits de santé sexuelle et reproductive en Afrique subsaharienne

Collection « Populations »
Dirigée par Yves Charbit

La démographie est au cœur des enjeux contemporains, qu'ils soient économiques, sociaux, environnementaux, culturels, ou politiques. En témoigne le renouvellement récent des thématiques : développement durable, urbanisation et mobilités, statut de la femme et de l'enfant, dynamiques familiales, santé de la reproduction, politiques de population, etc.

Cette démographie contextuelle implique un renouvellement méthodologique et doit donc prendre en compte des variables en interaction, dans des espaces de nature diverse (physiques, institutionnels, sociaux).

La collection « Populations » privilégie les pays et les régions en développement sans pour autant oublier leurs liens avec les pays industrialisés et contribue à l'ouverture de la démographie aux autres disciplines.

Déjà parus

Alphonse Mingnimon AFFO, *Droits sexuels et reproductifs en Afrique subsahrienne,*2023.
Elsa EL HACHEM KIRBY, *Les entrepreneurs libanais à São Paulo et leur réussite économique et sociale*, 2020.
Benoît LIBALI, *A la recherche des fondements actuels de la fécondité africaine : sexualité et reproduction en République du Congo*, 2020.
Aminata NGIAN DIENE, *La gouvernance de la santé au Sénégal*, 2019.
Serge FELD, *Les migrations internationales et le développement économique*, 2019.
Madeleine SENE, *Congrégations catholiques et santé au Sénégal (1819-2018)*, 2018.
Yves CHARBIT, *L'adolescence au Bénin,*2018.
Armelle KLEIN, *Vieillissement, innovation et territoire. Le cas de l'île de la Réunion,* 2018.
David MAHUT, *Le déclassement dans la migration. Ethnographie d'une petite bourgeoisie bamakoise installée à Paris*, 2017.
Lucas TCHETGNIA, *Face au Sida, quel comportement en Afrique. Le cas du Cameroun*, 2016.

Sous la direction de
Alphonse Mingnimon AFFO

Droits de santé sexuelle et reproductive en Afrique subsaharienne

Préface de Félicien Avlessi

L'Harmattan

5-7, rue de l'École-Polytechnique ; 75005 Paris

http://www.editions-harmattan.fr/

ISBN : 978-2-336-41703-5
EAN : 9782336417035

PRÉFACE

La question des droits sexuels et reproductifs s'est progressivement imposée dans la gouvernance des Institutions d'enseignement supérieur et de recherche (IESR) suite à certaines pratiques amorales ou immorales qui, autrefois, étaient plus ou moins voilées. Ces actes perturbent la vie des victimes (adolescents et jeunes notamment) et dévalorisent les institutions. Dans les sociétés contemporaines, la thématique des droits sexuels et reproductifs, jadis banalisée par les pouvoirs publics, tient donc désormais une place de choix dans les réflexions visant l'élaboration des politiques de gestion de certaines institutions, dont celles qui s'occupent prioritairement de l'éducation.

Selon des études récentes (UNDP, 2014 ; Arugu, 2014 ; WHO, 2019 ; WHO, 2021 ; Parry et Gordon, 2021 ; Affo, 2022 ; Affo, 2023), les indicateurs relatifs aux Droits de la santé sexuelle et reproductive (DSSR) des pays d'Afrique de l'Ouest, dont le Bénin, ne semblent s'améliorer que lentement en dépit des efforts croissants déployés par les pouvoirs publics. Le gap observé en matière de réalisation des droits essentiels (santé, éducation, protection et participation) aggrave la vulnérabilité des adolescentes et des jeunes qui constituent pourtant la clé de voûte du développement durable. Dès lors, investir dans la santé et l'éducation sexuelle de cette cible devient une nécessité absolue pour infléchir certaines tendances sociales.

Pour amplifier cette dynamique, le projet Renforcement des capacités des établissements d'enseignement en santé et droits sexuels et reproductifs pour l'inclusion des jeunes au Bénin (DSSR-BJ) a contribué à éveiller quelque peu les consciences sur l'accès universel aux droits sexuels et reproductifs d'une manière équitable et inclusive pour les adolescents.es et jeunes. Ce rendez-vous de défis a mobilisé beaucoup d'acteurs et de partenaires venant des quatre coins de l'Afrique subsaharienne.

DSSR-BJ est un projet du programme Orange Knowledge (OKP) financé par le ministère des Affaires étrangères des Pays-Bas et géré par la NUFFIC. En termes de réalisation le projet a permis de former une centaine de personnes-ressources, enseignants, chercheurs, personnels administratifs et techniques sur les droits sexuels et reproductifs, pour le compte des UPB et de quelques ministères sectoriels en charge de l'Éducation, de la Santé et des Affaires sociales. Ces derniers sont vivement encouragés à répliquer ladite formation dans leur service respectif. Pour le compte des étudiants, neuf modules d'enseignement des DSSR ont été élaborés et validés pour être facilités sous forme de séminaires scientifiques, conférences, sorties pédagogiques, journées culturelles, etc. Des points focaux genre des UPB ont également bénéficié d'un renforcement de capacité avec le soutien technique du Centre de pédagogie universitaire et d'assurance qualité (CPUAQ) sur l'assurance qualité de l'UAC. Le projet a également permis d'élaborer un *Document de politique GIS* dans l'enseignement supérieur dont 2 000 exemplaires ont été distribués. Des rapports d'étude comme le *Rapport d'étude sur le harcèlement sexuel en milieu universitaire*, celui sur *Les Apprenants-Parents en milieu universitaire* ainsi que des *Policy Briefs* ont fait l'objet de dissémination dans les UPB.

À la place d'un séminaire de clôture, le projet DSSR-BJ a débouché sur l'organisation d'un colloque tenu du 5 au 7 décembre 2022 sur les DSSR en Afrique subsaharienne. Il vise à mutualiser les réflexions critiques qui serviront d'outils crédibles d'aide aux décideurs pour l'amélioration des politiques. Au total, 1 100 personnes y ont participé, dont 300 congressistes ont produit 117 résumés/abstracts. À l'issue de ce colloque, cet ouvrage collectif vient prouver encore une fois l'engagement de la communauté universitaire à mener des réflexions critiques sur les DSSR. Certes, le combat n'est pas encore gagné, car l'un des défis dans la réalisation des DSSR reste l'absence d'évidence scientifique actualisée sur certaines problématiques. Je profite de cette opportunité pour renouveler mon plaidoyer pour une enquête d'envergure nationale sur les Violences basées sur le genre (VBG) dans les universités publiques et les établissements privés d'enseignement supérieur au Bénin pour aider les décideurs dans l'élaboration et la mise en œuvre des politiques publiques dans le domaine des DSSR.

Résolument engagé à baliser le chemin de la réalisation des droits de santé sexuelle et reproductive en milieu universitaire, le Conseil rectoral de l'UAC, comme d'ailleurs ceux des autres universités publiques du Bénin, ne rate aucune opportunité de rappeler avec le soutien de son Conseil d'administration les principes cardinaux qui encadrent lesdits droits, sans oublier la dénonciation des dérives d'où qu'elles viennent. Désormais, la communauté universitaire est en état de veille permanent pour sensibiliser sur les DSSR afin de rassurer les étudiants et d'engager les sanctions appropriées à tout contrevenant.

En tant que porteur légal du projet et en ma qualité de premier responsable en exercice de la plus ancienne institution d'enseignement supérieur et de recherche du Bénin, je mesure l'intérêt et la portée du contenu de ce document que je recommande à tous mes pairs et aux acteurs de système éducatif ainsi qu'à tous les membres de la société pour en faire une exploitation judicieuse. L'avenir des adolescents et des jeunes en particulier et celui de toutes les couches de la société en général, en dépend.

Cet ouvrage met en relief plusieurs préoccupations prioritaires des DSSR touchant la maternité, la planification familiale, les IST/VIH/Sida et les maladies émergentes, et enfin les violences basées sur le genre.

Je voudrais renouveler mes remerciements à tous les acteurs engagés dans la réalisation du projet DSSR-BJ, y compris les gestionnaires pour avoir conduit aux résultats qui font la satisfaction des partenaires et la fierté de nos institutions. Tout en remerciant mes pairs et autres responsables à divers niveaux des systèmes éducatifs en Afrique au sud du Sahara, je m'en voudrais de ne pas exprimer toute ma gratitude à tous les partenaires techniques et financiers, et notamment la NUFFIC, qui ont accompagné et porté le projet DSSR-BJ. Vivement que la capitalisation des acquis ainsi que leur reproductibilité soient au rendez-vous dans tous les pays en développement !

Professeur Félicien AVLESSI
Recteur de l'université d'Abomey-Calavi

Partie I

DROITS ET PRATIQUES DE SANTÉ SEXUELLE ET REPRODUCTIVE

Introduction

DROITS DE SANTÉ SEXUELLE ET REPRODUCTIVE EN AFRIQUE SUB-SAHARIENNE. AGIR EN MILIEU ÉDUCATIF

Alphonse Mingnimon AFFO

La Santé sexuelle et reproductive (SSR) est un état de bien-être physique, affectif, mental et social concernant tous les aspects de la sexualité et de la reproduction, et pas seulement l'absence de maladie, de dysfonctionnement ou d'infirmité (OMS, 2018). Compris comme tels, les Droits de la santé sexuelle et de la reproduction (DSSR) s'inscrivent globalement dans une perspective positive qui fait des relations sexuelles une source de plaisir traduisant la confiance et la communication dans l'estime de soi et le bien-être (Guttmacher-Lancet, 2018). Considérés comme l'une des clés pour atteindre l'égalité de genre et garantir les droits humains, les DSSR regroupent le droit à l'intégrité physique, le droit à l'égalité et à la non-discrimination, le droit de décider du nombre d'enfants et de l'intervalle inter-génésique, le droit aux relations sexuelles et à un mariage consenti, le droit à l'information ainsi qu'à l'éducation sexuelle (Union européenne, 2019). Ils offrent l'opportunité à chaque individu de pouvoir jouir en toute liberté, à tout âge et en toute conscience de sa vie sexuelle et reproductive. Cette compréhension des DSSR a été l'objet principal de la Conférence internationale sur la population et le développement (CIPD) tenue au Caire (Égypte) en 1994. Les résolutions issues de cette conférence font obligation à chaque pays membre des Nations unies d'intégrer dans son système de soin de santé la promotion des DSSR en y impliquant les organisations de la société civile ainsi que le secteur privé aux fins de rendre les services plus accessibles et plus acceptables. Vingt-cinq ans plus tard, les engagements pris ont été actualisés et renouvelés lors de la CIPD + 25 à Nairobi au Kenya en 2019, avec un accent particulier sur la jeunesse, le genre et l'inclusion sociale.

D'après de récents rapports, dans le monde, environ 830 femmes meurent chaque jour de complications liées à la grossesse ou à l'accouchement[1] et plus

[1] https://www.who.int/fr/news-room/fact-sheets/detail/maternal-mortality.

de 214 millions ont des besoins non satisfaits en matière de contraception moderne. Chaque année, environ 25 millions d'avortements à risques sont pratiqués et plus de 200 millions de filles/femmes sont touchées par les mutilations génitales féminines. Hémorragies sévères, infections, hypertension, avortements pratiqués dans des conditions incertaines et autres complications liées à la grossesse et à l'accouchement demeurent les causes majeures des décès maternels, auxquelles il faut ajouter le paludisme, le VIH, ainsi que les maladies émergentes (WHO, 2019 ; WHO, 2021). La situation en Afrique subsaharienne paraît davantage critique. Dans cette région, 40 % des femmes âgées de 20-24 ans ont été mariées avant d'atteindre la majorité (18 ans) ; le tiers a subi des violences physiques ou sexuelles, majoritairement de la part du conjoint, et chaque année environ 2 millions de nouvelles infections au VIH y sont notifiées. Ces constats révèlent que les défis des DSSR en Afrique subsahariennes demeurent préoccupants pour une population majoritairement jeune et vulnérable en termes de santé, d'éducation, de protection et d'accès à un emploi décent. Les violences basées sur le genre, les mariages précoces/forcés, les grossesses non désirées et les avortements à risques amplifient les cas de décès maternels et infantiles. Une bonne partie de cette région forme le groupe des pays à forte fécondité où la population continuera à croître jusqu'en 2050 (PRB, 2012).

Si le quart de la population mondiale est constitué des adolescents et jeunes âgés de 10 à 24 ans, la quasi-totalité (89 %) d'entre eux vit dans les pays à revenu faible et intermédiaire (UNFPA, 2019), notamment en Afrique subsaharienne marquée constamment par des situations d'urgence sanitaire (Ebola, Lassa, Zika, Syndrome respiratoire aigu sévère, VIH, Covid-19, etc.) qui constituent des obstacles à la réalisation de leurs droits essentiels (accès aux services de santé, d'éducation, de protection, de participation) pour cette couche sociale qui malgré tout reste un potentiel de développement (UNFPA, 2021). Peu de choses sont connues sur les stratégies d'engagement des adolescents et jeunes dans la riposte à ces urgences sanitaires. Ainsi, leur participation active à la riposte pourrait être une preuve de confiance et d'engagement pour un développement inclusif et durable.

Face à ces constats, les pouvoirs publics ont développé plusieurs stratégies et engagé des ressources pour des résultats certes quelque peu prometteurs, mais globalement en deçà des attentes, car presque aucun des Objectifs du millénaire pour le développement (OMD) relatifs à la santé n'a été atteint en dépit des engagements pris à divers niveaux (UNDP, 2014). Bien que la promotion de la Planification familiale (PF) soit portée au rang des priorités de la plupart des pays aux fins d'améliorer la santé de la mère et la survie de l'enfant comme un levier pour accélérer la marche de la région vers l'atteinte des Objectifs de développement durable (ODD), le taux de prévalence contraceptive moderne demeure inférieur à 30 % en 2021 pour une demande globale avoisinant 50 %. Cette situation est liée d'une part à la persistance des coutumes qui favorisent la descendance nombreuse ainsi qu'à l'enfant perçu comme une assurance vieillesse des parents et un moyen de perpétuation de la lignée, et à la pauvreté, au manque d'information, à l'inadéquation des services d'autre part (Arugu, 2014 ; WHO, 2019). La réduction de la mortalité maternelle, néonatale et infantile d'ici 2030 (ODD3) nécessite l'accès pour tous à des services de soins de santé sexuelle et reproductive (cible 7), qui reste un défi majeur de santé publique en Afrique subsaharienne compte tenu des difficultés liées autant à l'offre qu'à la demande de services (SRHM, 2020).

Sur le plan de la lutte contre les IST et le VIH/Sida, des avancées au plan biomédical ont été observées. Toutefois, les niveaux de connaissance approfondie de la transmission du VIH sont à améliorer pour favoriser l'accès aux traitements de pointe de ces maladies. Il convient cependant de rappeler, parmi les approches innovantes de santé sexuelle et de la reproduction (SSR), celle mise en œuvre dans quelques pays comme le projet « Learning About Living », une innovation sociale centrée sur la technologie qui apporte une certaine réponse aux besoins et attentes des adolescents et jeunes et des femmes et s'inscrit dans les politiques nationales en matière de SSR. Ce projet a permis de développer et de vulgariser des outils numériques pour induire des changements de comportement auprès des cibles (UNFPA, 2019). Ces avancées représentent un espoir malgré les tendances lourdes qui se maintiennent, comme les cas de Violences basées sur le genre (VBG), qui touchent un nombre important de personnes, dont les adolescentes et les jeunes femmes en particulier. En effet, les stratégies de lutte engagées contre certains types de violences sont multiples et variées, allant des plus discrètes et privées aux plus médiatisées, qui suscitent bien des controverses et des incompréhensions débouchant parfois sur une défense en réaction aux attaques des détracteurs accusés de mêler jugements moraux, culturels et réalités objectives (C. B. Cabane, 2006 ; S. Kimani et B. Sell-Duncan, 2018). D'après certains travaux, la souffrance associée aux rites des mutilations génitales féminines (MGF) constitue une valeur éducative par excellence pour les peuples qui les soutiennent, en aidant à grandir dans la hiérarchie sociale, permettant à la femme de passer de sa nature d'individu inachevé à celle d'individu accompli et intégré à une culture qui la révèle dans son groupe identitaire comme donnée marquante des normes sociales (C. B. Cabane, 2006). Cependant, dans un monde qui vit de grands bouleversements, les rites de passage et d'identification sont appelés à s'actualiser sous de nouvelles formes pour mieux s'adapter au postmodernisme (E. Lavency, 2018 ; B. Hughes, 2018 ; A. M. Affo, 2023). Ainsi, dans une perspective d'inclusivité et de justice reproductive, ces rites peuvent être orientés en « rites de passage alternatifs », inflexion à travers laquelle il est possible, par une investigation intelligente des praxis d'en bas, d'inscrire les MGF dans une dimension symbolique qui préserve l'essentiel de leurs fonctions ainsi que la dignité de la femme/fille. Une telle innovation pourrait être la réplique de certains aspects des processus d'initiation classique desquels il doit être extirpé toute forme de violence au profit de l'éducation sexuelle et du respect des droits humains en général.

Sur un autre plan, l'avènement de la Covid-19 n'a pas permis d'amplifier les succès obtenus depuis quelques années en matière d'acquis sur les DSSR. Bien au contraire, comme partout ailleurs, la situation de l'Afrique subsaharienne semble s'être plutôt dégradée au cours de cette période. Dans plusieurs pays, les mesures barrières et/ou de confinement mises en place par les gouvernements ont engendré la perturbation des liens sociaux et des réseaux de protection pour les femmes en particulier, des cas de stress occasionnés par la perte d'emploi, la fermeture des écoles, la surcharge de travail domestique accompagnée d'une recrudescence de violence conjugale, comme l'indiquent les résultats d'une méta-analyse de plusieurs études empiriques récentes (2021). En augmentant le risque de violence au sein des familles, la Covid-19 a induit des tensions et un accroissement de l'exploitation des femmes, qui sont majoritairement présentes dans le secteur informel et dont l'activité économique est au cœur des stratégies de survie des ménages. Son impact disproportionné sur le bien-être socio-économique des femmes menace de renverser les gains durement acquis en matière de promotion de l'égalité de genre et d'autonomisation des femmes (A. Calvès *et al.*, 2018 ; CUAWGDD, 2020 ; B. R. Parry et E. Gordon, 2021). Cependant, l'insuffisance par endroits de données fiables pour mieux documenter certaines implications de ce phénomène sur les DSSR reste un défi dans la région.

Ces constats auraient été certainement plus catastrophiques sans la volonté politique des gouvernants, qui ont pris d'importantes mesures aussi bien sur le plan légal et réglementaire (souscription et ratification des textes internationaux, régionaux et nationaux en matière de droits humains) que sur le plan de l'élaboration et de la mise en œuvre de programmes/projets de promotion des DSSR. C'est le cas par exemple du Partenariat de Ouagadougou en Afrique de l'Ouest, qui porte un agenda pour la satisfaction des besoins des jeunes en matière de planification familiale (PF). Il en est de même pour des projets à échelle réduite comme le projet « Renforcement des capacités des établissements d'enseignement en santé et droits sexuels et reproductifs pour l'inclusion des jeunes au Bénin » (DSSR-BJ[2]), un projet du programme Orange Knowledge (OKP) financé par le ministère des Affaires étrangères des Pays-Bas et géré par la NUFFIC. Ce projet vise à renforcer les capacités des acteurs des établissements d'enseignement supérieur et de la formation technique et professionnelle du Bénin, et à consolider la formation en droit de la santé sexuelle et reproductive (DSSR) axée sur les jeunes.

Concernant les DSSR orientés vers les adolescents et jeunes en Afrique subsaharienne, il a été constaté la persistance de certains goulots

---

[2] Le projet DSSR-BJ est mis en œuvre au Bénin par un consortium dirigé par l'Institut international d'études sociales de l'Université Erasmus de Rotterdam (ISS-EUR), en collaboration avec Rutgers aux Pays-Bas, les Universités Publiques du Bénin (UAC, UP, UNSTIM, UNA), l'Institut national d'ingénierie, de formation et de renforcement des capacités des formateurs (INIFRCF) et l'Association Rayon des initiatives culturelles, musicales et des arts oraux (RICMAO ASSO).

d'étranglement que le présent ouvrage contribue à mettre en évidence, avec un regard critique sur les approches développées en termes de promotion des DSSR pour tenter de les recentrer afin de renforcer les politiques publiques dans ce secteur. Le présent ouvrage résulte des travaux du Colloque international sur les droits de la santé sexuelle et reproductive en Afrique Subsaharienne : état des lieux et perspectives. Il met en relief les préoccupations prioritaires touchant les dimensions comme : la maternité à moindre risque, la planification familiale, les IST/VIH/Sida et les maladies émergentes et les violences basées sur le genre. Il est organisé en deux parties. Les huit premiers chapitres s'intéressent aux droits et pratiques de santé sexuelle et reproductive (DSSR) ; les douze suivants à la sous-population particulièrement vulnérable des adolescents et jeunes.

Affo *et al.* (chapitre I) mettent en évidence les liens entre l'autonomisation des femmes et leurs intentions de fécondité en milieu rural au Bénin. N'tangou N'kouei *et al.* (chapitre II) décrivent les pratiques socioculturelles autour de la mise au sein précoce chez les Batammariba de Boukombé. Gouvoyedo (chapitre III) analyse la position du médecin en droit de la santé béninoise au regard de la nouvelle loi relative à la santé sexuelle. Lago Gouali (chapitre IV) jette un regard critique sur les comités de gestion (COGES) de santé et de promotion des droits de la santé sexuelle et de la reproduction du district sanitaire de Daloa en Côte d'Ivoire. Karim *et al.* (chapitre V) font une évaluation ethnobotanique des plantes utilisées dans le traitement du cancer du sein chez la femme à Porto-Novo (Bénin). Bossoussi (chapitre VI) propose une analyse philosophique sur les DSSR à l'épreuve des mutations sociétales et des variations de gouvernement des risques. Toungakouagou Sama (chapitreVII) se penche, quant à elle, sur les perceptions des mutilations génitales féminines en milieu Waao de l'Atacora face à la nouvelle loi relative à la santé sexuelle et reproductive au Bénin. Akouta *et al.* (chapitreVIII) qui comparent la gestion des VBG chez les adolescentes âgées de 15 à 19 ans dans la commune d'Allada au Bénin en 2021.

La seconde partie s'ouvre avec Omrane (chapitre IX) qui fait un bilan sociodémographique de la vulnérabilité des adolescentes au Bénin. Nkoma (chapitre X) analyse les droits sexuels et reproductifs au prisme des rapports impliquant des jeunes « maîtresses » et des hommes mariés au Gabon. Ahoton-Agbogni et Hounkpatin Kouassi font un état des lieux du harcèlement sexuel au centre universitaire de Lokossa au Bénin. Tokin *et al.* (chapitre XII) invitent à repenser la liberté reproductive des jeunes femmes de Djougou (Bénin). Somehe (chapitre XIII) analyse l'influence des facteurs socioculturels sur l'éducation sexuelle des adolescents dans la commune de Sakété (Bénin). Mahoussi (chapitre XIV) explore l'influence des médias sociaux numériques sur les pratiques informationnelles en DSSR des adolescent.e.s et jeunes au Bénin. Charbit et Tchiari (chapitre XV) s'interrogent sur les médias sociaux et l'informatique comme facteurs d'accès à la modernisation au Niger. Bouba Djourdebbé et Koné (chapitre XVI) comparent les zones urbaines et rurales en matière de discontinuité des soins prénatals chez les jeunes en Afrique centrale. Gandji et Affo (chapitre XVII) étudient les comportements sexuels à risque aux IST/VIH/Sida chez les adolescents et jeunes de 15-24 ans en milieu scolaire dans la commune de Glazoué (Bénin). Tchetgnia *et al.* (chapitre XVIII) révèlent les liens entre sexualité et VIH/Sida chez les jeunes en République du Congo. Kone *et al.* (chapitre XIX) analysent les connaissances et images des mères séropositives liées à l'option B+ au centre solidarité action sociale (CSAS) de Bouaké en Côte d'Ivoire. Enfin, dans le chapitre XX, Touré livre une analyse psychosociale des représentations sociales de la santé sexuelle et reproductive chez les adolescentes en milieu universitaire en Côte d'Ivoire.

Chapitre premier

AUTONOMISATION DES FEMMES ET INTENTIONS DE FÉCONDITÉ EN MILIEU RURAL AU BÉNIN

Alphonse Mingnimon AFFO,
Justin DANSOU,
Pacôme ACOTCHEOU,
Jacques SAIZONOU

1. Introduction

Autrefois, les phénomènes démographiques en Afrique étaient expliqués par la théorie de la modernisation, qui a sous-tendu la transition démographique en Europe. Ces explications ne permettent plus de comprendre ce même phénomène en Afrique, où la tendance à la baisse de la fécondité n'est pas toujours due à l'urbanisation, aux progrès de la scolarisation et à la modernisation de l'économie. Les explications les plus plausibles ont aussi été non économiques, justifiant par endroits (notamment à la campagne) une fécondité assez élevée par l'influence des facteurs socioculturels et institutionnels. D'après les projections des Nations unies (2015), les taux de fécondité élevés en Afrique subsaharienne vont probablement contribuer à maintenir le rythme soutenu de la croissance démographique, ce qui aura une influence sur le développement économique de la région.

Les tentatives d'explication les plus pertinentes des intentions de fécondité des femmes en milieu rural se situent au confluent des travaux en démographie, en sociologie et en anthropologie. Certains travaux indiquent qu'en milieu rural africain le ménage élargi représente le modèle dominant et constitue une unité de production autonome, ce qui ne permet pas d'isoler les décisions de fécondité du couple de celles de son environnement social, économique, politique, etc. (C. Faussey-Domalain et P. Vimard, 1991 ; Y. Pelchat, 1996). L'organisation de tout ce qui touche à la subsistance par exemple reflète les formes de la division sexuelle du travail et résulte de l'héritage reçu de la génération des aînés. En d'autres termes, l'approche institutionnelle de la fécondité et celle en termes de genre sont assez imbriquées et rendent compte de la réalité complexe des transitions démographiques en Afrique (H. Dagenais et O Piché, 1994 ; T. Locoh *et al.*, 1996). Par ailleurs, l'analyse de plusieurs Enquêtes démographiques et de Santé (EDS), par l'étude des opinions sur le nombre idéal d'enfants ou sur le désir d'enfant supplémentaire, a permis à J. Casterline (2015) de retenir que la forte demande d'enfants est une caractéristique générale dans les pays subsahariens et que la nuptialité est le facteur qui influence le plus l'indice synthétique de fécondité (ISF). En effet, l'auteur révèle que la vision du nombre idéal d'enfants change en fonction de l'ISF réel. Il conclut que contrairement à une tendance générale observée ailleurs, les taux de fécondité élevés sont prépondérants en Afrique Centrale et de l'Ouest. Dès lors, le désir de ne pas avoir plus d'enfants croît lentement dans cette région.

Il s'ensuit que le changement dans la composition de la préférence n'est pas un facteur déterminant de l'ISF. D'où la nécessité d'étudier les interactions entre le désir d'avoir plus d'enfants et leur concrétisation. Or, l'utilisation de la contraception moderne dans certains pays d'Afrique subsaharienne est plus forte chez les femmes résidant en milieu urbain, les femmes des jeunes générations et celles n'étant pas en union et sexuellement actives (Z. Congo, 2005).

D'après les résultats de l'EDS du Bénin de 2017-2018 (INSAE et ICF, 2019), la population béninoise est caractérisée par une fécondité élevée et précoce. L'ISF tourne autour de 5,4 enfants par femme depuis 2001 et varie selon le niveau d'instruction, le département, le milieu de résidence ainsi que le niveau de vie de la femme. Le taux global de fécondité générale est de 197 ‰ (milieu rural : 210 % ; milieu urbain : 180 ‰) avec 11 % de femmes enceintes au niveau national (9 % en milieu urbain et 12 % en milieu rural). Les taux spécifiques de fécondité par âge révèlent une fécondité précoce et relativement élevée chez les adolescents et les jeunes atteignant son maximum à 25-29 ans et diminuant ensuite régulièrement avec l'âge, caractéristique des pays à forte fécondité. Elle présente d'importantes disparités selon le niveau d'instruction des femmes, leur milieu de résidence, leur niveau de vie, etc. En raison de la faible prévalence de la contraception, une bonne frange de la population béninoise est exposée à des risques de grossesses supplémentaires, quel que soit le nombre d'enfants. Ces grossesses sont volontaires ou intentionnelles chez les femmes, mais quelquefois leur survenance échappe à leur volonté.

D'après l'EDSB 2017-2018 (INSAE et ICF, 2019, *op. cit.*), le désir d'enfant est l'une des caractéristiques de la population béninoise. En effet, la majorité (76 % des hommes et 64 % des femmes) souhaite avoir au moins un enfant supplémentaire. Au regard de l'intérêt marqué par les politiques publiques pour l'équité de genre dans un contexte de précarité et de violences multiples que vivent beaucoup de ménages, il est intéressant d'étudier les préférences de fécondité pour apprécier les efforts accomplis par les populations en matière de contrôle de la fécondité et de mesurer les besoins futurs en matière de planification familiale en général. Dès lors, rechercher les liens entre les attitudes en matière de fécondité et l'autonomisation des femmes en milieu rural donne un aperçu de leurs intentions en matière de procréation et permet également de projeter les tendances futures de la population. L'objectif de ce chapitre est d'étudier les intentions de fécondité chez les femmes du milieu rural au Bénin selon la place qu'elles occupent dans leur ménage en termes de participation à la prise de décision dans le mode de production et d'autonomisation en général, en lien avec leurs caractéristiques individuelles et leur contexte de vie. L'hypothèse qui sous-tend notre approche stipule que dans un contexte où la femme participe à la prise de décision aux côtés de son conjoint dans le ménage, ses intentions de fécondité sont en étroite relation avec la position qu'elle occupe dans la sphère socio-économique.

La littérature renseigne les principales explications de la transition de la fécondité, qui sont : (i) la baisse de la mortalité ; (ii) le recul de l'âge au mariage ; (iii) la généralisation de la planification familiale (PF) ; (iv) l'accélération de l'urbanisation ; (v) le recul de l'analphabétisme ; (vi) l'accroissement de la densité rurale et (vii) l'augmentation des rendements agricoles (P. Livenais, 1986 ; V. Piché et J. Poirier, 1995). Si ces modèles reflètent une réalité quasi universelle, ils comportent cependant des nuances qu'il convient de relever en ce qui concerne l'Afrique subsaharienne (Y. Charbit et M. Gaimard, 2014). En effet, dans cette région, les mariages forcés et précoces des femmes et leur faible niveau d'instruction comparé à celui des hommes constituaient des obstacles au changement en matière de comportements de fécondité et de planification familiale. De même, les décisions relatives à la taille des familles et à l'utilisation des contraceptifs sont au cœur des tendances de la fécondité (A. Adjamagbo, 2001 ; J. Casterline, 2015, *op. cit.*). La complexité des liens entre la pauvreté et la transition de la fécondité dans les pays du Sud a été mise en évidence par plusieurs travaux (P. Vimard, 1996 ; B. Schoumaker & D. Tabutin, 1999 ; B. Schoumaker, 2003). Qu'en est-il de nos jours, où les politiques publiques se préoccupent de plus en plus des liens entre croissance économique et démographie ? Comme le soulignaient R. Marcoux et L. Richard (2017), dans de nombreux pays en développement et en Afrique plus particulièrement, la fécondité semble diminuer beaucoup moins rapidement que ne le laissaient supposer les prévisions antérieures. La situation en milieu rural le prouve à suffisance. La bonne appréhension des facteurs susceptibles d'expliquer la lenteur de la baisse de la fécondité dans les régions à forte fécondité en Afrique permettra d'améliorer le taux de pénétration de la planification familiale et de consolider les tendances vers le franchissement du premier dividende démographique. L'un des avantages pour les femmes d'éviter une grossesse précoce est de limiter le risque de décès maternel, contribuant ainsi à la réalisation des Objectifs de développement durable (ODD3, 4 et 5) liés à la santé, à l'éducation et à l'autonomisation des femmes/filles. Toutefois, on est toujours tenté de se demander, comme Y. Charbit (2022), si la population est véritablement le problème du développement en Afrique tant la contextualisation des comportements démographiques reste nécessaire à un décryptage raisonnable des liens entre autonomisation de la femme, fécondité et développement en milieu rural.

2. Données et méthodes

2.1. Données, population cible et variables d'analyse

Les données utilisées sont celles de l'Enquête démographique et de Santé réalisée au Bénin en 2017-2018 par l'INSAE en collaboration avec Macro ICF. Cette enquête a entre autres collecté des informations sur la fécondité, l'autonomie de prise de décision, l'opinion sur la violence conjugale faite aux femmes et les caractéristiques sociodémographiques des femmes. La population de l'étude est constituée de 7 300 femmes en âge de procréer (15-49 ans), en union et vivant en milieu rural, interrogées lors de l'enquête.

Variables dépendantes

Pour connaître le nombre idéal d'enfants désirés par les femmes, il leur a été posé l'une des deux questions suivantes, selon leur situation au moment de l'enquête : (i) aux femmes qui n'avaient pas d'enfant, « Si vous pouviez choisir exactement le nombre d'enfants à avoir dans votre vie, combien en voudriez-vous ? » Aux enquêtées qui avaient des enfants, « Si vous pouviez revenir à l'époque où vous n'aviez pas d'enfants et choisir exactement le nombre d'enfants à avoir dans votre vie, combien auriez-vous voulu en avoir ? » L'objectif étant d'étudier la fécondité des femmes rurales en lien avec leur autonomisation, le nombre idéal d'enfants a été recodé en une variable qualitative dichotomique qui prend le code « 1″ si le nombre d'enfants désirés est supérieur à 4 enfants ("forte fécondité") » et « 0″ sinon ("faible fécondité") ».

Les variables indépendantes clés retenues pour saisir l'autonomisation des femmes dans cette étude sont de quatre ordres : (i) pouvoir socio-économique (niveau d'instruction, exercice d'une activité économique, niveau de vie du ménage et biens possédés) ; (ii) participation de la femme à la prise de décision au sein du ménage (les décisions relatives à sa santé, aux achats majeurs et courants du ménage, aux visites à sa famille, contrôle de l'utilisation de ses revenus) ; (iii) attitudes concernant le droit du mari de battre sa femme si elle sort (de la maison) sans le lui dire, si elle néglige les enfants, si elle argumente (dispute) avec lui, si elle refuse d'avoir des rapports sexuels avec lui et si elle brûle la nourriture ; (iv) attitudes concernant le droit de la femme de refuser des rapports sexuels à son mari si elle sait que son mari a une maladie sexuellement transmissible, qu'il a des rapports sexuels avec d'autres femmes, si elle vient d'accoucher, si elle est fatiguée ou n'a pas envie d'avoir de rapports sexuels. Les autres variables indépendantes sont : l'ethnie de la femme, sa religion, le département de résidence, son âge, le nombre d'enfants vivants, la préférence du mari en matière de fécondité et l'exposition aux médias.

Afin de décrire l'association entre l'autonomisation de la femme et le nombre idéal d'enfants, des tableaux croisés ont été réalisés et le test de Khi-deux appliqué. Pour comprendre la manière dont l'autonomisation de la femme influence sa fécondité désirée et prenant en compte la nature qualitative dichotomique de la variable dépendante, le modèle de régression logistique binomiale a été utilisé. Les analyses statistiques sont menées avec le logiciel R (R Core Team, 2019) à l'aide de plusieurs packages dont : dplyr (H. Wickham, 2019), knitr (Y. Xie, 2019), haven (H. Wickham et E. Miller, 2019), gtools (G. Warnes, B. Bolker, et T. Lumley, 2018), car (J. Fox and S. Weisberg, 2019), summarytools (D. Comtois, 2019), flextable (D. Gohel, 2019a), officer (D. Gohel, 2019b), finalfit (E. Harrison, T. Drake, et R. Ots, 2019).

2.2. Considérations éthiques

Le comité d'éthique international de Macro International a approuvé les outils de collecte avant les opérations de terrain. La participation aux opérations de collecte est totalement volontaire et libre, appuyée sur le consentement éclairé des répondants. Les données sont gratuitement accessibles sur le site web de Measures DHS sans avis éthique des utilisateurs. Toutefois, l'accès aux données a été effectif suite à une permission à la requête d'accès aux données adressée à Macro International.

3. Principaux résultats

3.1. Description de l'échantillon

Le tableau A.1 en annexe décrit les caractéristiques de la cible objet de l'étude. Globalement, 28,0 % des femmes désirent une faible fécondité (moins de quatre enfants) alors que 72,0 % désirent un nombre élevé d'enfants. En ce qui concerne le niveau de vie du ménage, la plupart des femmes vivent dans les ménages pauvres (52,2 % contre 24,8 % qui vivent dans les ménages de niveau moyen et 23,0 % dans des ménages riches). Presque la moitié (45,4 %) des femmes est chrétienne. Le reste est composé de musulmanes (35,1 %), de pratiquantes des religions endogènes (12,6 %) et des femmes sans religion (6,9 %). En ce qui concerne le niveau d'instruction, la majorité des femmes (73,9 %) est sans niveau d'instruction ; le reste se répartit entre les niveaux primaire (16,3 %) et secondaire (9,8 %). La majorité des femmes (51,8 %) est âgée de 25-34 ans ; 25,6 % sont âgées de 15-24 ans et 22,6 % ont entre 35 et 49 ans. Concernant l'exposition aux médias, deux répondantes sur trois (64,0 %) sont relativement bien (faible ou élevé) exposées. En ce qui concerne l'occupation, la majorité des répondantes exercent une activité génératrice de revenus, notamment dans le secteur agricole (55,0 %). La majorité (81,2 %)

des répondantes a déclaré participer à la prise d'au moins une des quatre décisions dans leur ménage. Par ailleurs, une proportion importante de répondantes (61,7 %) pense qu'il n'existe pas de raison pour qu'un homme violente son épouse.

3.2. Analyse descriptive de l'association entre l'autonomisation de la femme et la fécondité désirée en milieu rural

Le tableau A2 présente le désir de fécondité des femmes de 15-49 ans selon les indicateurs de l'autonomisation. Il indique que plusieurs variables sont significativement associées au phénomène étudié au niveau bivarié (Pr < 0,05). L'analyse des données révèle que la forte fécondité désirée des femmes varie en fonction de leur pouvoir socio-économique ; du niveau d'instruction de la femme ; du niveau de vie du ménage ; du nombre de décisions auxquelles elles ont participé dans leur ménage ; du nombre de raisons d'acceptation de la violence conjugale et enfin de leur attitude concernant le refus des rapports sexuels avec leur mari. Ainsi, la proportion de femmes désirant une fécondité élevée varie d'un maximum de 81,6 % chez les femmes vivant dans les ménages à faible niveau de vie à un minimum de 53,6 % pour les femmes habitant les ménages à niveau de vie élevé en passant par 68,8 % parmi celles vivant dans les ménages à niveau de vie moyen. La même tendance est observée lorsqu'il s'agit du niveau d'instruction. En effet, le désir d'une fécondité élevée varie de 79,4 % chez les femmes n'ayant aucun niveau d'instruction à 42,6 % chez les femmes ayant un niveau secondaire ou plus en passant par 56,2 % chez celles de niveau primaire. La tendance inverse est observée en ce qui concerne la parité atteinte : 61,7 % pour les femmes ayant l'intention d'avoir au plus 2 enfants ; 82,9 % pour celles ayant l'intention d'avoir au moins 5 enfants, passant par 73,3 % pour celles ayant l'intention d'avoir 3-4 enfants. Considérant l'occupation, les résultats indiquent que le désir d'une forte fécondité varie de 77,2 % chez les femmes inactives à 75,7 % pour les agricultrices passant par 62,0 % pour les commerçantes ou travaillant dans les services. À la suite de l'analyse descriptive de l'association entre l'autonomisation de la femme et la fécondité désirée en milieu rural, nous déterminons l'effet net des facteurs d'autonomisation de la femme sur la forte fécondité désirée en milieu rural.

3.3. Autonomisation des femmes et fécondité désirée

De façon générale, les résultats de la régression logistique (Tableau A.3 en annexe) montrent que le niveau d'instruction de la femme, le niveau de vie du ménage, le niveau de participation à la prise de décision dans le ménage, et son occupation sont des indicateurs de l'autonomisation des femmes significativement associés à la forte fécondité désirée en milieu rural. De façon spécifique l'influence de chacun de ces indicateurs sur le phénomène se présente ainsi qu'il suit. Comparativement aux femmes qui ne participent à aucune décision du ménage, celles qui participent à trois décisions ont 24 % moins de risque de vouloir une fécondité élevée. Toutefois, il n'existe pas de différence significative entre les femmes qui participent à des décisions autres que trois et le groupe de référence. En considérant l'occupation, les femmes qui travaillent dans le secteur des services ont 22 % moins de risque de désirer un nombre élevé d'enfants comparativement à leurs homologues agricultrices. L'analyse selon le niveau de vie indique que les femmes ayant un niveau de vie élevé courent 0,51 fois moins de risque d'avoir une intention de fécondité élevée contre 0,68 fois moins chez celles ayant un niveau de vie moyen comparé aux femmes vivant dans les ménages de niveau de vie faible. Le niveau d'instruction influence également les intentions de fécondité chez les femmes en milieu rural. Comparativement aux femmes qui n'ont aucun niveau d'instruction, celles de niveau primaire et celles de niveau secondaire et plus courent respectivement 0,60 et 0,35 fois moins de risque de désirer un nombre élevé d'enfants.

Par ailleurs, les analyses ont aussi mis en évidence l'effet propre des variables de contrôle examinées sur le désir de fécondité — l'âge de la femme ; la religion d'appartenance ; l'ethnie ; le département de résidence ; la parité atteinte ; la préférence du conjoint en matière de fécondité. En effet, l'âge également influence le phénomène étudié dans le sens où comparées aux plus jeunes, les femmes de 25-34 ans courent 0,84 fois moins de risque de désirer une fécondité élevée. Par contre, il n'y a pas de différence significative avec les femmes de 35 ans et plus avec le groupe de référence. Les analyses révèlent par ailleurs que comparées aux chrétiennes, les musulmanes courent 1,43 fois plus de risque de désirer une fécondité élevée alors qu'il n'y a pas de différence significative avec les pratiquantes des religions endogènes et celles qui prétendent n'appartenir à aucune religion par rapport au groupe de référence. En considérant la préférence du conjoint en matière de fécondité, les analyses indiquent que comparées aux femmes désirant le même nombre que leur conjoint, les femmes désirant plus d'enfants que ces derniers courent 1,66 fois plus de risque d'avoir une intention élevée de fécondité. En ce qui concerne la parité atteinte on note que comparées aux femmes qui ont au plus deux enfants, celles ayant 3-4 enfants ou au moins 5 enfants courent 1,86 fois et 2,74 fois plus de risques de désirer une fécondité élevée. Le département de résidence influence aussi le désir d'enfant. En effet, comparées à l'Alibori, des femmes de tous les autres départements du Bénin courent moins de risque de désirer une fécondité élevée. Il convient de rappeler que compte tenu de son caractère exclusivement urbain, le département du Littoral n'est pas pris en compte dans les analyses.

4. Discussion

Les analyses établissent un lien entre les indicateurs de l'autonomisation des femmes et le désir élevé de fécondité en milieu rural béninois Ces résultats révèlent que la pleine participation de la femme aux décisions de son ménage limite ses intentions de fécondité élevée. Il en est de même pour le niveau de vie du ménage dans lequel elle vit. La participation aux décisions du ménage traduit une certaine autonomisation de la femme qui se manifeste par son implication active dans la gestion du ménage, qu'il s'agisse de la santé des enfants, de la sienne ou de la couverture des besoins alimentaires, éducatifs, etc. En s'investissant dans le ménage, elle ressent ou prend la mesure des coûts (physiques et économiques) de chaque enfant en plus des coûts associés à son bien-être personnel. Si ces coûts sont jugés excessifs et difficilement supportables pour la femme n'ayant pas de capacité suffisante pour les surmonter, celle qui possède des biens peut au contraire les supporter et continuer à assumer ses responsabilités de parentalité. De même, les attitudes négatives par rapport à la violence à l'égard des femmes augmentent le risque de désirer un nombre élevé d'enfants. Ces résultats confirment en partie ceux de D. Ushma Upadhyay et D. Karasek (2013) qui ont montré que la participation aux décisions du ménage en Namibie et les attitudes positives à l'égard du refus des rapports sexuels en Zambie sont associées à une probabilité élevée d'avoir plus d'enfants que le nombre désiré. Les attitudes négatives à l'égard du refus de rapports sexuels avec le conjoint diminuent le risque d'une intention élevée de fécondité. Ces résultats sont également conformes à ceux de D. Ushma Upadhyay et D. Karasek (2013, *op. cit.*) qui ont révélé que les attitudes négatives à l'égard du droit de battre sa femme au Mali sont associées à une probabilité moindre de désir d'enfant.

En ce qui concerne l'influence du niveau d'instruction sur le phénomène, les travaux réalisés par V. Delaunay et C. Becker (2000) dans une société rurale de Niakhar au Sénégal montrent que les jeunes les plus scolarisés et ayant fréquenté le milieu urbain sont les mieux informés sur la contraception. De même, les groupes les plus instruits ont la plus grande expérience de la contraception moderne et expriment une plus forte intention de pratiquer un contrôle de fécondité. Dans ce milieu, la contraception dans le mariage vise l'espacement des naissances pour réduire les problèmes liés à la maternité. Par ailleurs, il est possible que le désir d'une forte fécondité chez la femme rurale au Bénin trouve son fondement dans l'élaboration de stratégies de survie pendant le « troisième âge ». Cette situation marque une vulnérabilité supplémentaire pour la femme, comme l'ont confirmé les travaux de G. Duthé *et al.* (2016) sur l'effet à long terme de la vie reproductive sur la mortalité des femmes en milieu rural sénégalais. Ces travaux indiquent que les liens entre fécondité et mortalité, bien que perdurant au-delà de la période de vie féconde, sont variables en milieu rural et ne sont pas toujours préjudiciables aux femmes sur le plan biomédical. Par ailleurs, en partant de la préoccupation relative à la prise en charge des personnes du troisième âge, le soutien qu'apportent certains enfants adultes aux femmes âgées est parfois prépondérant et peut expliquer le désir d'une fécondité élevée. De ce qui précède, on peut considérer comme plausible l'hypothèse qui associe la forte fécondité à des stratégies de mobilisation de rente pour assurer les années d'improductivité et/ou d'affaiblissement des capacités physiques. Cette tendance peut relever d'une stratégie de positionnement pour capter des rentes liées à un nouveau mariage. En effet, bien qu'ayant déjà plusieurs enfants, certaines femmes s'engagent dans une nouvelle union matrimoniale avec d'autres hommes et cherchent à tout prix à avoir au moins un enfant avec ces derniers. Cette situation survient le plus souvent en milieu rural à la suite du « départ » du conjoint (décès, séparation ou divorce). La course à un enfant supplémentaire s'observe également en cas de polygamie, où l'arrivée d'une coépouse dans le ménage peut déclencher chez celle(s) de rang plus élevé des désirs de fécondité supplémentaire pour se mettre à l'abri du « risque » d'être dépassée(s) en nombre d'enfants par la nouvelle venue. Ces situations, qui ressemblent à une compétition, renvoient aussi à la projection vers la captation des ressources du conjoint et/ou vers un héritage probablement consistant en cas de « départ » de ce dernier ou d'un prestige lié à sa séniorité dans le ménage. Or, les femmes qui nourrissent ce genre d'intention minimisent les risques encourus pour leur propre santé si elles s'engagent dans une telle compétition, qui n'exclut pas des cas de décès maternels. Les raisons de ces décès des suites de couches sont liées à l'âge avancé, aux multiples grossesses précédentes, avec parfois des séquelles de faiblesse de leur organisme, et à la difficulté à en supporter davantage, enfin à la réduction des capacités financières du conjoint à répondre convenablement à la gestion de ces cas de grossesses supplémentaires. Il convient de souligner que lorsqu'il relève d'un prestige, ce désir de fécondité supplémentaire est le plus souvent associé à des normes ou valeurs dont la femme se réclame.

L'arrivée d'une nouvelle épouse dans le ménage et donc des nouveaux enfants dont il faut prendre en charge les besoins contribue parfois à réduire davantage les capacités du conjoint de s'occuper convenablement de l'ensemble des membres de son ménage. En revanche, la course vers la fécondité supplémentaire peut découpler les risques de mortalité chez certaines femmes. Il s'ensuit que le désir d'une grossesse supplémentaire peut participer d'une stratégie économique et/ou de prestige pour certaines femmes. La même explication peut concerner certains conjoints pour des raisons culturelles ou socio-économiques. Ces résultats sont dans une certaine mesure conformes aux travaux de S. Lardoux et E. Van De Walle (2003) qui en examinant certains déterminants des différences de fécondité entre les femmes vivant en union monogame et celles en union polygame à Tambacounda et Kolda au Sénégal, ont mis en relief l'influence complexe de la polygamie sur la fécondité. Il en ressort que la fécondité de chaque épouse diminue avec le nombre de femmes dans l'union. En outre, l'épouse de rang le plus élevé a plus de chance d'avoir donné naissance au cours de l'année précédente que ses coépouses. Par ailleurs, la survenue d'une naissance chez une femme au cours de l'année précédant le recensement augmente la probabilité qu'une coépouse ait aussi donné naissance. Ces analyses sont néanmoins contrebalancées par les explications culturalistes de la persistance de la fécondité rapportées dans les études antérieures (Y. Pelchat, 1996, *op. cit.*). Dans une autre perspective, en concluant que l'« homo demographicus » n'est pas encore né, les travaux de H. Léridon (2015) montrent qu'il n'existe pas encore un modèle universel de fécondité qui servirait de référence incontestable dans le monde. Cela confirme l'hypothèse selon laquelle la question de la fécondité relève d'une rationalité plurivoque.

5. Conclusion

L'objectif de cette étude était d'examiner les liens entre l'autonomisation des femmes rurales et leur intention de fécondité pour se projeter quelque peu sur les changements en cours en matière de contrôle de la reproduction par les hommes. Au terme des analyses, on retient que l'autonomisation des femmes est devenue une priorité d'amélioration du capital humain. Les indicateurs de l'autonomisation des femmes qui sont fortement liés à la forte fécondité désirée en milieu rural sont : le niveau d'instruction de la femme ; le niveau de vie du ménage ; le niveau de participation à la prise de décision dans le ménage ; et son occupation. Malgré les résultats mis en relief, il convient de noter la possibilité d'éventuelles erreurs de déclaration qui pourraient compromettre la qualité des données et cela en raison de l'écart souvent important entre les déclarations des répondantes et la réalité. De plus, il s'agit ici d'une étude transversale qui ne permet pas de mettre en évidence de lien de causalité. Enfin, les données quantitatives ne permettent pas le décryptage des motivations profondes des intentions de fécondité chez les femmes vivant à la campagne.

En termes d'implication pour les politiques publiques, il est nécessaire d'améliorer le capital humain pour accélérer les changements démographiques (P. Vimard et R. Fassassi, 2011 ; B. Gastineau et A. Adjamagbo, 2014 ; I. Sangaret, 2020). Cela pourrait se faire à travers un appui des pouvoirs publics aux initiatives entrepreneuriales des femmes comme point d'ancrage de l'autonomisation des femmes rurales, et à travers le renforcement des stratégies de communication sociale pour un changement de comportement, en termes de sensibilisation des femmes rurales sur les risques liés à une parité élevée, afin de détourner leurs intentions des comportements de forte fécondité alors même qu'elles n'ont pas autant de capacité à éduquer les enfants. Aussi sera-t-il utile de renforcer les actions visant le maintien des filles à l'école et d'intensifier les campagnes de sensibilisation sur la parenté responsable à tous les niveaux à travers les vecteurs les plus appropriés (médias, langues, acteurs, moyens, etc.) pour atteindre les milieux les plus reculés en périphérie. En dehors de la scolarisation universelle, les pouvoirs publics gagneraient à prendre des mesures nécessaires pour renforcer le processus d'autonomisation des femmes à travers les microcrédits aux femmes qui en expriment le besoin, tout en réduisant la fracture de genre sur le marché de l'emploi. De nos jours, l'implication des femmes dans tout processus de développement est devenue un impératif de développement.

Références bibliographiques

Adjamagbo Agnès, 2001. « Attitudes des femmes à l'égard d'une planification des naissances en contexte africain d'agriculture de rente », dans Gendreau Francis (éd.), Poupard M. (collab.) *Les transitions démographiques des pays du Sud.* Montréal (CAN), Paris, AUPELF-UREF ; ESTEM, p. 345-356.

Casterline, John B., 2015. « Fertility transition: Middle East and North Africa » p. 73-79 in James D. Wright, ed. *International Encyclopedia of the Social and Behavioral Sciences*, 2nd Edition, volume IX. Oxford : Elsevier.

Charbit Yves, 2022. *Dynamiques démographiques, développement*, ISTE Édition, 284 p.

Charbit, Yves et Gaimard Maryse, 2014. *La bombe démographique en question*, PUF, hors collection, série « Débats », 126 p.

Congo Zakari, 2005. « Les facteurs de la contraception au Burkina Faso. Analyse à partir des données de l'enquête démographique et de santé de 1999 », dans Gripps. *La planification familiale en Afrique.* Documents d'analyse n° 5, 2005, 76 p.

Dagenais Huguette et Piché Denise, 1994. *Femme, féminisme et développement, Institut canadien de recherche sur les femmes*, McGill-Queen's University Press, Montreal & Kingstom, 427 p.

Delaunay Valérie et Becker Charles, 2000. « Vers une demande réelle de contrôle de la fécondité en milieu rural sénégalais », dans Pilon Marc et Guillaume Agnès (ed.). *Maîtrise de la fécondité et planification familiale au Sud.* Paris : IRD, p. 127-146.

Duthé Géraldine *et al.*, 2016. « L'effet à long terme de la vie reproductive sur la mortalité des femmes en milieu rural sénégalais ». *African Population Studies*, vol. 30, n° 1, p. 2135-2148.

Faussey-Domalain Catherine et Vimard Patrice, 1991. « Agriculture de rente et démographie dans le Sud-Est ivoirien. Une économie villageoise assistée en milieu forestier péri-urbain », *Revue Tiers Monde*, XXXII, n° 125, janvier-mars 1991, p. 93-114.

Gastineau Bénédicte, Adjamagbo Agnès, 2014. « Les droits individuels face aux politiques de population. Regard sur trois pays africains : Bénin, Madagascar, Maroc », *Autrepart,* 2014/2 n° 70, p. 125-142.

INSAE, & ICF, 2019. *Enquête démographique et de Santé du Bénin.* https://instad.bj/images/docs/insae-statistiques/enquetes-recensements/EDS/2017-2018/1.Benin_EDSBV_Rapport_final.pdf

Lardoux Solène et Van De Walle Étienne, 2003. « Polygamie et fécondité en milieu rural sénégalais », *Population* 2003/6 (Vol. 58), p. 807-836.

Léridon Henri, 2015. « Théories de la fécondité : des démographes sous influence ? », *Population* 2015/2, Vol. 70, p. 331-373.

Livenais Patrick, 1986. « Les théories de la population : une continuité certaine dans le changement », dans *Les changements ou les transitions démographiques dans le monde contemporain en développement.* Paris, ORSTOM, p. 67-79.

Locoh Thérèse *et al.*, 1996. *Genre et développement, des pistes à suivre*, CEPED, Paris, 154 p.

Marcoux Richard et Richard Laurent, 2017. *Tendances démographiques dans l'espace francophone*. Québec, Observatoire démographique et statistique de l'espace francophone, Université Laval, Rapport de recherche de l'ODSEF, 31 p.

Nations Unies, 2015. *World Population Prospects. The 2015 Revision.* Population Database [en ligne]. United Nations, Population Division. Consultable à la page : http://esa.un.org/unpd/wpp/index.htm

Pelchat Yolande, 1996. « Réviser les frontières et les partages. Repères pour une anthropologie du savoir scientifique sur la fécondité (note de recherche) », *Anthropologie et Sociétés*, 20(1), p. 149–165.

Piché Victor et Poirier Jean, 1995. « Divergences et convergences dans les discours et théories de la transition démographique », dans Tabutin Dominique *et al.*, eds. *Transitions démographiques et sociétés*, Louvain-la-Neuve/Paris, Academia/L'Harmattan, p. 111-132.

Sangaret Inthy, 2020. « Autonomisation des femmes vulnérables », *Programme national de bourses de sécurité familiale (PNBSF) du Sénégal*, Université Laval, 152 p.

Schoumaker Bruno et Tabutin Dominique, 1999. *Relations entre pauvreté et fécondité dans les pays du Sud : connaissances, méthodologie et illustrations.* Institut de démographie, UCL, 38 p.

Schoumaker Bruno, 2003. « Pauvreté et fécondité en Afrique subsaharienne : une analyse comparative des enquêtes démographiques et de santé », *Études sur la population africaine. Supplément A,* vol. 19, p. 13-45. Institut de démographie, Université catholique de Louvain, Louvain-la-Neuve, Belgique.

Upadhyay D. Ushma et Karasek Deborah, 2013. « Autonomisation des femmes et nombre idéal d'enfants : examen des mesures EDS d'autonomisation en Afrique subsaharienne », *Perspectives internationales sur la Santé sexuelle et génésique*, numéro spécial, p. 10-21.

Vimard Patrice, 1996. « Évolutions de la fécondité et crises africaines », ORSTOM, p. 293-318, dans Coussy Jean et Vallin Jacques ed *Crise et population en Afrique : crises économiques, politiques d'ajustement et dynamiques démographiques*, CEPED, Paris.

Vimard Patrice, Fassassi Raïmi, 2011. « Démographie et développement en Afrique : éléments rétrospectifs et prospectifs », *Cahiers québécois de démographie*, vol. 40, n° 2, p. 331-364.

R Core Team, 2019. *R: A Language and Environment for Statistical Computing*. Vienna, Austria: R Foundation for Statistical Computing. https://www.R-project.org/.

Fox John, Sanford Weisberg, 2019. *An R Companion to Applied Regression.* Third. Thousand Oaks CA: Sage.

https://socialsciences.mcmaster.ca/jfox/Books/Companion/.
Comtois Dominic, 2019. *Summarytools: Tools to Quickly and Neatly Summarize Data.* https://CRAN.R-project.org/package=summarytools.
Gohel, David, 2019a) *Flextable: Functions for Tabular Reporting.* https://CRAN.R-project.org/package=flextable.
Gohel David, 2019b. *Officer: Manipulation of Microsoft Word and PowerPoint Documents.* https://CRAN.R-project.org/package=officer.
Harrison Ewen, Tom Drake, and Riinu Ots, 2019. *Finalfit: Quickly Create Elegant Regression Results Tables and Plots When Modelling.* https://CRAN.R-project.org/package=finalfit.
Wickham Hadley, Romain François, Lionel Henry, Kirill Müller, 2019. *Dplyr: A Grammar of Data Manipulation.* https://CRAN.R-project.org/package=dplyr.
Wickham, Hadley, and Evan Miller (2019). *Haven: Import and Export 'Spss', 'Stata' and 'Sas' Files.* https://CRAN.R-project.org/package=haven.
Xie Yihui, 2019. *Knitr: A General-Purpose Package for Dynamic Report Generation in R.* https://yihui.name/knitr/.
Warnes Gregory R., Ben Bolker, Thomas Lumley. 2018. *Gtools: Various R Programming Tools.* https://CRAN.R-project.org/package=gtools.

Annexes

Tableau A 1. Description des variables d'analyse (effectif : 7 300)

Variable	N	(%)
Variables d'autonomisation de la femme		
Niveau d'instruction de la femme		
Aucune	5 353	73,9
Primaire	1 182	16,3
Secondaire ou plus	708	9,8
Niveau de vie du ménage		
Pauvre	3 781	52,2
Moyen	1 794	24,8
Riche	1 668	23,0
Niveau d'exposition au média		
Faible	2 609	36,0
Moyen	3 359	46,4
Élevé	1 274	17,6
Nombre de raisons d'acceptation de la violence conjugale		
Aucune raison	4 466	61,7
Une seule raison	642	8,9
Deux raisons	524	7,2
Trois raisons	614	8,5
Quatre raisons	449	6,2
Toutes les (5) raisons	548	7,6
Niveau de participation à la prise de décision		
Aucune	1 363	18,8
1 décision	1 649	22,8
2 décisions	1 227	16,9
3 décisions	1 288	17,8
4 décisions	1 717	23,7
Occupation de la femme		
Inactive	1 176	16,2
Commerce/service	2 084	28,8
Agriculture	3 983	55,0
Variables de contrôle		
Âge de la femme		
15-24 ans	1 858	25,6
25-34 ans	3 749	51,8
35-49 ans	1 636	22,6
Appartenance ethnique		
Adja et apparentées	1 001	13,8
Fon et apparentées	2 143	29,6
Peulh et apparentées	330	4,6
Bariba et apparentées	864	11,9
Yoruba et apparentées	676	9,3

Variable	N	(%)
Autres ethnies	2 229	30,8
Appartenance religieuse		
Chrétienne	3 289	45,4
Musulmane	2 544	35,1
Traditionnelle	913	12,6
Sans religion	497	6,9
Département de résidence		
Alibori	1 272	17,6
Atacora	669	9,2
Atlantique	783	10,8
Borgou	981	13,5
Collines	591	8,2
Couffo	574	7,9
Donga	429	5,9
Mono	311	4,3
Ouémé	398	5,5
Plateau	434	6,0
Zou	802	11,1
Parité atteinte		
0 - 2 enfants	2 545	35,1
3 - 4 enfants	2 553	35,2
5 enfants et plus	2 145	29,6
Préférence du conjoint en matière de fécondité		
Même nombre	1 543	21,3
Moins d'enfants	3 239	44,7
Plus d'enfant	336	4,6
Ne sait pas	2 125	9,3
Variable dépendante		
Désir de fécondité		
Forte	5 217	72,0
Faible	2 026	28,0

Source : EDSB-2017/18

Tableau A 2. Désirs de fécondité selon les variables d'analyse (Femmes rurales de 15-49 ans)

Variable	Fréquence		Désir de fécondité		ChisqTest	P. value
	Absolue	Relative	Forte	Faible		
Variable d'autonomisation de la femme						
Niveau d'instruction de la femme						
Aucune	5 353	73,9	79,4	20,6	609,7	0
Primaire	1 182	16,3	56,2	43,8		
Secondaire ou plus	708	9,8	42,6	57,4		
Niveau de vie du ménage						
Pauvre	3 781	52,2	81,6	18,4	459,1	0
Moyen	1 794	24,8	68,8	31,2		
Riche	1 668	23,0	53,6	46,4		
Niveau d'exposition au média						
Faible	2 609	36,0	100,0	0,0	3 700,7	0
Moyen	3 359	46,4	75,4	24,6		
Élevé	1 274	17,6	5,9	94,1		
Nombre de raisons d'acceptation de la violence conjugale						
Aucune raison	4 466	61,7	71,4	28,6	27,2	0
Une seule raison	642	8,9	68,8	31,2		
Deux raisons	524	7,2	71,7	28,3		
Trois raisons	614	8,5	79,2	20,8		
Quatre raisons	449	6,2	66,6	33,4		
Toutes les raisons	548	7,6	77,8	22,2		
Niveau de participation à la prise de décision						
Aucune	1 363	18,8	78,7	21,3	65,5	0
1 décision	1 649	22,8	73,4	26,6		
2 décisions	1 227	16,9	71,7	28,3		
3 décisions	1 288	17,8	69,9	30,1		
4 décisions	1 717	23,7	67,2	32,8		
Occupation de la femme						
Inactive	1 176	16,2	77,2	22,8	149,3	0
Commerce/service	2 084	28,8	62,0	38,0		
Agriculture	3 983	55,0	75,7	24,3		
Variables de contrôle						
Âge de la femme						
15-24 ans	1 858	25,6	65,8	34,2	88,6	0
25-34 ans	3 749	51,8	71,2	28,8		
35-49 ans	1 636	22,6	80,9	19,1		
Appartenance ethnique						
Adja et apparentées	1 001	13,8	66,8	33,2	656,8	0
Fon et apparentées	2 143	29,6	56,4	43,6		
Peulh et apparentées	330	4,6	89,0	11,0		
Bariba et apparentées	864	11,9	85,9	14,1		

Variable	Fréquence		Désir de fécondité		ChisqTest	P. value
	Absolue	Relative	Forte	Faible		
Yoruba et apparentées	676	9,3	59,4	40,6		
Autres ethnies	2 229	30,8	85,3	14,7		
Appartenance religieuse						
Chrétienne	3 289	45,4	61,2	38,8	447,5	0
Musulmane	2 544	35,1	86,3	13,7		
Traditionnelle	913	12,6	69,7	30,3		
Sans religion	497	6,9	74,5	25,5		
Département de résidence						
Alibori	1 272	17,6	91,9	8,1	1 008,9	0
Atacora	669	9,2	84,6	15,4		
Atlantique	783	10,8	44,8	55,2		
Borgou	981	13,5	83,9	16,1		
Collines	591	8,2	55,2	44,8		
Couffo	574	7,9	82,4	17,6		
Donga	429	5,9	82,1	17,9		
Mono	311	4,3	47,7	52,3		
Ouémé	398	5,5	61,2	38,8		
Plateau	434	6,0	70,2	29,8		
Zou	802	11,1	57,4	42,6		
Parité atteinte						
0–2 enfants	2 545	35,1	61,7	38,3	256,5	0
3 - 4 enfants	2 553	35,2	73,3	26,7		
5 enfants et plus	2 145	29,6	82,9	17,1		
Préférence du conjoint en matière de fécondité						
Même nombre	1 543	21,3	67,3	32,7	21,9	0
Moins d'enfants	3 239	44,7	73,4	26,6		
Plus d'enfant	336	4,6	69,8	30,2		
Ne sait pas	2 125	29,3	73,7	26,3		
Variable dépendante						
Désir de fécondité						
Forte	5 217	72,0	100,0	0,0	7 238,0	0
Faible	2 026	28,0	0,0	100,0		

Source : EDSB-2017/18.

Tableau A3. Résultats des modèles de régression logistique sur les intentions de fécondité (Femmes rurales de 15-49 ans en union)

Catégories	OR ~ Effet brut, 95 % IC	OR ~ Effet net, 95 % IC
Variables d'autonomisation de la femme		
Niveau d'instruction de la femme		
Aucune	1,00	1,00
Primaire	0,33 [0,29-0,38]***	0,60 [0,51-0,70]***
Secondaire ou plus	0,17 [0,15-0,20]***	0,35 [0,29-0,43]***
Niveau de vie du ménage		
Pauvre	1,00	1,00
Moyen	0,51 [0,45-0,58]***	0,68 [0,58-0,79]***
Riche	0,25 [0,22-0,28]***	0,51 [0,43-0,59]***
Niveau d'exposition au média		
Faible	1,00	1,00
Moyen	0,76 [0,67-0,86]***	1,10 [0,96-1,27]ns
Élevé	0,47 [0,42-0,54]***	0,95 [0,81-1,12]ns
Nombre de raisons d'acceptation de la violence conjugale		
Aucune raison	1,00	1,00
Une seule raison	0,91 [0,76-1,09]ns	0,98 [0,80-1,21]ns
Deux raisons	1,08 [0,88-1,32]ns	1,12 [0,88-1,42]ns
Trois raisons	1,42 [1,16-1,75]***	1,20 [0,95-1,54]ns
Quatre raisons	0,81 [0,66-1,01]*	0,83 [0,65-1,07]ns
Toutes les (5) raisons	1,37 [1,12-1,69]***	1,12 [0,89-1,42]ns
Niveau de participation à la prise de décision		
Aucune	1,00	1,00
1 décision	0,77 [0,65-0,91]***	0,89 [0,73-1,09]ns
2 décisions	0,70 [0,58-0,84]***	0,91 [0,73-1,14]ns
3 décisions	0,61 [0,51-0,73]***	0,76 [0,61-0,94]**
4 décisions	0,52 [0,44-0,61]***	0,90 [0,73-1,11]ns
Occupation de la femme		
Inactive	1,00	1,00
Commerce/service	0,48 [0,41-0,57]***	0,78 [0,63-0,96]**
Agriculture	0,97 [0,83-1,13]ns	1,03 [0,84-1,26]ns
Variables de contrôle		
Âge de la femme		
15-24 ans	1,00	1,00
25-34 ans	1,23 [1,09-1,38]***	0,84 [0,72-0,99]**
35-49 ans	2,09 [1,79-2,44]***	0,97 [0,77-1,22]ns
Appartenance ethnique		
Adja et apparentées	1,00	1,00
Fon et apparentées	0,65 [0,55-0,76]***	1,04 [0,77-1,40]ns
Peulh et apparentées	3,52 [2,49-5,12]***	0,68 [0,38-1,21]ns
Bariba et apparentées	3,03 [2,41-3,84]***	0,83 [0,52-1,34]ns
Yoruba et apparentées	0,79 [0,65-0,96, p = 0,017]	0,78 [0,53-1,15]ns
Autres ethnies	3,13 [2,63-3,73]***	0,96 [0,62-1,48]ns

Catégories	OR ~ Effet brut, 95 % IC	OR ~ Effet net, 95 % IC
Variables d'autonomisation de la femme		
Appartenance religieuse		
Chrétienne	1,00	1,00
Musulmane	4,01 [3,52-4,59]***	1,43 [1,16-1,75]***
Traditionnelle	1,47 [1,26-1,72]***	0,97 [0,80-1,17]ns
Sans religion	2,03 [1,65-2,52]***	0,87 [0,68-1,13]ns
Département de résidence		
Alibori	1,00	1,00
Atacora	0,51 [0,38-0,69]***	0,52 [0,36-0,75]***
Atlantique	0,07 [0,05-0,09]***	0,09 [0,06-0,15]***
Borgou	0,50 [0,38-0,66]***	0,45 [0,33-0,61]***
Collines	0,11 [0,08-0,14]***	0,16 [0,10-0,24]***
Couffo	0,43 [0,32-0,59]***	0,62 [0,36-1,06]*
Donga	0,34 [0,25-0,46]***	0,42 [0,29-0,60]***
Mono	0,08 [0,06-0,10]***	0,10 [0,06-0,17]***
Ouémé	0,13 [0,10-0,18]***	0,19 [0,12-0,31]***
Plateau	0,21 [0,16-0,29]***	0,28 [0,18-0,44]***
Zou	0,11 [0,09-0,15]***	0,15 [0,10-0,24]***
Parité atteinte		
0-2 enfants	1,00	1,00
3-4 enfants	1,69 [1,50-1,90]***	1,86 [1,59-2,18]***
5 enfants et plus	3,05 [2,66-3,50]***	2,74 [2,24-3,35]***
Préférence du conjoint en matière de fécondité		
Même nombre	1,00	1,00
Moins d'enfants	1,38 [1,21-1,57]***	0,88 [0,76-1,03]ns
Plus d'enfant	1,20 [0,92-1,56]ns	1,66 [1,23-2,24]***
Ne sait pas	1,34 [1,17-1,55]***	1,06 [0,90-1,25]ns

Source : EDSB-2017/18

Chapitre II

PRATIQUES SOCIOCULTURELLES AUTOUR DE LA MISE AU SEIN PRÉCOCE CHEZ LES BATAMMARIBA DE BOUKOMBE AU BÉNIN

Juliette Adeline N'TANGOU N'KOUEI,
Coffi Mahugnon Mensah André AÏNA,
Emmanuel N'koué SAMBIENI,
Alphonse Mingnimon AFFO

1. Introduction

L'acte qui consiste à nourrir le nouveau-né de lait maternel met en relation la question de la qualité de l'information, de l'organisation des formations sanitaires et les pratiques sociales des communautés. Dans certaines sociétés africaines, la mise au sein immédiate du nouveau-né n'est pas conforme aux représentations morales, aux pratiques et aux rites (S. Gojard, 2003). L'allaitement, comme objet de recherche en sciences sociales, a émergé il y a une trentaine d'années au sein du groupe de recherche sur l'anthropologie du sida. L'ouvrage collectif intitulé *Allaitement et VIH en Afrique de l'Ouest. De l'anthropologie à la santé publique* (A. Desclaux et B. Taverne, 2000), constitue l'œuvre pionnière dans ce domaine de recherche, en particulier les travaux portant sur le lien entre l'allaitement et la parenté (C. Alfieri, 2000), le sens du lait et les pratiques autour de l'allaitement chez les Peuls (M. Querre, 2000), la transmission des maladies par l'allaitement maternel (C. Alfieri et B. Taverne, 2000).

L'influence des rituels d'intégration familiale et sociale du nouveau-né et de sa mère rend difficile l'observance de l'allaitement maternel (A. Imorou, 2015). Ce dernier est aussi influencé par les perceptions du premier lait dans la communauté (M. Somé, 2020). L'allaitement est un rite de passage qui met en relation le collectif et l'individu lui-même (O. Damus, 2020), ce qui a une incidence sur son observance dans certaines communautés, certaines pratiques traditionnelles incompatibles avec les recommandations biomédicales en la matière étant encore très fortes.

Les spécialistes de la santé définissent le lait maternel comme un aliment naturel ((H. Berrani *et al.*, 2014) et capable de permettre le meilleur départ de vie du nouveau-né (OMS/Unicef, 2018). Pour eux, la « mise au sein précoce » pendant la première heure qui suit la naissance réduit le taux de décès infantile et abaisse le risque du cancer de sein chez la mère (D. Guyot, 2016). Pour ce faire, l'Organisation mondiale de la santé (OMS) recommande un « allaitement maternel exclusif» de six mois (B. Adrien, 2013). L'Unicef quant à elle milite pour étendre le recours à « l'allaitement maternel » et les techniques adéquates à enseigner à la communauté.

Au Bénin, de récentes études ont montré un faible taux d'initiation précoce à l'allaitement (50,4 %) et d'allaitement maternel exclusif jusqu'à six mois (O. Moudachirou *et al.*, 2015). La même source indique que la mise au sein précoce est passée de 49 % en 2001 à 54 % en 2006 puis a chuté à 50,4 % en 2011. Le taux de la précocité de l'allaitement est alors inférieur aux objectifs recommandés (H. Berrani *et al.*, 2014). Il ressort de ces indicateurs que les recommandations biomédicales sont peu suivies par les communautés, car la référence exclusive aux systèmes médicaux sous-estime les pratiques des communautés sur le sens de l'enfantement, les relations symboliques entre l'accouchée et le monde des dieux, son système de valeur, les rapports entre celle-ci et son bébé, qui ne sont admis dans le cercle familial qu'après un rituel spécifique.

Chez les Batammariba de Boukombé, tout enfant qui naît est le fruit d'une réincarnation. Certains éléments rituels tels que le lieu de l'accouchement et de la réclusion, ainsi que les métaphores utilisées pour désigner la mère et l'enfant appartiennent tant au processus de séparation de ces derniers du reste de la société qu'à celui de la marginalisation et de la croyance. Et les rites qui accompagnent la naissance d'un enfant contribuent à la fabrication de l'homme en tant que membre de sa société. Ce sont autant de pratiques susceptibles d'influencer l'observance de la mise au sein précoce, telles qu'elles sont recommandées par l'OMS. Dans le cas d'espèce, on dispose de peu d'informations sur les croyances et pratiques en matière d'allaitement maternel. Comment les pratiques socioculturelles relatives à la naissance d'un nouveau-né et les perceptions autour de l'allaitement maternel influencent-elles l'observance de la mise au sein précoce par les Batammariba de Boukoumbé ? Ce chapitre étudie les pratiques, ainsi que les logiques sociales des communautés autour de la mise au sein précoce et de l'allaitement maternel qui éclairent le peu de suivi des standards biomédicaux.

2. Démarche méthodologique

Les données empiriques ont été collectées au Centre de Santé communale de Boukombé entre avril et juin 2021. La méthode utilisée est qualitative, sous-tendant les techniques classiques de l'ethnologie.

L'entretien de recherche suit une méthode de collecte de données informatives. Cette technique a permis de collecter et d'analyser plusieurs éléments : l'avis, l'attitude, les sentiments, les représentations de la personne interrogée. L'entretien semi-structuré, encore appelé « entretien qualitatif ou approfondi », s'est basé sur des interrogations assez généralement formulées et ouvertes. Nous avons préparé en amont les questions à adresser à nos informateurs. Elles ont été classées dans un ordre logique et par thème. Dans le déroulement des entretiens, nous avons été amenés à poser de nouvelles questions pour approfondir les réponses. Les entretiens (20) ont concerné plusieurs catégories d'acteurs. Les professionnels de soins en milieu hospitalier (interrogés en milieu de soins) étaient au nombre de cinq, dont le médecin-chef, la responsable de la maternité, la cheffe poste et deux aides-soignantes de la maternité. Les cibles principales interrogées sont : les mères allaitantes ou les nouvelles accouchées identifiées au sein du Centre de santé de Boukombé, notamment à la maternité, pendant les séances d'accouchement et de vaccination de routine des nouveau-nés. Les garants des traditions étaient au nombre de trois, et il y avait deux accoucheuses traditionnelles. Chaque entretien débutait par une présentation de la chercheure et les objectifs de sa recherche. Un consentement verbal était obtenu avant le déroulement de l'entretien proprement dit.

La recherche s'est aussi basée sur l'observation en milieu de soins et en communauté lors de notre stage académique de fin de formation de master en médiation sociale. Ce stage a été possible grâce à l'obtention d'une autorisation écrite du Département de sociologie-anthropologie de l'université de Parakou (UP) après validation du protocole de recherche. Des informations intéressantes ont été complétées avec l'observation *in situ*. L'observation implique de la part du chercheur une immersion totale sur le site de recherche, pour permettre d'en saisir toutes les subtilités, au risque de manquer de recul et de perdre en objectivité (S. Bastien, 2007). Une grille d'observation a été conçue à cet effet. Des observations directes ont été effectuées, notamment à l'occasion d'un séjour d'immersion de trois mois (entre avril et juin 2021). L'observation a été faite à deux niveaux, à savoir la maternité — salle de consultation, salle d'accouchement, salle de dilatation —, au dispensaire lors des séances de vaccination de routine. Elle s'est déroulée de jour comme de nuit. Pour avoir accès à la salle d'accouchement afin d'observer la pratique de la mise au sein précoce et pour éviter toute méfiance de la part des parturientes ou des accompagnantes, la chercheure portait une blouse bleue comme tout agent légitime pour participer ou assister à tout service de soins à la maternité.

À la maternité (stratégie de dissimulation), l'attention a été portée sur le suivi des parturientes, leurs relations avec les sages-femmes et les aides-soignantes, les comportements des accompagnants à l'accouchement, les pratiques liées à la délivrance et à la mise en contact de l'enfant avec sa mère, les pratiques rituelles liées à la présentation de l'enfant à sa mère.

Nous avons aussi prêté attention aux discours des différents acteurs. Les gestes techniques de mise au sein, les minutes qui suivent l'accouchement, les gestes culturels et traditionnels des premiers contacts mère-enfant, les interactions entre soignant et soigné, les interactions entre les nouvelles accouchées et la famille. Il convient de souligner par ailleurs que les données d'entretien ont été préalablement enregistrées sur supports magnétiques et transcrites par la suite en français. L'analyse s'est traduite pas le regroupement des entretiens transcrits par centre d'intérêt et similitude. Enfin, les données ont fait l'objet d'une analyse de contenu.

3. Résultats

3.1. Accueil et mise au sein précoce du nouveau-né

3.1.1. Perceptions des agents de santé

Conformément aux recommandations biomédicales, la mise au sein précoce était évidente et systématique. Parmi les dix mères allaitantes, une seule était multipare. Sept des parturientes étaient des adolescentes âgées entre 15 et 17 ans. Les trois autres parturientes avaient entre 20 et 22 ans. La mise au sein précoce n'a pas été respectée. Le personnel soignant affirme qu'il est difficile, voire impossible, de le faire en raison de certaines pratiques sociales du milieu. Une sage-femme livre son opinion.

> *« Dès que le bébé sort, normalement il est dit qu'il faut le mettre au sein. Il faut le contact peau à peau et mettre le nouveau-né au sein. On dirige le nouveau-né vers le mamelon pour que le réflexe de succion se développe vite. Aussi ce contact permet à ce que l'enfant bénéficie de la chaleur de sa mère. Il n'y a pas d'heure pour ça, on nous dit en même temps que le bébé sort, à moins que l'enfant n'aille pas bien, mais les parents sont tellement rigides si bien que nous-mêmes on a peur. Ils disent que si l'enfant tète dès sa naissance, c'est l'accouchée qui va mourir ou bien c'est l'enfant qui va mourir. Mais comme nous, on ne veut pas des morts, on ne force pas. »* [Sage-femme 30 ans, CS Boukoumbé, mai 2021.]

La mise au sein précoce marque le début de l'allaitement maternel. Elle a des effets positifs sur la vie du nouveau-né. Elle permet de susciter en lui le « réflexe de la succion », mais le personnel soignant reste impuissant face aux réalités de la communauté. Du coup, la mise au sein précoce n'est pas une priorité des professionnels de santé. Dans la salle d'accouchement, elles s'activent plus à donner les soins de routine destinés à la mère et au nouveau-né. Les nombreuses perceptions et contraintes sociales ne facilitent pas toujours l'observance de cette pratique. À ce sujet, une aide-soignante tenait ces propos :

> *« On ne se gêne pas pour le contact peau à peau ou pour la mise au sein précoce à cause de leur cérémonie là. Je ne veux même pas me déranger pour quelque chose. C'est leur enfant. »* [Aide-soignante de maternité, 25 ans, avril 2021.]

Une autre sage-femme renchérit :

« Normalement, on donne en même temps le sein au nouveau-né dans la salle de l'accouchement. Ça permet à l'enfant de savoir psychologiquement qu'il doit téter. Tout ce qui est écrit comme directives est bon selon moi, mais c'est le contraire des réalités de la tradition. Par exemple une femme fait son accouchement à Parakou et elle doit rentrer au village pour qu'on lui fasse le rituel de présentation. Donc l'enfant serait en train de pleurer dans le taxi jusqu'au village avant de téter. Il y en a qui quittent Kabo (Nigeria) jusqu'ici. »

Pour les agents de santé interrogés sur la question, la précocité n'est possible que si l'accouchée n'appartient pas à une famille où le rituel de présentation du bébé à la mère n'est pas obligatoire. Or, dans la plupart des cas, les pratiques, les rites et des représentations entourent la naissance d'un être humain et la société trace des contours et des limites à ne pas franchir. En un mot, deux systèmes de normes sont en jeu. Les normes biomédicales qui promeuvent la mise au sein précoce et les normes sociales qui astreignent les nouvelles accouchées à un rituel de présentation de l'enfant à sa mère.

3.1.2. La mise au sein précoce sous contrainte du rite de présentation du nouveau-né à sa mère

Les données d'observation corroborent les propos des professionnels de santé à propos de leurs difficultés à opérer la mise au sein précoce. Le récit de deux cas d'accouchement rend compte des pratiques réelles des acteurs

Cas n° 1 : Observation d'accouchement d'une multipare

Mme X est venue à la maternité le 27 mai 2021 à 13 heures pour son deuxième accouchement, accompagnée de sa belle-mère, de sa tante, de la tante de son mari, de son beau-père. Le travail de l'accouchement dure cinq heures. Une fois dans la salle d'accouchement, sa belle-mère lui dit : *« Tu fermes les yeux dès que le bébé sort. »* Impatiente, la tante du conjoint de la parturiente fait des allers et retours. Enfin, on entend les pleurs du bébé vers 17 heures. La sage-femme dit, *« ferme les yeux »*, la belle-mère, par la fenêtre de la salle d'accouchement, crie aussi : *« ferme les yeux ! »* L'accouchée ferme les yeux. Pas de contact peau à peau observé. Pas de mise au sein précoce. Les aides-soignants ayant fait l'accouchement s'activent pour prendre soin du nouveau-né avant de revenir faire ceux de l'accouchée, toujours couchée sur la table d'accouchement les yeux fermés. Les soins du bébé prennent environ dix minutes. La tante fait son entrée dans la salle d'accouchement et fait un signe d'appel à l'aide-soignante. Elle demande d'une voix à peine audible : *notre « étranger » est de quel sexe ?* L'aide-soignante lui répond *« une fille »* et pose la question suivante : *« allez-vous bander ses yeux pour le rituel ? »* La tante répond : *« oui »*. Après les soins à la mère, celle-ci est conduite à la salle de dilatation pour les observations, toujours les yeux bandés. Vers 20 heures le vieil homme qui doit présenter l'enfant à sa mère arrive. Le bébé était entre-temps gardé par la belle-mère loin de l'accouchée. Le présentateur du bébé, âgé d'une cinquantaine d'années, serait de la famille de l'accouchée. Il demande à la belle-mère : *c'est quel sexe ?* La belle-mère lui répond *« c'est une femme »*. Il sort deux cauris de son sac et les jette sur le sol. Le conjoint de l'accouchée lui remet un jeune poulet. Il commence par murmurer dans les oreilles de l'accouchée qui a toujours les yeux bandés. Ensuite, il tapote l'accouchée avec le poulet trois fois. Enfin, il prend le bébé, détache le pagne qui a servi pour le bandage des yeux de l'accouchée et lui demande d'ouvrir les yeux. Il lui dit : *« Ma fille, voici ton enfant. Que la santé soit avec vous. Qu'aucun mauvais rêve ne vous dérange la nuit. Que ton lait soit bon pour ton enfant »* et il lui remet le nouveau-né. [Observation 1, 27 mai 2021, CS Boukoumbé.]

Cette observation décrit le déroulement de l'accouchement, les interactions entre parturientes, agents de santé et accompagnants et les pratiques relatives à la présentation du bébé à sa mère. Il en ressort trois faits marquants. Le premier est relatif au nombre d'accompagnants qui exercent une pression sur la parturiente et sur la sage-femme, qui n'a pu effectuer la mise au sein précoce. Les appels incessants à l'endroit de l'accouchée afin qu'elle ferme les yeux au moment de la sortie de l'enfant montrent combien la communauté tient à une pratique culturellement enracinée. Le deuxième se rapporte à la « séparation du bébé » de sa mère, au temps mis par la personne chargée d'exécuter le rite, trois heures d'horloge, et au déroulement du processus rituel. Le troisième est que le rite s'est déroulé au centre de santé et non en communauté. La particularité de ce processus est que le présentateur de l'enfant est de la lignée de l'accouchée. Selon les explications, ce dernier est celui qui maîtrise le panégyrique de la nouvelle accouchée, qui détient le savoir sur le nombre de bracelets qu'a portés cette dernière et les divinités auxquelles elle a été présentée à la naissance. Il s'agit d'un processus matrilinéaire.

Cas n° 2 : Observation de l'accouchement dirigé d'une primipare

Accompagnée par son mari âgé d'une vingtaine d'années, Mme Y est admise au CS Boukoumbé pour son premier accouchement le 28 avril 2021 autour de 13 heures. Le travail de l'accouchement dura deux jours et fut finalement dirigé par la nouvelle équipe de garde. Entre l'aide-soignante et la sage-femme stagiaire, une discussion s'engage à propos de l'état de la parturiente. L'aide-soignante dit *« La primi là, ça n'évolue pas hein ? »* et la sage-femme stagiaire répond *« elle va accoucher »*. Inquiète de la situation l'aide-soignante fit cette interrogation : *« Humm... elle va accoucher ? Depuis hier ? »* La sage-femme indécise demande : *« Tu veux qu'on lui mette le sérum ? »* Avec beaucoup de prudence, l'aide-soignante fait cette réponse : *« C'est vous la patronne. C'est ce que vous dites qu'on va faire. »*

La sage-femme sourit et quitte la salle d'accouchement. L'aide-soignante recommande à la parturiente de marcher. Quelques instants après, l'aide-soignante prend sa moto et s'en va. Mais la sage-femme en stage est interpellée plusieurs fois par l'accompagnante qui surveille la délivrance de sa belle-fille. Un malentendu éclate entre elle et la sage-femme à propos des gants. La sage-femme dit : *« Vos gants sont finis. Il faut aller à la pharmacie acheter des gants. »* L'accompagnante surprise lui répond : *« Quels gants ? On en a acheté hier ! On en a acheté dix hier. C'est déjà fini ? »* La sage-femme rétorque : *« Est-ce que c'est moi qui ai utilisé tes gants hier? Est-ce que tu m'as vu ici hier ?»* L'accompagnante répond : *« Moi je ne sais pas si c'est toi ou pas. On a acheté dix hier. »* La sage-femme lui dit *« Madame, c'est avec les gants qu'on fait les touchers. Je veux les gants. »* L'accompagnante, continuant à exprimer son mécontentement, raconta les faits aux autres accompagnants. La sage-femme, en quittant les lieux, dit : *« Au nom de quoi je vais faire l'accouchement sans gants ? Que Dieu m'en garde ! »* Au bout de 20 minutes, l'accompagnante vient avec les gants. Autour de quinze heures, l'aide-soignante revient au Centre. La sage-femme lui propose de diriger l'accouchement. Ce qui a été fait autour de 17 heures. Après l'expulsion du bébé qui peinait à pousser son premier cri et à respirer, les soins se sont dirigés vers lui. Il faut aspirer le liquide amniotique des narines et de la bouche du nouveau-né. Les deux agents soignants ont décidé de se partager les tâches. La sage-femme, devant le bébé, qui n'a pas encore pleuré cinq minutes après son expulsion, présente un visage inquiet. Elle appelle l'aide-soignante qui abandonne l'accouchée et la rejoint dans la salle où les premiers soins sont délivrés au nouveau-né. La sage-femme dit *« Tanti... je ne comprends l'état de notre bébé »*, et l'aide lui répond *« il faut le réanimer »*.

Le bébé est réanimé avec une technique hors du protocole de soins et pleure. De la fenêtre, la belle-mère demande à sa belle-fille de fermer les yeux. Celle-ci semblait être informée déjà, car depuis son admission pour la délivrance dirigée, elle a gardé les yeux fermés. Au bout de 35 minutes, l'accouchement est achevé. La maman est conduite à la salle de dilatation. Pendant le trajet, l'accouchée oublie et ouvre les yeux. Sa belle-mère lui crie dessus : *« On te dit de fermer les yeux et tu gardes tes yeux ouverts. Ne nous mets pas dans la honte. »* La belle-mère lui bande les yeux avec un pagne. Pendant ce temps, le conjoint est parti à la recherche de celui qui doit présenter le nouveau-né à l'accouchée. Il n'a pas été observé un seul moment de mise au sein précoce ni de contact mère-enfant. À 19 h 30 min, un vieil homme d'une soixantaine d'années est conduit au CS, à la maternité, par le conjoint de l'accouchée. Dès son entrée dans la salle de dilatation, une odeur pas très agréable s'empare de la salle. Avec les feuilles du basilic à la bouche, le vieil homme ne répond pas aux salutations. Il se dirige vers l'accouchée et s'assied sur le lit voisin. Il sort une castagnette en calebasse, une poudre noire attachée dans un sachet et une petite feuille. Il se met à jouer la castagnette sur la tête de l'accouchée. Après il souffle quatre fois dans les oreilles de cette dernière et murmure. Il mâche une partie des feuilles du basilic et crache trois fois sur l'accouchée. Le reste du basilic est tapoté sur les seins de l'accouchée.

Le vieil homme met une pincée de poudre noire dans l'eau et en donne à boire à l'accouchée. Il dessine une croix à l'aide de cette poudre sur la poitrine, sur le dos et sur le front de l'accouchée. Ce même signe est fait sur le nouveau-né. Enfin, le vieil homme demande à l'accouchée d'ouvrir les yeux afin de voir son âme. Il lui remet le bébé et dit : *« Grandis bien aux côtés de ta mère. Que ta maison se construise. Que le sein de ta mère te donne la santé. Qu'aucun mauvais œil de vous ne convoite. Que ceux qui se baladent la nuit ne vous voient pas. Tu es sortie parmi nous, soit comme nous. »*

Le rituel de présentation a pris cinq minutes. Après le départ du vieil homme, l'accouchée s'est endormie. Le bébé n'a pas tété. Le lendemain matin, je reviens à 9 heures. Je me dirige vers la salle de dilatation. Je demande à l'accompagnante comment ils vont. Elle me répond : *« Très bien. »* J'enchaîne, *« Votre bébé a bien tété ? »* Elle me répond : *« Les bouts des seins de sa mère sont très larges par rapport à la bouche du bébé, il n'a pas pu attraper pour téter. Je lui ai mis quelques gouttes d'eau dans sa bouche. Sinon il a pleuré toute la nuit. Quand il commence par pleurer, je lui mets quelques gouttes d'eau et il se tait. Il n'y a pas encore de lait dans le sein de sa maman. En plus ses mamelons sont gros. C'est arrivé à la maison qu'on va préparer les tisanes, lui masser les seins avant que le lait ne sorte. Quand elle va boire l'eau chaude, le lait va sortir. »* [Observation 3, CS Boukoumbé, avril 2021.]

Ce récit met en évidence plusieurs problèmes, et particulièrement la pression de l'environnement social sur la parturiente, le rite de présentation du bébé et les pratiques liées à la précocité de l'allaitement. À propos de la pression sociale, c'est le cri du bébé qui éveille l'attention des accompagnantes, ce qui les amène à interpeller l'accouchée sur l'obligation de « fermer les yeux ». À partir des échanges que nous avons eus avec l'accouchée, on voit la difficulté qu'elle éprouve à allaiter son bébé. En lieu et place du lait, le bébé a reçu des gouttes d'eau. Selon l'accompagnante, l'eau calme la faim, la montée du lait se produit suite au massage et à la prise de l'eau chaude. Les pratiques rituelles sont diversement perçues et interprétées par les différents acteurs rencontrés.

3.2. Interprétations autour du rite de mise en contact du nouveau-né et de sa mère

3.2.1. Perceptions des agents de santé

On note que l'allaitement précoce ne se passe pas dans les délais prévus parce que l'accouchée et les agents de santé se trouvent souvent sans pouvoir devant les pratiques traditionnelles. Une aide-soignante rapporte un vécu :

> *« Pour le rituel, le plus souvent, c'est la réalité. J'ai vu un cas comme ça vers Manta. La femme a accouché et on lui a dit qu'elle ne doit pas voir son sang ni son bébé. Donc elle avait les yeux bandés et ils sont venus lui faire la cérémonie et quand on lui a remis son enfant, elle a piqué une crise et puis on lui a bandé les yeux à nouveau et ils sont repartis consulter les divinités. Il y a eu certainement une erreur dans le rituel ou bien celui qui a fait le rituel a mal prononcé le nom ou n'a pas atteint le nom de l'ancêtre qui a réincarné la nouvelle accouchée. C'est pourquoi la dame avait piqué une crise. C'est quand ils sont revenus pour la seconde fois et ils ont repris le rituel que la femme a pu vraiment voir son enfant. »* [Aide-soignante maternité, 30 ans, mai 2021.]

Dans cet entretien, l'informatrice établit un lien entre le malaise de l'accouchée et le rite. Selon elle il y aurait une erreur dans le rituel ou les prières n'auraient pas atteint les « ancêtres ». Ce rituel aurait une grande portée spirituelle. Lorsqu'il est mal accompli, il pourrait causer la mort subite comme l'indique le témoignage ci-dessous.

« L'autre cas, c'est quand j'étais à Natta au centre de santé de Kweeri. J'ai fait l'accouchement à une dame en présence de la sage-femme. Ils ont montré le bébé à la dame et puis elle est morte sur place. Cela n'a pas été facile [...] C'est sûr que dans la prononciation des paroles incantatoires, ils ont raté quelque chose sans savoir. La femme n'avait aucun souci après l'accouchement. Quand la femme est morte, on a appelé le médecin qui a fait tous les examens et a trouvé que tout était normal. Il a attaqué les parents en disant que s'ils ne disent pas la vérité, on va les conduire à la gendarmerie. Les parents ont simplement dit que c'est une affaire de Dieu. Mais il y en a qui ont soupçonné une mauvaise prise en charge de la part du personnel. Mais l'accouchée n'avait pas d'hémorragie, elle n'avait aucun problème après l'accouchement. C'est la sage-femme qui avait fait la révision à la dame. Elle n'avait pas de problème. Donc le rituel est parfois vrai. » [Aide-soignante maternité, 35 ans, mai 2021.]

Dans nos discussions, certains agents de santé disent ne pas croire à l'idéologie qui se cache derrière cette pratique traditionnelle et l'enfreignent en donnant à manger à l'accouchée ou en présentant à téter le nouveau-né, d'autres, par contre, croient au sort qui est réservé à celles qui ne respectent pas cette norme traditionnelle précieuse pour ces acteurs.

3.2.2. Perceptions des adeptes du rite autour de la mise au sein précoce

Quand la femme accouche, il lui est interdit de voir immédiatement son bébé. Le premier contact mère-enfant pour la mise au sein n'est possible qu'après un rituel de présentation décrit ci-dessous par le conjoint d'une accouchée.

« C'est une cérémonie qu'on fait. C'est long à être expliqué. Si une femme n'a jamais gardé un enfant, il faut qu'on lui fasse voir le nouveau-né. Ma femme a eu deux grossesses gâtées. On lui a fait des rituels pour ces deux grossesses Dieu seul sait pourquoi les premières grossesses ne sont pas restées. On présente à la femme son bébé, parce que l'enfant incarne une divinité et si l'esprit de la femme n'est pas fort, elle meurt automatiquement dès qu'elle voit le nouveau-né sans ce rituel très important pour nous. Elle ne doit même pas voir son enfant. Même si elle va rester deux jours sans manger et attendre qu'on lui fasse les rituels, elle le fera. Ce n'est pas un choix. L'enfant qui est sorti et qui a pleuré ne mourra plus parce qu'il n'a pas tété pendant deux jours. C'est ainsi que ça se passe chez nous. Il faut que ce soit le garant de la tradition de chez ma femme qui vienne puisque c'est lui qui connaît ma femme, c'est lui [qui] a porté les bracelets et des cauris. Il sait aussi l'ancêtre qui a réincarné ma femme. C'est lui qui connaît les interdits de ma femme. Si on fait erreur là, on perd la femme. Le rituel se fait en trois étapes : première étape : demande d'excuses et renvoi des mauvais esprits à l'aide d'une castagnette préparée ; deuxième étape : prononciation des paroles dans les oreilles de l'accouchée (récit des noms des ancêtres) ; troisième étape : ouverture des yeux de l'accouchée, remise du nouveau-né à sa mère accompagné de paroles de protection de bénédiction et de paix. On ne récompense pas forcément celui qui a fait le rituel, mais il faut lui donner deux poulets et deux cauris pour exprimer sa joie. » [Conjoint d'une nouvelle accouchée, 40 ans, mai 2021.]

Du point de vue des acteurs, ces pratiques à portée spirituelle relèvent d'une « puériculture traditionnelle » signifiante, visant globalement à assurer, préserver la vie de la femme. Elle vise à préparer cette dernière pour la garde prolongée d'une âme entre-temps morte et à baptiser l'enfant dans le cercle familial. Deux mères allaitantes rapportent leur vécu.

> *« Moi, après ma cérémonie d'initiation qui permet d'intégrer le rang de femme, mon mari m'a emmené à Abéokuta (Nigeria) où il fait des jobs. Quand je suis tombée enceinte, mon mari m'avait déjà avertie que je devrais faire un rituel avant de voir mon bébé. On devra donc rentrer au village lorsque je serai dans mon dernier mois de grossesse. À l'accouchement, je ne devrais ni voir mon bébé ni le toucher encore moins le téter... Au neuvième mois de la grossesse, on se prépara pour rentrer ici et le voyage dura plus longtemps que prévu parce que la moto était tombée en panne. Les secousses du voyage à moto ont alors déclenché le travail. Finalement, j'ai accouché à Natitingou (Bénin). Pendant ce temps, mon mari essayait en vain de joindre mon oncle qui devrait venir me faire le rituel. C'est mon oncle qui doit le faire parce que c'est lui qui sait quel esprit ancestral m'a incarné. Mon mari ne peut pas connaître tout ce qui se fait chez moi. C'est pourquoi c'est mon parent qui doit me faire le rituel. Toute la journée, je suis restée sans manger ni boire, je ne savais pas de quel sexe était mon enfant. On pouvait me le changer sans que je le sache. Au bout d'une journée et demie, mon oncle est enfin arrivé. C'est après son rituel qu'on m'a présenté mon enfant. On m'avait dit que si je vois mon sang ou mon bébé, je mourrais. Mon oncle prononçait des paroles des "grands". Je ne comprenais rien de tout ce qu'il disait. Après, la prononciation des paroles dans mes oreilles, il avait utilisé un jeune poulet que lui avait offert mon mari. À l'aide de ce poulet, en prononçant mon prénom, il fait trois tours sur ma tête sur mon dos et sur ma poitrine avec ce poulet. Après, on m'a donné de l'eau avec un mélange de poudre noire. Je ne sais ce que c'est. J'avais juste bu. Après avoir bu, il m'a demandé maintenant d'ouvrir mes yeux et de voir mon enfant [...]. On fait tout cela parce que je suis désormais une femme qui a gardé un esprit dans mon sein, et à travers mon sein, ce nouvel être va vivre. J'ai porté l'esprit d'un ancêtre en moi. »* [Femme allaitante, 25 ans, mai 2021.]

Ce récit et tous les autres que nous avons recueillis accordent une place importante à la réincarnation. Cette croyance fait que le rituel de présentation est perçu comme obligatoire et s'impose à toute femme qui porte une grossesse et qui appartient à ce groupe social. La naissance d'un nouveau-né est perçue comme un changement de vie. À cet instant, la femme est vue comme un être faible, son contact avec le nouveau-né considéré étant un mort revenu à la vie est interdit sans le rituel de présentation. Il se mêle donc d'un sentiment de joie et de peur. La joie d'accueillir un ancêtre réincarné et porté par une femme de son choix et la peur de perdre la vie de cette femme.

Une femme allaitante explique :

> *« On garde les yeux fermés parce qu'on ne doit pas voir le sang et le bébé lui-même. Quand j'ai accouché, c'était ma belle-mère qui m'avait accompagnée. Quand le bébé est sorti, elle a appelé mon oncle qui s'occupe des soins de toute notre maison. Quand il faut porter un bracelet ou qu'il faut faire la boisson à la*

maison, c'est lui qui se charge de tout ça. C'est lui qui sait comment chacun de nous est né et quels soins chacun de nous a besoin. C'est le grand de la maison. Ce jour-là, c'est mon conjoint qui est allé le chercher au village. J'avais toujours mes yeux fermés et comme ma belle-mère n'était pas confiante, elle m'a bandé les yeux avec son foulard. J'ai accouché la nuit au premier chant du coq, c'est le lendemain au moment où les élèves allaient à l'école que mon oncle est venu me présenter mon enfant. Il prononce des paroles de sagesse et des grands dans mes oreilles, je n'entendais pas ce qu'il disait. Après cela, il a pris le coq et m'a tapotée avec. Il m'a donné aussi des graines de quelque chose que j'ai mangé. Cette graine n'avait aucun goût dans ma bouche. Ni amère ni sucrée. Après il m'a donné la bouillie mélangée de quelque chose. Je ne sais pas ce c'est, mais ce n'était pas la bouillie simple. Après, il a passé une poudre noire sur ma poitrine entre mes seins, sur mon dos et sur mon front. Après, il a détaché le foulard et m'a dit d'ouvrir mes yeux et de voir mon enfant. Après cela, il m'a demandé de le téter. Moi je ne sais pas pourquoi on bande nos yeux. Mais il est dit que c'est ce que nos anciens faisaient. C'est quelque chose qu'on a retrouvé donc on ne peut pas savoir pourquoi ça se fait. Ça doit avoir quand même un bien-fondé dans la vie de la femme et du nouveau-né. » [Femme allaitante, 28 ans, avril 2021.]

Les conditions de cette mise en contact ne sont pas élucidées. De plus, les implications pour la mère et le bébé restent des points d'ombre qu'il convient de clarifier. Cette pratique est difficile à élucider en raison du tabou qui l'entoure. Les deux cas et les autres non décrits ici mettent en exergue la régularité d'un scénario. Au moment de la sortie du bébé, la parturiente doit fermer les yeux. Et dans le meilleur des cas, on lui bande les yeux à l'aide d'un tissu. Elle n'est pas autorisée à donner le sein au bébé ni à savoir son sexe. Après la délivrance, elle doit attendre l'arrivée du chef traditionnel chargé du rituel de présentation du nouveau-né. La pression de l'environnement social sur la parturiente aussi bien que sur les agents de santé est très forte. Ce contrôle remet en cause les injonctions des acteurs de la santé publique et le contenu des normes standard pour la prise en charge complète du nouveau-né.

4. Discussion

Cette recherche a montré que la mise au sein précoce n'est pas effective au sein des Batammariba de Boukombé (Bénin). Or le contact étroit entre le nouveau-né et sa mère pendant la première heure est prépondérant pour sa survie et pour son devenir. Ce dernier développe des comportements négatifs pour sa socialisation pendant l'âge adulte (C. Dangeville *et al.*, 2011).

Chez les Batammariba, le rite « Kabiaaka dabiira o gnan » qui signifie littéralement « montrer l'enfant à sa mère » comporte trois étapes. Lors de l'accouchement, la parturiente est tenue de fermer les yeux pour ne voir ni l'enfant ni son sang. Dès que l'enfant naît, il est séparé de sa mère. Il est généralement gardé par une accompagnante le temps que celui qui exécute le rituel vienne. La femme n'est autorisée ni à boire ni à manger. Vient ensuite le temps des prières et de l'exorcisme. Enfin le temps de la remise du bébé à sa mère. Ces trois étapes correspondent aux trois temps du « rite de passage » (A. Van Gennep, 1981). Le temps des *préliminaires,* celui de la séparation du monde antérieur, correspond à la délivrance et à la « séparation du bébé » de sa mère, puis la demande de pardon et à l'exorcisme permettant de renvoyer les mauvais esprits. Le temps des *liminaires* correspond à la déclamation du panégyrique de la fille et à l'invocation des ancêtres. Le *temps des postliminaires*, celui d'agrégation au monde nouveau, réfère à la présentation de l'enfant à sa mère et aux prières de bénédiction. Il s'agit d'un rite de passage qui permet à la jeune fille-mère de changer de statut social et d'état. Il ne suffit pas d'un enfant pour devenir mère. C'est la société qui admet la nouvelle accouchée au rang de femme. Le rite permet l'intégration de la nouvelle accouchée dans le cercle des mères. Il est exécuté par les parents de la femme et non du conjoint. M. Gélard (2003) a montré qu'au cours des premiers rituels de la naissance, lesquels dépendent étroitement des savoir-faire féminins (soins du nourrisson et de l'accouchée, prescriptions alimentaires, pratiques liées à l'allaitement, etc.), on constate la fréquence des références à la parenté maternelle. Quelque temps après l'accouchement, l'intervention des hommes dans le couple mère-enfant peut être vécue comme menaçante : ils auraient la capacité d'agir sur la lactation. Ce pouvoir leur permet de se réapproprier leur descendance, conformément au système de parenté agnatique (M. Gélard, 2003).

Dans un autre registre, l'allaitement s'apparente à un rite de passage classique dont le vécu et les significations se situent au carrefour de l'universel et du particulier (O. Damus, 2020). Selon les perceptions de nos informateurs, le tarissement du lait est lié à la transgression des interdits. Dans le contexte haïtien, ces représentations ont également été évoquées. Le manque ou la disparition du lait maternel sont traversés de conceptions nomologico-causales (l'insuffisance ou la disparition du lait est perçue comme un phénomène procédant de lois naturelles). Ainsi, « le tarissement du lait est considéré comme résultant d'un mauvais esprit, d'un *loa* ou sorcier » (O. Damus, 2020). L'auteur affirme que deux types de rites sont exécutés, à savoir « les rites de stimulation de l'activité sécrétoire du sein d'une part et les rites de purification de l'accouchée d'autre part, cette dernière étant considérée comme une femme impure, souillée par le sang de l'accouchement ».

Il ressort de l'analyse des données que l'allaitement maternel est un phénomène naturel et à caractère social et culturel. Il est un moment où se confrontent diverses perceptions d'ordre médical et populaire (Y. Jaffré, 2020). Plusieurs acteurs soignants, à travers leur savoir-faire, constituent à cet effet le recours thérapeutique pour le soin de la mère et de l'enfant. En tant que recours, ces acteurs entretiennent parfois ou souvent des relations de conflit et de complémentarité dans la prise en charge de la mère et de l'enfant.

Conclusion

L'objectif de la présente recherche consistait à montrer comment les pratiques sociales influencent la mise au sein précoce. Le choix d'allaiter est bien soumis aux pressions des services sociaux et des professions de santé, même si c'est, bien sûr, « pour le bien » de l'enfant et la mère. L'allaitement maternel reste, néanmoins, un idéal de santé et de maternage. De plus, selon les résultats de la recherche, la mise au sein précoce telle qu'elle est recommandée en milieu hospitalier entre en contradiction avec certaines pratiques sociales et culturelles. Pour les uns, le premier contact favorisant la mise au sein précoce est considéré comme le point de départ d'une vie. D'où son importance pendant la première heure de vie. En revanche, pour les autres, le premier contact d'une mère à son bébé sans précaution est porteur d'un malheur. On assiste alors à un rituel de présentation du nouveau-né à sa mère.

Références bibliographiques

Alfieri Chiara, Taverne Bernard, 2000. « Perceptions de la transmission des maladies par l'allaitement maternel au Burkina Faso », dans Desclaux Alice et Taverne Bernard, 2000. *Allaitement et VIH En Afrique de l'Ouest. De l'anthropologie à La Santé publique*. Karthala, Paris, p. 226-73.

Alfieri Chiara, 2000, « Allaitement et parenté en Pays Bobo Madare », dans Desclaux Alice Desclaux et Taverne Bernard, 2000. *Allaitement et VIH en Afrique de l'Ouest. De l'anthropologie à La Santé publique*. Karthala, Paris, p. 123-45.

Somé, Marie-Thérèse Arcens, 2020. « Le Défi de l'adoption de l'allaitement maternel exclusif au Burkina Faso », *Santé publique* 32/HS1 (S1), p 113-22.

Berrani Hajar, Mdaghri Alaoui, Jalal Kasouati, Thimou Izgua, 2014. « Allaitement maternel chez le nouveau-né prématuré à l'âge de six mois au Maroc : prévalence et facteurs associés », *Science Direct*, p. 141-145. doi : 10.1016/j.arcped.2014.11.019.

Bruno Adrien, 2013. *Mise au sein précoce après une césarienne pour favoriser l'allaitement maternel*, HEDS, Genève.

Damus Obrillant, 2020. « L'allaitement maternel en Haïti comme rite de passage au carrefour des épistémologies du Nord et du Sud », *Revue Éducation, Santé, Sociétés* 6(1), p. 57-74. doi : https://doi.org/10.17184/eac.9782813003485.

Dangeville Christian, Casagrande Florence, De Smet Stefan, Boutté Franck, 2011. « Il faut protéger la rencontre de la mère et de son nouveau-né autour de la naissance », *Archives de Pédiatrie* (18), p. 994-1000. doi : 10.1016/j.arcped.2011.06.00.

Gélard Marie-Luce, 2003. « De la naissance au septième jour : rituels féminins et temps suspendu (Tribu berbérophone du Sud-est marocain) », *Ethnologie française*, Presses universitaires de France, p. 131-139.

Van Gennep, Arnold, 1981. *Les Rites de passage. Étude systématique des Rites*, A. et J. Picard éd. Paris.

Gojard Séverine, 2003. « L'allaitement, une norme sociale », *Spirale* 3(27), p. 133-37.

Guyot Delphine, 2016. *Qu'en est-il du respect des conditions 4 et 7 des recommandations de l'OMS pour le succès de l'allaitement maternel en cas de césarienne programmée au Centre Hospitalier de Polynésie française ? Évaluation des pratiques professionnelles.* Sans lieu.

Imorou Abou-Bakari, 2015. « "À chacun Son AME" : Les raisons de la difficile quantification des comportements dans l'allaitement maternel exclusif au Bénin », *Rev. Ivoir. Anthropol. Sociol. KASA BYA KASA* (29), p. 57-83.

OMS/Unicef, 2018. *Saisir le moment. La mise au sein précoce : le meilleur départ dans la vie pour chaque nouveau-né*. Unicef. New York.

Osséni Moudachirou, Raima, Franck Hilaire Bété, Eulalie Dossou Tossou, Jeannine Agbo Lawani, et David Adomahou, 2015. *Rapport sur La situation de l'alimentation du nourrisson et du jeune enfant au Bénin*. Sans lieu.

Querre Madina, 2000. « Chapitre VII — La Voie du lait le Sens des pratiques autour de l'allaitement chez les Peul du Séno », dans Desclaux Alice Desclaux et Taverne Bernard, 2000. *Allaitement et VIH en Afrique de l'Ouest. De l'anthropologie à La Santé publique*. Karthala, Paris, p. 196-224.

Yannick Jaffré, 2020. « De quel Agencement sociotechnique meurent les nouveau-nés d'Afrique de l'Ouest ? Une Anthropologie fondamentalement engagée pour améliorer la Santé néonatale », *SFSP/Santé publique,* p. 29-43.

Chapitre III

LE MÉDECIN EN DROIT DE LA SANTÉ BÉNINOIS AU REGARD DE LA NOUVELLE LOI RELATIVE À LA SANTÉ SEXUELLE : UN OBLIGÉ OU UN INCOMPRIS ?

Honoré GOUVOYEDO

1. Introduction

En 2021, la législation béninoise sur le droit de la santé a connu une avancée dans le domaine de la santé sexuelle et de la reproduction. Bien que relative « à l'élargissement des cas légaux d'interruption volontaire de grossesse (IVG) », cette avancée de la législation béninoise met également l'accent sur le rôle du médecin[3]. Ce qui justifie la nécessité de cette réflexion sur « le médecin en droit de la santé béninois au regard de la nouvelle loi relative à la santé sexuelle ». Le médecin est la personne dont la profession consiste à soigner les malades. C'est un professionnel qui relève d'un ordre. Pour l'exercice de la médecine et l'observation par tous ses membres des devoirs professionnels, l'ordre des médecins veille au maintien des principes de moralité, de probité et de dévouement indispensables[4]. En droit de la santé béninois, le médecin est un professionnel de la santé pour qui « le respect de la vie et de la personne constitue en toutes circonstances le devoir primordial[5] ». Depuis la période révolutionnaire, à travers une ordonnance du pouvoir exécutif, « tout médecin doit… prêter son concours à l'action

[3] ABIOSSE A. R., *Projet de loi modifiant et complétant la loi nº 2003-04 du 3 mars 2003 relative à la santé sexuelle et à la reproduction*, Rapport de la commission des lois, de l'administration et des droits de l'homme, République du Bénin, Assemblée nationale, Huitième législature, Troisième session extraordinaire de l'année 2021, p. 4.

[4] Article 2, Ordonnance nº 73-38 du 21 avril 1973 portant création et organisation des Ordres nationaux des médecins, des pharmaciens, des chirurgiens-dentistes et des sages-femmes en République du Dahomey (actuel Bénin).

[5] Article 2, Ordonnance nº 73-14 du 8 février 1973 instituant un Code de déontologie médicale en République du Dahomey (actuel Bénin).

entreprise par les autorités compétentes en vue de la protection de la santé[6] ». Cette disposition serait à l'origine de l'obligation du médecin ou de l'incompréhension du médecin dans la nouvelle loi sur la santé sexuelle.

La santé, d'après l'Organisation mondiale de la santé (OMS), « est un état de complet bien-être physique, mental et social, et ne consiste pas seulement en une absence de maladie ou d'infirmité[7] ». En vertu du contenu de cette définition de la santé, le législateur béninois affirme que la santé est un « droit fondamental de la personne humaine[8] ». On retient de ces différentes définitions de la santé que le droit de la santé est l'ensemble des règles juridiques qui s'appliquent à l'organisation et au fonctionnement des activités exercées dans l'intérêt de la santé des personnes.

La protection de la santé des personnes préoccupe le législateur béninois parce que le droit à la santé constitue une obligation pour tous les États, qui doivent prendre des mesures pour garantir la jouissance de ce droit qui prend en compte le droit de la santé sexuelle. Certains États ont même introduit dans leur Constitution l'obligation de mesures législatives aux fins de la réalisation du droit à la santé. C'est le cas de la Constitution du Burkina Faso selon laquelle « le droit à la santé est reconnu. L'État œuvre à la promouvoir[9]. » La nouveauté sur l'état de grossesse en droit béninois de la santé mérite l'attention parce que, d'après la Constitution béninoise, « la personne humaine est sacrée et inviolable[10] ». Or la grossesse est la gestation du fœtus humain, l'origine de la personne humaine, la seule espèce qui constitue à la fois le sujet et l'objet du droit de la santé. La réalisation du droit de la santé mobilise plusieurs disciplines telles que le droit constitutionnel, le droit administratif, le droit commercial, le droit fiscal, le droit pénal et le droit civil en raison de la gouvernance publique de la santé.

L'interruption de grossesse dans la nouvelle loi relative à la santé sexuelle au Bénin relève des droits de l'homme. Il s'agit d'une nouveauté dans le droit positif béninois qui a vu le jour en 2021 en réponse aux obligations législatives communautaires, régionales ou internationales acceptées par l'État béninois. La Conférence du Caire (1994) sur la population et le développement invite les gouvernements à mettre en place des systèmes de surveillance et d'évaluation des services de planification familiale d'utilisation facile en vue de détecter, de prévenir et de combattre tout abus de la part de ceux qui les gèrent et qui les fournissent et d'assurer une amélioration constante de la qualité de ces services. Pour la convention, les gouvernements doivent

[6] Article 46, Ordonnance n° 73-14 du 8 février 1973 instituant un Code de déontologie médicale en République du Dahomey (actuel Bénin).

[7] Préambule de la Constitution adoptée par la Conférence internationale de la Santé, tenue à New York du 19 juin au 22 juillet 1946, signée par les représentants de 61 États le 22 juillet 1946 et entrée en vigueur le 7 avril 1948.

[8] Préambule de la loi n° 2020-37 du 3 février 2021 portant protection de la santé des personnes en République du Bénin.

[9] Article 26, Constitution du Burkina Faso.

[10] Article 8, al. 1 Constitution de la République du Bénin du 11 décembre 1990.

« veiller à ce que les services de planification familiale et de santé en matière de reproduction soient fournis dans le respect des droits de l'homme et des normes éthiques et professionnelles pour que les bénéficiaires les utilisent en connaissance de cause et que leur décision soit réfléchie et librement prise, de même qu'en ce qui concerne la prestation de ces services[11] ».

L'interruption de grossesse est un acte médical qui se pratique avec des méthodes médicamenteuses ou chirurgicales jusqu'au terme légal[12]. En droit de la santé marocain, l'interruption de grossesse est une stratégie pour la réduction de mortalité maternelle[13]. En droit français de la santé, « un médecin n'est jamais tenu de pratiquer une interruption volontaire de grossesse, mais il doit informer, sans délai, l'intéressée de son refus et lui communiquer immédiatement le nom de praticiens susceptibles de réaliser cette intervention[14] ». Cette précision fait défaut en droit de la santé béninois et du coup, le médecin béninois face à la nouvelle loi relative à la santé sexuelle devient un obligé ou un incompris.

En droit de la santé béninois, le rôle du médecin est le suivi des naissances ; c'est devoir qui le rend garant de la sécurité de la santé des femmes enceintes. Dans ce rôle, le médecin a l'obligation de donner toutes les informations à la femme enceinte sur les conséquences de la grossesse qu'elle porte sur son état de santé. Aux termes de la nouvelle loi sur la santé sexuelle, le médecin peut prescrire l'interruption de grossesse[15]. Mais cette décision d'interruption de grossesse peut également être prise par la femme enceinte et le médecin passera à la prescription de l'interruption de grossesse puis à la pratique de l'avortement. Quel est l'impact de la nouvelle loi sur le médecin ? Selon l'ordonnance de 1973 relative à la déontologie médicale en République du Bénin, « après avoir formulé un diagnostic et posé une indication thérapeutique, le médecin doit s'efforcer d'obtenir l'exécution du traitement[16] ».

Ce chapitre analyse la place qu'occupe désormais le médecin dans la société béninoise au regard de la loi de 2021 relative à la santé sexuelle et à la reproduction. À cet effet, on compare la pratique du médecin béninois avec celle d'autres États en matière de prescription et d'interruption de grossesse.

---

[11] Paragraphe 7.17, Programme d'action adopté à la conférence internationale sur la population et le développement, Le Caire, 5-13 septembre 1994.

[12] DIDIER C., *Analyse des pratiques des professionnels de santé autour du déroulement de l'entretien préinterruption volontaire de grossesse, Gynécologie et obstétrique*, Centre hospitalier universitaire de Rouen, École de sages-femmes, Mémoire en vue de l'obtention du diplôme d'état de sage-femme, Promotion 2018, p. 12.

[13] LOUARDI E., *L'Accès aux soins, un droit pour tous*, royaume du Maroc, ministère de la Santé, Chambre de commerce britannique au Maroc, Casablanca-mercredi 13 février 2013, p. 26.

[14] Article 2212-8, Code de la santé publique français.

[15] Article 17-1, Loi nº 2021-12 du 20 décembre 2021 modifiant et complétant la loi nº 2003-04 du 3 mars 2003 relative à la santé sexuelle et à la reproduction.

[16] Article 28, al. 2, Ordonnance nº 73-14 du 8 février 1973 instituant un Code de déontologie médicale en République du Dahomey (actuel Bénin)

L'approche fonctionnaliste est également convoquée pour appréhender la cause efficiente qui oblige la femme enceinte à faire recours au médecin. Au regard de la nouvelle loi relative à la santé sexuelle, quels sont le maintien (I) et l'extension (II) du rôle du médecin en droit de la santé béninois ?

2. Le maintien du rôle de suivi des grossesses

Dans le préambule de la Constitution de l'OMS, « la santé de tous les peuples est une condition fondamentale de la paix du monde et de la sécurité ; elle dépend de la coopération la plus étroite des individus et des États[17] ». Pour garantir cette paix dont la condition est la santé des peuples, le législateur béninois ne méconnaît pas le rôle du médecin. Mieux, dans la loi relative à la santé sexuelle en République du Bénin de 2021, son rôle est maintenu. Il est un acteur indispensable dont ni le peuple ni l'État ne peuvent se dispenser. Son rôle, qui est toujours de suivre les grossesses (A), se caractérise désormais par la liberté (B).

Une femme qui tombe enceinte doit rencontrer un médecin dans le cadre du suivi de sa grossesse. D'après l'article 143 du code de l'enfant, « toute femme enceinte, avant la fin de la douzième semaine d'aménorrhée, a l'obligation de se soumettre à la consultation prénatale dans le centre de santé le plus proche de sa résidence aux fins de la confirmation de son état, de l'évolution du fœtus et de la détermination de son état sérologique[18] ». Au cours de la première rencontre, le médecin pose plusieurs questions à la femme enceinte concernant ses antécédents familiaux et médicaux. La réponse à ces questions permet au médecin de se faire une idée de l'état de santé de la femme et d'imaginer le suivi adapté pour le développement de l'enfant. Après cette étape, l'examen physique consiste en la prise de tension artérielle, poids, taille, etc., puis l'examen gynécologique. Il prescrit certains tests, tels que la détermination du groupe sanguin, la vérification de l'anémie, le dépistage du diabète, du cancer de col de l'utérus ou des infections sexuellement transmissibles.

Le médecin s'assure également de l'évolution normale de la grossesse sur la base du dépistage prénatal consistant en une prise de sang de la femme enceinte pour analyse. Il y a aussi l'échographie que le médecin prescrit afin de vérifier la croissance du bébé, la position du placenta, la quantité de liquide amniotique et la présentation du fœtus. En droit béninois de la santé, « le médecin doit soigner avec la même conscience tous ses malades, quelles que soient leurs conditions[19] ». Le médecin détermine le sort de la grossesse sur la

[17] Préambule de la Constitution adoptée par la Conférence internationale de la Santé, tenue à New York du 19 juin au 22 juillet 1946, signée par les représentants de 61 États le 22 juillet 1946 et entrée en vigueur le 7 avril 1948.

[18] Article 143, Loi n° 2015-08 portant code de l'enfant en République du Bénin.

[19] Article 3, Ordonnance n° 73-14 du 8 février 1973 instituant un Code de déontologie médicale en République du Dahomey (actuel Bénin).

base des informations recueillies par la discussion avec la femme enceinte et les examens. En droit de la santé béninois, le recours à ces techniques pour élaborer le diagnostic prénatal constitue une obligation pour le médecin. D'après l'ordonnance de 1973, « le médecin doit toujours élaborer son diagnostic avec la plus grande attention, sans compter avec le temps que lui coûte… ce travail, et s'il y a lieu, en s'aidant ou se faisant aider, dans toute la mesure du possible, des conseils les plus éclairés et des méthodes scientifiques les plus appropriées[20] ».

Prenant la mesure de la portée du rôle du médecin, qui va même au-delà de ses prestations techniques, le législateur béninois rappelle qu'« aucun médecin accoucheur ne peut inscrire sur la fiche de naissance le nom d'un quelconque présumé père si la femme n'apporte pas, au moment de l'accouchement, la preuve du mariage ou de la reconnaissance de la grossesse[21] ».

Lorsqu'un médecin accepte de suivre la grossesse d'une femme enceinte, il s'oblige à lui assurer aussitôt tous les soins médicaux en son pouvoir et désirables en la circonstance. Il s'oblige à avoir le souci primordial de conserver la vie de la femme enceinte même après son accouchement en agissant toujours avec correction[22]. En droit togolais de la santé, « toute femme enceinte a le droit de bénéficier d'un bon suivi de sa grossesse[23] ».

Au Bénin, en suivant l'évolution d'une grossesse, le médecin remplit une obligation constitutionnelle en prenant soin de la femme enceinte. D'après la Constitution du Bénin en son article 35, « les citoyens chargés d'une fonction publique ou élus à une fonction politique ont le devoir de l'accomplir avec conscience, compétence, probité, dévouement et loyauté dans l'intérêt et le respect du bien commun[24] ». Puisqu'au Bénin, tout citoyen béninois, civil ou militaire a le devoir sacré de respecter, en toutes circonstances, la Constitution et l'ordre constitutionnel établi, ainsi que les lois et règlements de la République[25], le médecin-citoyen a l'obligation de respecter la loi relative à la santé sexuelle et d'intervenir pour conseiller et pratiquer l'interruption de grossesse conformément à la loi. Sa conduite se juge en tenant compte de ce qu'aurait fait à sa place un autre praticien consciencieux et averti[26].

---

[20] Article 28, Ordonnance n° 73-14 du 8 février 1973 instituant un Code de déontologie médicale en République du Dahomey (actuel Bénin).

[21] Article 148, al. 2, Loi n° 2015 du 8 décembre 2015 portant code de l'enfant en République du Bénin.

[22] Article 27, Ordonnance n° 73-14 du 8 février 1973 instituant un Code de déontologie médicale en République du Dahomey (actuel Bénin).

[23] Article 97, Loi portant code de la santé publique de la République togolaise.

[24] Article 35, Constitution de la République du Bénin du 11 décembre 1990.

[25] Article 34, Constitution de la République du Bénin du 11 décembre 1990.

[26] GAYOUX (D.), *Aspects particuliers de la responsabilité médicale en toxicologie d'urgence*, université de Limoges, Thèse, 1992, p 10.

3. Un garant de la sécurité de la santé des femmes enceintes

Ayant la charge du suivi et du soin des êtres humains, il intervient concrètement pour que le droit de l'accès aux soins pour tous soit effectif, en cohérence avec les principes des droits de l'homme, notamment avec les droits fondamentaux des femmes. Il doit respecter le droit fondamental de tous les couples ou des individus de décider librement et avec discernement du nombre de leurs enfants et de l'espacement de leurs naissances, ainsi que leur droit d'accéder à la meilleure santé en matière de sexualité et de la reproduction. Il doit mettre de côté ses convictions personnelles et lorsque la décision de la femme est de ne pas poursuivre la grossesse, le médecin doit prescrire l'interruption de grossesse.

La sécurité sexuelle des femmes dont le médecin a la charge entre dans la catégorie des droits fondamentaux des femmes. Selon les termes de la déclaration et du programme d'action de Beijing, « les droits fondamentaux des femmes comprennent le droit d'être maîtresses de leur sexualité, y compris leur santé en matière de sexualité et de procréation, sans aucune contrainte, discrimination ou violence, et de prendre librement et de manière responsable des décisions dans ce domaine[27] ». La loi béninoise met en place un cadre pour la prise de décision de l'interruption volontaire de grossesse et sa pratique sécurisée par le médecin. Au terme du rapport de la commission des lois de l'Assemblée nationale du Bénin, la loi relative à la santé sexuelle permet « d'élargir les cas légaux d'interruption volontaire de grossesse afin de lutter contre les décès dus aux interruptions non sécurisées et de préserver par conséquent la vie des femmes[28] ». Cet élargissement du champ d'intervention du médecin constitue une extension des obligations du médecin vis-à-vis des patients. La conséquence de cette extension pour le médecin, en cas de non-respect, est l'éventuelle sanction pour responsabilité médicale. Les différentes catégories de responsabilité médicale sont au nombre de quatre, dont la responsabilité pénale, la responsabilité déontologique, la responsabilité civile et la responsabilité administrative[29]. Mais l'élargissement des cas légaux d'interruption volontaire de grossesse place le fœtus et la femme sur un plan d'inégalité. Si la grossesse est caractérisation du processus de gestation de fœtus humain, considéré comme un être humain, il y a lieu de constater que la vie du fœtus est moins importante que celle de la femme enceinte. La gestation de fœtus humain à partir de la grossesse n'a pas la même valeur que la vie de la femme enceinte qui porte la grossesse, car la femme enceinte semble être sous protection avant la grossesse et le fœtus en gestation. Le droit de la

---

[27] Paragraphe 96, Déclaration et Programme d'action de Beijing (Chine).

[28] ABIOSSE (A. R.), *Projet de loi modifiant et complétant la loi n° 2003-04 du 3 mars 2003 relative à la santé sexuelle et à la reproduction*, Rapport de la commission des lois, de l'administration et des droits de l'homme, République du Bénin, Assemblée nationale, Huitième législature, Troisième session extraordinaire de l'année 2021, p. 5.

[29] RUIZ (P.), *La responsabilité judiciaire du médecin généraliste, Analyse des jurisprudences sur une période de 10*, université du droit et de la santé-Lille 2, Thèse, 2013, p. 5.

femme de jouir du meilleur état de santé constitue, selon les circonstances, le « malheur » des grossesses qui doivent faire l'objet d'interruption pour garantir à la femme la meilleure santé, dont l'obligation est une permanence. D'après la déclaration de Beijing, « le droit des femmes de jouir du meilleur état de santé possible doit être garanti pendant toute leur vie[30] ». Le législateur béninois, afin de garantir le droit des femmes de jouir en permanence du meilleur état de santé, maintient le rôle du médecin dans la nouvelle loi relative à la santé sexuelle.

En 2021, la loi libérale portant sur la santé sexuelle et la reproduction adoptée par le législateur béninois ouvre largement les prestations du médecin. Cette ouverture permet aux femmes de jouir d'un droit d'être informé sur les moyens de faire face aux grossesses[31]. L'obligation d'information du médecin sur la grossesse a pour conséquence la prescription de l'interruption. En général, toute personne a le droit d'être informée sur son état de santé. Cette information porte sur les différentes investigations, traitements ou actions de prévention qui sont proposés. Il y a aussi leur utilité, leur urgence éventuelle, leurs conséquences, les risques fréquents ou graves normalement prévisibles qu'ils comportent, ainsi que les autres solutions possibles et les conséquences prévisibles en cas de refus. Il est tenu compte de la volonté de la personne de bénéficier de l'une des formes de prise en charge du médecin. Lorsque, postérieurement à l'exécution des investigations, traitements ou actions de prévention, des risques nouveaux sont identifiés, la personne concernée doit en être informée. Cette obligation, bien qu'antérieure à l'adoption de l'interruption volontaire de grossesse en droit de la santé béninois, est le fondement de l'application de la loi relative à la santé sexuelle au Bénin.

En droit de la santé béninois, en vertu de la nouvelle loi, le médecin a désormais le pouvoir de donner aux femmes enceintes toutes les informations sur son propre état et même les informations non favorables pour la poursuite d'une grossesse. Ces informations, bien que préjudiciables pour la continuation de la grossesse, interviennent en raison de l'obligation du médecin de donner des informations concernant les dispositions que peut prendre la femme enceinte face à sa grossesse. En droit de la santé français, il « incombe à tout professionnel de santé dans le cadre de ses compétences et dans le respect des règles professionnelles qui lui sont applicables » de donner des informations à la femme enceinte sur les méthodes abortives[32]. Les méthodes abortives sont des méthodes destinées à provoquer l'interruption de grossesse. La femme enceinte qui ne veut pas poursuivre une grossesse peut demander à un médecin ou à une sage-femme l'interruption de grossesse et choisir librement une méthode. Aux termes de la déclaration de Beijing, la femme enceinte a le droit de « disposer de l'information et des moyens

---

[30] Paragraphe 92, Déclaration et Programme d'action de Beijing (Chine).
[31] Paragraphe 95, Déclaration et Programme d'action de Beijing (Chine).
[32] Article L 2212-1, Code de la santé publique français.

voulus… et de prendre des décisions en matière de reproduction sans faire l'objet… de contrainte[33] ».

Le médecin en droit de la santé béninois est le professionnel qui prend la décision de l'interruption de grossesse. Bien que l'autorisation vienne de l'autorité publique, « l'interruption volontaire de grossesse est autorisée sur prescription d'un médecin[34] ». La prescription de l'interruption de grossesse par le médecin est le point de départ de l'avortement. Même si cette prescription est une liberté du médecin, pour l'autorité publique, la mesure prise par le médecin doit être exécutée. L'autorisation de l'interruption de grossesse fait suite à la prescription du médecin en droit béninois, parce que tout le monde a le droit « d'accéder à la meilleure santé en matière de sexualité et de reproduction[35] ». Le médecin conserve la liberté de prescription de l'interruption de grossesse parce que son acte est susceptible de garantir ou de rétablir la meilleure santé de la femme enceinte.

La nouvelle loi adoptée par le législateur béninois, loin de remettre en cause cette liberté qui constitue un pouvoir du médecin sur les grossesses, prévoit que, lorsque la femme majeure enceinte sollicite l'interruption volontaire de grossesse, elle peut s'adresser « directement à un médecin officiant dans une structure sanitaire publique, ou dans une structure privée compétente pour pratiquer l'interruption volontaire de grossesse[36] ». Le médecin peut également prescrire l'interruption de grossesse sur ordre d'un assistant social. Ainsi, le médecin en droit de la santé béninois, au regard de la nouvelle loi sur la santé sexuelle, a le pouvoir de prescrire l'interruption de grossesse dans deux cas. Le premier cas est la nécessité d'interruption de grossesse pour la sauvegarde de la vie de la femme enceinte. La prescription de l'interruption de grossesse dans ce cas fait suite à un diagnostic. Le second cas de prescription de l'interruption de grossesse est relatif à la demande de la femme enceinte.

Au Togo, c'est le contraire. L'interruption volontaire de grossesse n'est pas autorisée[37]. L'avortement provoqué ou l'interruption volontaire de grossesse est interdit et les manœuvres pratiquées en vue de l'interruption volontaire ou provoquée d'une grossesse à l'aide de remèdes, substances, instruments ou objets quelconques constituent un délit d'avortement. Ce délit d'avortement peut être commis dans la législation togolaise soit par la femme sur elle-même, soit par un tiers sur la femme[38]. L'autorisation légale de l'interruption volontaire de grossesse en droit béninois de la santé constitue

---

[33] Paragraphe 223, Déclaration et Programme d'action de Beijing (Chine).

[34] Article 17-1, Loi n° 2021-12 du 20 décembre 2021 modifiant et complétant la loi n° 2003-04 du 3 mars 2003 relative à la santé sexuelle et à la reproduction.

[35] Paragraphe 7.3, Programme d'action adopté à la conférence internationale sur la population et le développement, Le Caire, 5-13 septembre 1994, l'édition du 20e anniversaire.

[36] Article 17-4, Loi n° 2021-12 du 20 décembre 2021 modifiant et complétant la loi n° 2003-04 du 3 mars 2003 relative à la santé sexuelle et à la reproduction.

[37] Article 104, Loi portant code de la santé publique de la République togolaise.

[38] Article 106, Loi portant code de la santé publique de la République togolaise.

une extension du rôle du médecin, mais aussi une attractivité du droit béninois en matière de protection des droits des femmes.

4. La pratique de l'avortement, extension du rôle du médecin

Avant la loi de 2021 relative à la santé sexuelle, l'intervention du médecin pour l'interruption de grossesse est réservée pour des cas spécifiques et constitue même un obstacle pour la vie de femme. L'avancée de la législation béninoise autorisant l'interruption de grossesse est la reconnaissance du rôle de la femme dans la procréation, qui ne doit pas être une cause de discrimination pour priver la femme de la jouissance du meilleur état de santé. Cette avancée législative converge avec les dispositions de la Convention sur l'élimination de toutes les formes de discrimination à l'égard des femmes, qui oblige les États à s'abstenir de tout acte ou pratique discriminatoire à l'égard des femmes. D'après la Convention sur l'élimination de toutes les formes de discrimination à l'égard des femmes, les États doivent « prendre toutes les mesures appropriées, y compris des dispositions législatives, pour modifier ou abroger toute loi, disposition réglementaire, coutume ou pratique qui constitue une discrimination à l'égard des femmes[39] ». Dans la pratique de cet engagement au Bénin, le médecin exerçant sur le territoire béninois a le droit, sur le fondement de la loi relative à la santé sexuelle et à la reproduction, de pratiquer l'avortement (A) et d'exécuter la volonté de la femme enceinte (B). La santé et les droits en matière de sexualité et de reproduction mettent en relief le droit à la vie, mais également le droit à la santé. Le médecin en droit de la santé béninois est l'acteur qui pratique l'avortement. Sa pratique est l'exécution de l'engagement de l'État qui doit « assurer l'accès à des services d'avortement médicalisé quand la vie et la santé de la mère sont en danger[40] ». En droit béninois de la santé, la pratique de l'avortement est légale, malgré les critiques.

Plusieurs raisons sont à l'origine de l'adoption en 2021 de la loi relative à la santé sexuelle et à la reproduction. D'après le rapport de la commission des lois de l'Assemblée nationale du Bénin, non seulement le niveau de fécondité par femme est non négligeable, mais le cas de fécondité des adolescentes est très préoccupant, avec des grossesses non désirées. La première conséquence avec les grossesses non désirées est l'avortement clandestin et la seconde conséquence est la condition précaire de la pratique de l'avortement. Selon le rapport, le constat est que le recours aux avortements clandestins au Bénin est devenu une pratique généralisée pour les adolescentes, les majeures, les

---

[39] Article 2-f, Convention sur l'élimination de toutes les formes de discrimination à l'égard des femmes.

[40] MORA (L.) (Dir), *Rapport Santé et droits en matière de sexualité et de reproduction : des engagements à l'action*, UNFPA, Leçons tirées du premier cycle de l'examen périodique universel, 2014, p 9.

femmes mariées ou non mariées[41]. La loi de 2003 relative à la santé sexuelle et à la reproduction n'autorise l'interruption volontaire de grossesse que dans des cas exceptionnels comme le viol, l'inceste, une maladie grave de la femme enceinte, une malformation du fœtus incompatible avec la vie[42]. Le recours à l'interruption de grossesse sur la base d'une volonté non justifiée au regard de la loi n'est pas autorisé. En raison de l'interdiction, l'avortement clandestin se pratique au Bénin et chaque fois que la pratique met la vie de la femme en danger, le médecin est sollicité. Parfois, le médecin est sollicité tardivement, au moment où il n'est plus possible de sauver la vie de la femme. Dans d'autres cas de pratique de l'avortement clandestin, la conséquence est la stérilité à vie en raison du manque du professionnalisme. Donc, l'adoption de la loi relative à la santé sexuelle avec l'autorisation de l'avortement ou de l'interruption volontaire de grossesse au Bénin contribue à une lutte contre les avortements clandestins et leurs conséquences[43]. Désormais, le médecin en droit béninois de la santé peut prescrire l'avortement ou l'interruption de grossesse et sa prescription sera suivie de l'autorisation du pouvoir public.

Au Togo, l'autorisation de l'avortement en raison de circonstances exceptionnelles n'est pas aussi facile. D'après l'article 108 du code de la santé publique :

> « La nécessité d'un avortement thérapeutique est constatée par le médecin traitant et confirmée par deux autres médecins. Ces trois médecins dressent un procès-verbal circonstancié. Après avis d'un comité de trois médecins, une interruption de grossesse consécutive à un viol constaté ou d'un inceste prouvé peut être autorisée[44]. »

Or la sauvegarde de la vie de la femme enceinte relève de l'urgence. Ce qui justifie, peut-être, l'absence de mesure de contrôle, en droit béninois, de l'interruption de grossesse prescrite par le médecin. Mais la pratique de l'interruption volontaire de grossesse, bien que justifiée par la nécessité de sauvegarde de vie de la femme et de prévention contre les conséquences non désirables de l'avortement clandestin, est critiquée.

4.1. Une pratique critiquée

Le Bénin est un pays laïc et les pratiques liées à la vie humaine sont diversement appréciées. Le médecin en droit de la santé béninois, après

---

[41] ABIOSSE (A. R.), *Projet de loi modifiant et complétant la loi nº 2003-04 du 3 mars 2003 relative à la santé sexuelle et à la reproduction*, Rapport de la commission des lois, de l'administration et des droits de l'homme, République du Bénin, Assemblée nationale, Huitième législature, Troisième session extraordinaire de l'année 2021, p. 3.

[42] Article 17, Loi nº 2003-04 du 3 mars 2003 relative à la santé sexuelle et à la reproduction.

[43] ABIOSSE (A. R.), *Projet de loi modifiant et complétant la loi nº 2003-04 du 3 mars 2003 relative à la santé sexuelle et à la reproduction*, Rapport de la commission des lois, de l'administration et des droits de l'homme, République du Bénin, Assemblée nationale, Huitième législature, Troisième session extraordinaire de l'année 2021, p. 3.

[44] Article 108, Loi portant code de la santé publique de la République togolaise.

l'extension de son champ d'intervention en matière de grossesse, est désormais diversement apprécié par les citoyens. Il doit se conformer aux dispositions légales régissant son métier. À l'Assemblée nationale du Bénin, avant le vote de la loi relative à l'autorisation de l'interruption volontaire de grossesse, plusieurs représentants de la société civile, dont l'association des gynécologues et obstétriciens du Bénin, l'agence béninoise de promotion de la famille (ABPF) et la coalition des OSC/PF ont été associés. Le projet de loi portant modification de la loi n° 2003-04 s'est vu opposer deux courants de pensée. D'un côté, il y a un groupement qui soutient que le projet est non pertinent et recommande d'accentuer la communication inhérente aux méthodes classiques de contraception afin d'éviter les grossesses non désirées et les avortements clandestins. Ce groupe a suggéré le retrait pur et simple du projet de loi et la consultation préalable des leaders d'opinion avant toute étude. En face, il y a le groupe de la seconde pensée qui soutient que le projet est pertinent. Pour ce groupe, l'interruption volontaire de grossesse permet de sauver plus de vies humaines[45].

L'interdiction formelle de l'interruption volontaire de grossesse ou de l'avortement par la loi de 2003[46] et le code de l'enfant de 2015 qui, aux termes de l'article 145, dispose qu'« aucune femme ne peut volontairement se faire avorter[47] » constituent une discrimination à l'égard des femmes[48]. Aux termes des principales mesures pour la poursuite de l'application du Programme d'action de la Conférence internationale sur la population et le développement, il existe un droit pour le couple[49] et selon les Principales mesures, la femme doit avoir accès à des services de qualité pour remédier aux complications découlant d'un avortement[50]. En vertu du droit des couples découlant des Principales mesures, les couples et les individus ont le droit de prendre des décisions en matière de reproduction sans être soumis à aucune discrimination. Dans l'exercice de ce droit, la décision du recours à l'interruption de grossesse tient compte des enfants déjà nés, des enfants à

[45] ABIOSSE (A. R.), *Projet de loi modifiant et complétant la loi n° 2003-04 du 3 mars 2003 relative à la santé sexuelle et à la reproduction*, Rapport de la commission des lois, de l'administration et des droits de l'homme, République du Bénin, Assemblée nationale, Huitième législature, Troisième session extraordinaire de l'année 2021, p 5.

[46] Article 17, Loi n° 2003-04 du 3 mars 2003 relative à la santé sexuelle et à la reproduction.

[47] Article 145, Loi n° 2015-8 portant code de l'enfant en République du Bénin.

[48] Paragraphes 3.6, 4.5, et 6. 11 Programme d'action adopté à la conférence internationale sur la population et le développement, Le Caire, 5-13 septembre 1994, l'édition du 20e anniversaire.

[49] Point 3, Principales mesures pour la poursuite de l'application du Programme d'action de la Conférence internationale sur la population et le développement, adoptées par l'Assemblée générale à sa vingt et unième session extraordinaire, New York 30 juin-2 juillet 1999.

[50] Point 63, Principales mesures pour la poursuite de l'application du Programme d'action de la Conférence internationale sur la population et le développement, adoptées par l'Assemblée générale à sa vingt et unième session extraordinaire, New York 30 Juin-2 juillet 1999.

naître et de la responsabilité du couple envers la société ou la collectivité[51]. Pour faciliter l'atteinte de cet objectif par les couples ou les individus, la Convention sur l'élimination de toutes les formes de discrimination à l'égard des femmes oblige les États à « prendre toutes les mesures appropriées, y compris des dispositions législatives, pour modifier ou abroger toute loi, disposition réglementaire, coutume ou pratique qui constitue une discrimination à l'égard des femmes[52] ». L'adoption de la loi relative à la santé sexuelle et à la reproduction en 2021 constitue une abrogation de la discrimination à l'égard des femmes et oblige désormais le médecin, en droit de la santé béninois, à exécuter la volonté de la femme enceinte.

4.2. L'exécution de la volonté de la femme enceinte

L'intervention du médecin pour l'avortement ou l'interruption de grossesse fait suite à la volonté de la femme enceinte faisant naître entre les deux parties, médecin et femme enceinte, un contrat. Aux termes de l'ordonnance portant réforme du droit des contrats, « le contrat est formé par la rencontre d'une offre et d'une acceptation par lesquelles les parties manifestent leur volonté de s'engager. Cette volonté peut résulter d'une déclaration ou d'un comportement non équivoque de son auteur[53]. » Pour la relation médicale, les engagements réciproques mettent le médecin dans l'obligation d'exécuter ou de pratiquer l'interruption de grossesse sollicitée par la femme enceinte. Le médecin a l'obligation d'agir en science et conscience pour la réussite de l'opération. Mais la femme enceinte, également, a l'obligation de suivre le traitement prescrit par le médecin[54]. En réalité, en droit de la santé béninois et dans les termes de la loi relative à la santé sexuelle, la réalisation de l'interruption de grossesse est l'aboutissement de l'accord des volontés de la femme enceinte et du médecin.

En droit de la santé béninois, l'exécution de la volonté de la femme enceinte pour la pratique de l'interruption de grossesse est légale (1) et oblige le médecin (2). Aux termes de l'article 17-2 de la loi relative à la santé sexuelle et à la reproduction, « à la demande de la femme enceinte, l'interruption volontaire de grossesse peut être autorisée, lorsque la grossesse est susceptible d'aggraver ou d'occasionner une situation de détresse matérielle, éducationnelle, professionnelle ou morale incompatible avec l'intérêt de la femme et/ou de l'enfant à naître ». En réalité, plusieurs raisons, même n'ayant

---

[51] Point 3, Principales mesures pour la poursuite de l'application du Programme d'action de la Conférence internationale sur la population et le développement, adoptées par l'Assemblée générale à sa vingt et unième session extraordinaire, New York 30 Juin-2 juillet 1999.

[52] Article 2-f, Convention sur l'élimination de toutes les formes de discrimination à l'égard des femmes.

[53] Article 1113 Ordonnance n° 2016-131 du 10 février 2016 portant réforme du droit des contrats, du régime général et de la preuve des obligations.

[54] LAPLAUD (A.), *Le consentement et responsabilité médicale*, Thèse, université de Limoges, 2019, p 14.

aucun rapport avec la santé de la femme enceinte ou de l'enfant à naître, justifient le bien-fondé du recours à l'interruption de grossesse. Aux termes de l'article 145 du code de l'enfant, l'un des articles abrogés par la loi de 2021 relative à la santé sexuelle et à la reproduction en République du Bénin, « l'avortement est interdit. Aucune femme ne peut volontairement se faire avorter. La femme en grossesse ne peut être soumise à aucun acte, quel qu'il soit, d'alimentation, de breuvages, de médication, de violences, de menaces ou tous autres moyens, dans le but de provoquer l'avortement de sa grossesse[55]. » C'est l'abrogation de cette disposition du code de l'enfant en République du Bénin qui rend légales la pratique de l'interruption volontaire de grossesse et même l'exécution de la volonté de la femme pour l'interruption de grossesse.

En droit français de la santé, « le médecin ou la sage-femme sollicitee par une femme en vue de l'interruption de sa grossesse doit, dès la première visite, informer celle-ci des méthodes médicales et chirurgicales d'interruption de grossesse et des risques et des effets secondaires potentiels[56] ». Le médecin ou la sage-femme remet à la femme enceinte un dossier-guide, mis à jour au moins une fois par an. En droit de la santé béninois, l'exécution de l'interruption de grossesse est également soumise à des étapes, voire des limites. Le médecin et la femme enceinte conservent leurs droits et pouvoirs de décision sur l'interruption lorsque la grossesse n'a pas plus de douze semaines d'aménorrhée[57]. Au-delà de douze semaines d'aménorrhée, il n'est plus possible d'opérer l'interruption volontaire et la grossesse doit forcément aboutir à l'accouchement. En pratique, d'après la législation française, lorsque « la femme renouvelle, après les consultations, sa demande d'interruption de grossesse, le médecin ou la sage-femme doit lui demander une confirmation écrite[58] ». Cette confirmation par écrit intervient après l'expiration d'un délai de deux jours suivant l'entretien. Il s'agit là d'une particularité du droit français. Le législateur béninois n'exige pas une preuve de la volonté de la femme enceinte d'interrompre sa grossesse. Mais en droit français, lorsque la femme fait la confirmation, le médecin peut pratiquer personnellement l'interruption de grossesse sollicitée. S'il ne pratique pas lui-même l'intervention, il restitue à la femme sa demande pour que celle-ci soit remise au médecin choisi par elle et lui délivre un certificat attestant la consultation.

Le directeur de l'établissement de santé dans lequel la femme demande son admission en vue d'une interruption volontaire de grossesse doit se faire remettre et conserver pendant au moins un an les attestations justifiant qu'elle a satisfait aux consultations nécessaires d'un médecin[59]. Lorsque la femme enceinte prend la décision d'avorter, le médecin consulté doit prescrire

[55] Article 145, Loi n° 2015-8 portant code de l'enfant en République du Bénin.
[56] Article L 2212-3, Code de la santé publique français.
[57] Article 17-3, Loi n° 2021-12 du 20 décembre 2021 modifiant et complétant la loi n° 2003-04 du 3 mars 2003 relative à la santé sexuelle et à la reproduction.
[58] Article L 2212-5, Code de la santé publique français.
[59] Article L 2212-6, Code de la santé publique français.

l'interruption volontaire de grossesse. L'exécution de l'interruption de grossesse est obligatoire et est susceptible de donner lieu à réparation (dommages-intérêts). À partir de l'adoption de la loi de 2021 relative à la santé sexuelle et à la reproduction en République du Bénin, le médecin qui n'exécute pas l'interruption volontaire de grossesse lorsqu'il est sollicité engage sa responsabilité civile et pénale. La responsabilité civile du médecin relève des termes du droit commun selon lesquels « tout fait quelconque de l'homme, qui cause à autrui un dommage, oblige celui par la faute duquel il est arrivé à le réparer[60] ». Pour la responsabilité pénale, aux termes de la loi relative à la santé sexuelle et à la reproduction, sont « passibles des peines prévues à l'article 519 du Code pénal, les médecins et assistants sociaux qui auront méconnu l'une quelconque des obligations qui leur incombent aux termes des dispositions… relatives à l'interruption volontaire de grossesse[61] ».

5. Conclusion

Le médecin en droit de la santé béninois au regard de la loi relative à la santé sexuelle est le professionnel, l'acteur de la pratique de l'interruption de grossesse. L'autorité publique n'autorise l'interruption volontaire de grossesse que si elle est prescrite par le médecin.

L'intervention du médecin pour l'interruption de grossesse résulte de l'extension de son rôle classique relatif à la sauvegarde des vies humaines. Le médecin a l'obligation de répondre aux sollicitations des patients conformément aux dispositions légales. En droit béninois de la santé et sur le fondement de la loi de 2021 relative à la santé sexuelle et à la reproduction, le médecin a l'obligation de prescrire l'interruption de grossesse lorsque cette mesure est nécessaire. Il n'existe pas d'obstacle quant à l'autorisation des autorités publiques pour l'exécution de l'interruption de grossesse prescrite par le médecin.

Références bibliographiques

Abiosse Abdou Razack, 2021. *Projet de loi modifiant et complétant la loi n° 2003-04 du 3 mars 2003 relative à la santé sexuelle et à la reproduction*, Rapport de la commission des lois, de l'administration et des droits de l'homme, République du Bénin, Assemblée nationale, Huitième législature, Troisième session extraordinaire de l'année.

Bénin (République du), 2021, Loi n° 2020-37 du 3 février 2021 portant protection de la santé des personnes en République du Bénin.

[60] Article 1382, Code civil.

[61] Article 19-1, Loi n° 2021-12 du 20 décembre 2021 modifiant et complétant la loi n° 2003-04 du 3 mars 2003 relative à la santé sexuelle et à la reproduction.

Bénin (République du), 2003, Loi n° 2003-04 du 3 mars 2003 relative à la santé sexuelle et à la reproduction.
Bénin (République du), 2015, Loi n° 2015 du 8 décembre 2015 portant code de l'enfant en République du Bénin.
Bénin (République du), 2015, Loi n° 2015-8 portant code de l'enfant en République du Bénin.
Bénin (République du), 2021, Loi n° 2021-12 du 20 décembre 2021 modifiant et complétant la loi n° 2003-04 du 3 mars 2003 relative à la santé sexuelle et à la reproduction.
Bénin (République du), 1990, Constitution de la République du Bénin du 11 décembre 1990.
Bertaud Marlène, 2014. *L'interruption volontaire de grossesse (IVG) dans l'année suivant un accouchement*, université de Limoges, Faculté de médecine, école de sages-femmes, mémoire de fin d'études en vue de l'obtention du diplôme de sage-femme.
Cayoux Dominique, 1992. *Aspects particuliers de la responsabilité médicale en toxicologie d'urgence*, université de Limoges, Thèse, faculté de médecine.
Code civil.
Constitution adoptée par la Conférence internationale de la Santé, tenue à New York du 19 juin au juillet 1946, signée par les représentants de 61 États le 22 juillet 1946 et entrée en vigueur le 7 avril 1948.
Convention sur l'élimination de toutes les formes de discrimination à l'égard des femmes. Déclaration et Programme d'action de Beijing (Chine).
Didier Charline, 2018. *Analyse des pratiques des professionnels de santé autour du déroulement de l'entretien de pré-interruption volontaire de grossesse, gynécologie et obstétrique*, Centre hospitalier universitaire de Rouen, École de sages-femmes, Mémoire en vue de l'obtention du diplôme d'état de sage-femme, Promotion.
Laplaud Ambre, 2019. *Le Consentement et la responsabilité médicale*, université de Limoges, Thèse en Droit de la santé.
Louardi El Houssaine, 2013. *L'Accès aux soins, un droit pour tous*, royaume du Maroc, ministère de la Santé, Chambre de commerce britannique au Maroc, Casablanca.
Mora Luis (Dir), 2014. *Rapport Santé et droits en matière de sexualité et de reproduction : des engagements à l'action*, UNFPA, Leçons tirées du premier cycle de l'examen périodique universel.
Ordonnance n° 2016-131 du 10 février 2016 portant réforme du droit des contrats, du régime général et de la preuve des obligations.
Ordonnance n° 73-14 du 8 février 1973 instituant un Code de déontologie médicale en République du Dahomey (actuel Bénin).
Ordonnance n° 73-38 du 21 avril 1973 portant création et organisation des Ordres nationaux des médecins, des pharmaciens, des chirurgiens-dentistes et des sages-femmes en République du Dahomey (actuel Bénin).

Principales mesures pour la poursuite de l'application du Programme d'action de la Conférence internationale sur la population et le développement, adoptées par l'Assemblée générale à sa vingt et unième session extraordinaire, New York, 30 juin-2 juillet 1999.

Programme d'action adopté à la conférence internationale sur la population et le développement, Le Caire, 5 au 13 septembre 1994, l'édition du 20e anniversaire.

Ruiz Philippe, 2013. La Responsabilité judiciaire du médecin généraliste. Analyse des jurisprudences sur une période de 10 ans, université du droit et de la santé-Lille 2, Thèse, faculté de médecine.

Stylianou-Christidis Anna, 2010. *Le Syndrome du 5e jour après une interruption volontaire de grossesse : étude prospective sur 1 an*, université Paris VII Denis Diderot, Thèse, faculté de médecine.

Chapitre IV

LES COMITÉS DE GESTION (COGES) DE SANTÉ ET PROMOTION DES DROITS DE LA SANTÉ SEXUELLE ET DE LA REPRODUCTION EN CÔTE D'IVOIRE : CAS DU DISTRICT SANITAIRE DE DALOA

David LAGO GOUALI

1. Introduction

Les systèmes de santé de la plupart des pays en développement, dont la Côte d'Ivoire, hérités des régimes coloniaux, ont des modes de gestion et des structures administratives hautement centralisés et hiérarchisés. Depuis le début des années 1990, la Côte d'Ivoire, ayant adopté l'Initiative de Bamako (37e comité régional de l'OMS, Ridde V., Girard J.-E., 2004), s'est engagée dans un processus de réforme de son système de santé à travers la décentralisation du système de santé. Les réformes font du district sanitaire le cadre approprié pour la mise en œuvre de cette stratégie. Les populations locales ne sont pas en reste. En effet, la participation des communautés locales s'est invitée dans les politiques de développement au niveau sanitaire. Elle s'est traduite par la mise en place de comités de gestion (COGES) Santé pour accompagner les nouvelles orientations de la politique sanitaire (Tchétché et Lago, 2022). Celle-ci consiste à intégrer les populations locales dans la promotion de la santé (PSNSC, 2017-2021).

Ainsi, à l'instar des autres pays, l'État de Côte d'Ivoire (1993 ; 1998) fixe les règles de gestion des formations sanitaires rurales et celles portant organisation et fonctionnement des établissements sanitaires publics urbains n'ayant pas le statut d'établissement public national. Sur cette base, les COGES Santé font leur apparition dans le fonctionnement des centres de santé. Ils ont pour missions, entre autres, (i) de participer à l'élaboration du plan d'action annuel des centres de santé, (ii) d'assurer la mobilisation locale des ressources, (iii) d'assurer l'accessibilité de tous aux soins de santé (iv) et de promouvoir la pleine participation des communautés aux activités sanitaires. Selon P. Fournier et L. Potvin (1995, p. 42), la participation communautaire est à la fois le moteur de l'effort collectif et le véhicule du changement des comportements individuels, probablement du fait de la conception même de la notion de santé communautaire. Dans la mesure où les populations sont considérées comme des acteurs de leur santé et non comme de simples agents consommateurs, L. Potvin (1995, p. 1) conclut que la participation est devenue une composante fondamentale des interventions de santé. Cette participation est systématiquement associée aux droits relatifs à l'accès aux services de santé, dont celui de la santé sexuelle et reproductive des populations. En effet, la santé de la reproduction, mise en avant par la Conférence internationale sur la population et le développement (CIPD) du Caire, en 1994, est la possibilité pour tous, femmes et hommes, d'avoir une sexualité sans danger, de se reproduire ou non, en ayant le nombre d'enfants souhaités, au moment voulu, et ce, sans danger pour la mère et l'enfant (Fathalla, 1992). Ce concept plus globalisant se définit comme « le bien-être général tant physique que mental et social de la personne humaine, pour tout ce qui concerne l'appareil génital, ses fonctions et son fonctionnement et non pas seulement, l'absence de maladies ou d'infirmités ». Par ailleurs, la 4e Conférence mondiale sur les femmes de Beijing (Pékin), en 1995, a recommandé aux gouvernements de mettre l'accent sur la révision des textes de lois qui consacrent la différence entre les droits des femmes en relation avec leur sexualité et la reproduction. S'appropriant ces recommandations, la Côte d'Ivoire s'est engagée dans un processus de développement des services de santé sexuelle et reproductive. Cet engagement s'est traduit par l'adoption d'une politique nationale en matière de population (mars 1997), précédée de l'organisation d'un symposium national sur la santé de la reproduction et de l'adoption (juin 1996) d'un Programme national de développement sanitaire (PNDS) qui a accordé une place de choix à la santé de la reproduction. Ce processus a abouti en 1998 à l'adoption d'une première déclaration de politique nationale de la santé de la reproduction. À travers cette déclaration, la Côte d'Ivoire s'est engagée à offrir des services de santé sexuelle et reproductive aux populations en tenant compte de leurs besoins et droits. Cette déclaration de politique a défini les orientations et les directives opérationnelles en matière de santé sexuelle et reproductive. Elle a été mise en œuvre par plusieurs programmes de santé qui ont permis d'obtenir des résultats positifs, tels que les baisses de la mortalité infantile (de 112 ‰ en 1998 à 84 ‰ en 2005) et maternelle (de 597 décès en 1994 à 543 pour 100 000 naissances vivantes) (EIS, 2005). Entre 1998-1999 et 2021, on constate que les niveaux de mortalité, quelle que soit la composante, ont diminué et globalement, le quotient de mortalité infanto-juvénile est passé de 181 ‰ à 74 ‰ (EDS, 2021, p. 17).

Malgré ces résultats, les indicateurs de santé en matière de sexualité et de reproduction demeurent dans la zone de turbulence et l'analyse actuelle de cette déclaration de politique dégage des insuffisances. En effet, les responsabilités de l'État dans la réalisation des droits des populations en matière de santé reproductive sont des aspects qui ont été insuffisamment pris en compte. Il s'agit des responsabilités telles que l'égal accès aux services de santé reproductive, l'équité dans l'offre de services, la promotion de la participation des hommes, le droit à la santé sexuelle et reproductive des adolescents et des jeunes. Dans ce contexte, les COGES Santé ont un rôle important à jouer dans la mobilisation communautaire pour la promotion de la santé sexuelle et reproductive. Cependant, il faut d'abord noter que les COGES Santé n'ont pas réellement intégré l'éducation à la santé sexuelle et reproductive dans l'approche communautaire de la gestion des centres de santé. À ce propos, il s'avère qu'aucune thématique concernant la santé sexuelle et reproduction n'a été inscrite dans le plan d'action des COGES Santé visités. De ce point de vue, l'implication effective des communautés dans la santé sexuelle et reproductive n'est pas effective dans la plupart des centres de santé.

En outre, le poids de la tradition dans les questions de sexualité est confirmé. En effet, l'éducation sexuelle et reproductive est encore caractérisée par la méfiance, le refus et la peur au sein des communautés, voire au sein des COGES Santé. Ces questions sont souvent intragénérationnelles. Enfin, l'absence d'appui en termes de formation d'accompagnement pour la planification des activités liées à la sexualité et à la reproduction a été signalée. Bien qu'actives sur le terrain, les Organisations non gouvernementales (ONG) s'appuient rarement sur les COGES Santé pour mener des activités de sensibilisation et de formation. De même, elles abordent rarement les thématiques de sexualité et de reproduction. Dans ce contexte, les COGES Santé ne disposent pas de suffisamment d'outils pour contribuer à la promotion de la santé sexuelle et reproductive.

De cet ensemble de constats découle la question principale de cette étude. Comment les obstacles à la promotion des Droits de santé sexuelle et de la reproduction au sein des Comités de gestion (COGES) en Côte d'Ivoire compromettent-ils la prise en charge efficiente de la santé maternelle ?

De cette question principale découlent des questions secondaires :

- Quelles sont les représentations sociales de la sexualité au sein des COGES Santé ?
- Quels sont les effets communautaires des représentations sociales de la gestion des droits liés à la sexualité et à la reproduction ?
- Quelles sont les difficultés organisationnelles des COGES Santé pour l'éducation sexuelle et reproductive ?

L'objectif général consiste à :

Analyser les obstacles d'ordre cognitif et social à la promotion des droits à la santé sexuelle et reproductive à travers les COGES Santé.

De manière spécifique, il s'agit :

- De présenter les représentations sociales de la sexualité au sein des COGES Santé.
- D'étudier les effets communautaires des représentations sociales de la gestion des droits liés à la sexualité et à la reproduction.

- Et d'examiner les difficultés organisationnelles des COGES Santé pour l'éducation sexuelle et reproductive.

L'hypothèse qui sous-tend cet objectif est que les obstacles à la participation communautaire à l'éducation sexuelle et reproductive résident non seulement dans les comportements et représentations sociales de la sexualité, mais également dans l'absence de formation et d'accompagnement des COGES Santé.

2. Méthodologie

2.1. Champ d'investigation

Le champ d'investigation est constitué des champs géographique et social.

Le champ géographique est celui du district sanitaire de Daloa, le plus grand, du point de vue de l'espace et du point de vue de la population, dans la région sanitaire du Haut-Sassandra. En effet, l'étude s'est déroulée dans 24 établissements sanitaires du district sanitaire de Daloa. Ce sont respectivement les sous-préfectures de Daloa, de Bédiala, de Gboguhé, de Gadouan, de Zaïbo, et de Gonaté. En plus des localités suscitées, elle s'est étendue à des villages abritant des centres de santé ruraux.

S'agissant du champ social, les populations qui ont participé à l'étude sont :

- les autorités administratives ;
- les responsables du système de santé ;
- le personnel des structures sanitaires ;
- les membres des COGES Santé ;
- les usagers des centres de santé (hommes et femmes) des Établissements sanitaires de premier contact (ESPC urbains et ruraux) et du Centre hospitalier régional (CHR) ;
- et les leaders communautaires (les chefs de village, de quartier, les associations des jeunes et des femmes) et les populations de base (hommes et femmes).

Ces populations sont prises parmi les communautés autochtones qui y vivent : les Bété, les Gouro et les Niaboua. À ces peuples s'ajoutent les allogènes Malinké et Baoulé, et les étrangers de la sous-région ouest-africaine.

2.2. Techniques de collecte

Cette étude étant de type qualitatif, elle a requis l'identification des groupes cibles en rapport avec la communauté locale. Ce sont les leaders communautaires, les membres de COGES Santé issus des communautés, les leaders de jeunes et les leaders des femmes. Deux techniques ont été utilisées : la technique du choix au hasard pour les établissements sanitaires et la technique des réseaux pour les populations. Au total, 24 établissements sanitaires (12 centres de santé urbains et 12 centres de santé ruraux) ont été visités et 84 entretiens (78 entretiens individuels et 6 focus groups) ont été réalisés.

2.3. Cadre théorique d'analyse des données

Du point de vue théorique, cette communication s'appuie sur la théorie de la gouvernance, elle se rapporte à la collaboration entre dirigeants et dirigés dans l'élaboration et la mise en œuvre des stratégies politiques (G. Stoker, 1998). R. Joumard (2009) évoque la notion de gouvernance locale comme élément essentiel des stratégies politiques. Il est conditionné par l'existence d'un partage minimum de repères que peut constituer par exemple un projet commun. Ce projet est constitutif d'une proximité institutionnelle entendue comme une condition, certes, contraignante, mais aussi permissive à l'égard de la coordination. Cela se décline selon Talbot (2006) au niveau institutionnel, organisationnel et relationnel. Il est ainsi question dans l'étude d'analyser les effets du modèle normatif des COGES Santé et ceux des pratiques comme cadre d'expression des intentionnalités individuelles.

3. Résultats

3.1 Les droits à la santé sexuelle et reproductive à la rencontre des us et coutumes des communautés locales

En dépit des progrès réalisés par nos sociétés au plan social et économique, les us et coutumes des communautés locales restent encore prégnants dans les différents rapports qui structurent la vie sociale. Le poids de la tradition continue d'orienter ainsi l'exercice des droits des populations. Ainsi, l'exercice des droits à la santé sexuelle et reproductive passe par la communication et la sensibilisation des populations impliquées dans la gestion des centres de santé, choses qui ne sont pas encore ancrées dans les pratiques quotidiennes des COGES, comme le souligne l'infirmier (homme, 35 ans) du centre de santé de Bandiahi :

> « *Ici, on évite d'aborder les questions liées à la sexualité avec les populations en dehors des consultations. D'ailleurs, au cours des réunions de COGES, on ne parle que de la gestion du centre et de la mobilisation des populations lors des campagnes de vaccination. Évoquer les questions par exemple de l'utilisation des préservatifs ou des contraceptifs, donc faire l'éducation sexuelle à la population, c'est très délicat, on peut vous taxer de faire la promotion de la débauche.* »

Par ailleurs, il est difficile pour les acteurs communautaires de questionner la sexualité sur la place publique. La représentante des femmes (36 ans) au sein du COGES de Zoboua ne dit pas le contraire :

« Chez nous, il y a des interdits. On apprend à nos filles de savoir faire leur toilette une fois qu'elles voient leurs règles. C'est à la maison que ces conseils sont donnés. Parler de préservatifs à nos filles, c'est les encourager à se prostituer. Au cours des réunions avec des personnes étrangères c'est pas bon que parler de ces choses. »

Il ressort de ces propos que les us et coutumes ont une forte influence dans le débat sur la sexualité et la reproduction. *La sexualité reste dans nos sociétés traditionnelles, et surtout en Afrique, un sujet tabou.*

3.1.1. Droits à la communication au sein des COGES Santé en matière de droits à la santé sexuelle et reproductive

Dans la mobilisation des populations inscrite dans l'approche participative de la gestion des centres de santé, les COGES ont un rôle capital à jouer. Les acteurs communautaires se retrouvent au premier plan dans cette approche. En milieu urbain, ceux-ci se recrutent au sein des chefs de quartier, des jeunes et des femmes. En milieu rural, on note la présence de représentants des chefs des grandes familles ou clans, de représentants des jeunes ainsi que des femmes. Les communautés étrangères sont également représentées. C'est avec ces acteurs locaux issus de la communauté que toutes les questions en matière de santé sont abordées. La question de la sexualité et de la reproduction doivent s'inviter à ces débats de santé communautaire.

La santé sexuelle et reproductive est un concept englobant, qui comprend aussi bien la santé en matière de sexualité et de procréation que la santé maternelle et néonatale. Elle implique le respect des droits sexuels et reproductifs de chacune et chacun : le droit de mener une vie sexuelle sûre et librement choisie, le droit d'avoir accès à une offre de services de planification familiale complète, ou encore le droit de vivre à l'abri des violences sexuelles et dans le respect de son intégrité corporelle (SOLTHIS, 2021). Depuis la Charte d'Ottawa en 1986, des avancées considérables en matière de promotion de la santé à travers le monde et particulièrement en Afrique ont été faites sous l'impulsion de l'initiative de Bamako. Avec la mise en place des COGES Santé, les populations disposent de cadres de réflexion pour questionner la problématique de la santé.

Le tableau 1 présente le niveau de participation aux activités planifiées au sein des COGES Santé du district sanitaire de Daloa.

Tableau 1. Activités planifiées par les COGES Santé

Activités	Participation (%)
Sensibilisation	28,6
Entretien de locaux	21,6
Remplissage des registres	13,6
Participation aux séances	17,9
Disponibilité de l'information	24,6
Participation aux soins maternels et infantiles (PEV, CPN, Accouchement)	100,0

Auteur : Lago Gouali David, Enquête de terrain, Abidjan, 2019.

De l'enquête de terrain, il ressort que la sensibilisation occupe 28,6 % en termes de participation et l'entretien des locaux 21,6 %, ces deux activités étant assurées en majorité par les acteurs communautaires des COGES. Les autres activités nécessitant la participation sont, entre autres, la participation aux soins maternels et infantiles (100 %), le remplissage des registres (13,6 %). Ces activités, qui sont du domaine médical, sont accomplies par le personnel soignant des COGES.

Le bas niveau du taux de sensibilisation de la communauté engage des perceptions de méfiance, de doute et de peur lorsqu'elles sont abordées au sein des COGES Santé. Le représentant des jeunes au sein du COGES de Séria s'exprime en ces termes :

« Il est difficile et délicat de parler de sexualité avec des personnes âgées et surtout en public. À la maison, on ne parle presque pas de ces questions avec nos parents, ce n'est pas au cours des réunions de COGES que cela va se faire [...] Moi, je peux dire que je parle avec les frères, cousins et sœurs, mais difficilement avec les parents, parce qu'ils trouvent que c'est un sujet tabou. On en parle surtout entre les amis. »

3.1.2. La sexualité et la reproduction à travers la sensibilisation : une question qui suscite la méfiance, le refus, le doute et la peur

Si des progrès ont été réalisés, avec notamment une baisse de la mortalité maternelle et infantile, les engagements en faveur des droits et de la santé sexuelle et reproductive restent très insuffisants. Ainsi, les indicateurs de droits et santé sexuelle et reproductive restent préoccupants. Face à la persistance de cette problématique, les communautés, à travers les COGES Santé, n'arrivent pas à s'impliquer véritablement dans la promotion de la santé sexuelle et reproductive. Les persistances sociales expliquent ce manque d'implication. En effet, le district sanitaire de Daloa est composé d'une population cosmopolite avec une diversité d'us et coutumes. De cette diversité découlent plusieurs représentations sociales de la sexualité. Toutefois, on note une convergence d'approche lorsqu'il s'agit de l'éducation sexuelle et reproductive. Dans la plupart des communautés rencontrées dans l'aire sanitaire du district sanitaire de Daloa, la question de la sexualité est réservée aux débats intragénérationnels. Les parents trouvent toujours des excuses, en référence à la tradition, pour aborder cette question avec leurs progénitures. La vie sexuelle est encore taboue dans les groupes communautaires. Ces excuses se traduisent dans les propos d'un membre (de 37 ans) du COGES Santé de Luénoufla : « *Aller expliquer l'utilisation des préservatifs à la population surtout aux jeunes, cela pourrait être considéré que nous, les parents, les encourageons à la débauche* », et d'ajouter : « C'est *un sujet délicat, donc on évite d'en parler au cours de nos réunions* [...] *et puis chaque ethnie a sa compréhension de la sexualité.* »

Elle est abordée avec méfiance et peur. Un représentant (29 ans) de la jeunesse au sein du COGES Santé de Luénoufla déclare : *« Si je veux parler de quelque chose de sérieux, je vais vers mon amie en qui j'ai confiance. »* Une autre représentante de 41 ans de l'association des jeunes de Luénoufla continue en disant : *« Si tu racontes ta vie sexuelle au-dehors, ça peut se propager, c'est pourquoi je préfère ma mère. Là, s'il y a des conseils à prodiguer, elle me les dit. »*

Ces attitudes constituent un obstacle à l'inscription de débats sur la sexualité au sein des COGES Santé.

Enfin, les membres des communautés locales pensent que les acteurs médicaux sont mieux outillés pour expliquer les questions relatives au planning familial, à l'utilisation des contraceptifs. Ils se convainquent de leur incompréhension des choses de la santé en suivant les orientations données par le corps médical. Un chef de village de Zaïbo affirme ceci : « *Nous, on attend ce que l'infirmier va dire ; s'il nous explique ce qu'on doit faire dans les COGES Santé, on va s'engager.* »

Le président des jeunes (33 ans) de Bédiala relate son expérience : « *Moi, j'ai été choisi comme membre de COGES Santé, mais quand on fait les réunions, c'est le médecin qui dit ce qu'on va faire.* »

Ces propos montrent à quel point la méfiance, la peur et le doute orientent l'implication des communautés dans la promotion de la santé sexuelle et reproductive au sein des COGES Santé.

3.2. Du déficit d'organisation communautaire pour les accouchements assistés et pour l'évacuation des femmes en travail

L'implication des communautés dans la promotion de la santé est circonscrite à leur participation aux entretiens des locaux, à leur participation aux réunions et à la sensibilisation à la campagne de vaccination et à la promotion de l'établissement sanitaire en termes de fréquentation. Les questions de fond relevant de la promotion de la santé sexuelle et reproductive sont aussitôt évacuées.

3.2.1. Un déficit d'implication communautaire dans la prise en charge sanitaire de la mère et de l'enfant

Depuis l'initiative de Bamako, le projet de participation communautaire initié par les autorités souffre d'un déficit dans la sensibilisation des populations afin qu'elles s'approprient la gestion non seulement des centres de santé, mais de leur santé. De l'étude, il ressort que les leaders communautaires ne se sentent pas associés aux activités du COGES Santé. Ils l'argumentent par la non-implication des jeunes ou des groupes communautaires dans les activités des COGES Santé : « *Le COGES Santé n'associe pas les populations* », « *il ne convie pas les représentants de la jeunesse aux activités du COGES Santé* » « *les jeunes ne sont pas associés aux activités.* » [Propos d'un leader communautaire de 45 ans de Tchébloguhé.] Les seules activités auxquelles les populations sont associées sont l'entretien de locaux, les travaux de construction, comme le souligne un habitant de Zoboua (36 ans) : « *Pour les travaux de construction pour agrandir, notre hôpital, les autorités nous invitent pour aider les maçons à aller chercher du sable, à travailler.* »

Ce manque d'implication des populations locales est dénoncé par le représentant des jeunes (24 ans) du village Boboua-Bahouan et celui (27 ans) du village Kibouo, qui affirment qu'ils ne sont pas impliqués dans les activités liées au développement du centre de santé. Le verbatim ci-après l'énonce clairement :

> « *Nos docteurs [infirmiers et sages-femmes], quand il y a les journées de vaccination, nous ne participons pas parce qu'on ne nous invite pas ; si on nous invitait, ça pouvait nous encourager à nous ouvrir à eux pour bien parler des problèmes sexuels.* »

Ce déficit d'implication communautaire a des répercussions sur la gestion sanitaire du couple mère-enfant. En effet, les relais communautaires et les femmes leaders d'associations féminines ne se mobilisent pas autour des activités de Communication pour le changement de comportement (CCC). Ainsi, les questions comme la surveillance de la grossesse, les besoins de la femme enceinte, le plan d'accouchement, les signes de danger pendant la grossesse, l'accouchement et après l'accouchement, les consultations pré et postnatales, non seulement ne sont pas abordées dans les réunions des COGES Santé, mais en outre ne s'inscrivent pas dans les rencontres de ces organisations de jeunes et de femmes. Il n'existe donc pas d'organisation locale pour sensibiliser les populations sur le changement de comportement en lien avec la santé sexuelle et reproductive. Les quelques ONG qui s'intéressent à cette thématique se limitent à un appui aux personnels de santé pour le renforcement des capacités de prise en charge de la santé sexuelle et reproductive.

Enfin, quant à l'implication de la communauté, le rôle des ASC n'est pas clairement défini en ce qui concerne la distribution des contraceptifs, la gestion des grossesses et des accouchements, et la surveillance des décès maternels. Par ailleurs, l'étude a relevé l'absence de la stratégie de « l'école des Maris » dans le district sanitaire de Daloa. Cette stratégie met l'accent sur l'implication des hommes dans la promotion de la santé de la reproduction, dans l'accompagnement des femmes tout le long de la grossesse jusqu'à l'accouchement.

3.2.2. Les effets du dysfonctionnement des COGES Santé sur le désengagement communautaire des accouchements

Les COGES Santé ont été mis en place pour assurer le relais de l'État dans la gestion des problèmes de santé au plan local. Ces COGES Santé constituent un instrument local d'implication des populations pour adresser les questions de santé. Cependant, on note des problèmes de gouvernance de ces structures locales. Les COGES Santé font face à l'irrégularité des réunions. Ainsi, pour le fonctionnement des COGES Santé, les textes réglementaires, à savoir le décret n° 98-379 du 30 juin 1998 portant organisation et fonctionnement des établissements sanitaires publics urbains n'ayant pas de statut d'Établissement public national et le décret n° 93-218 du 3 février 1993 fixant les règles de gestion des formations sanitaires rurales prévoient au moins quatre réunions par an. En pratique, le nombre de réunions prévu n'est pas atteint par l'ensemble des COGES Santé, comme l'indique ce tableau 2.

Tableau 2. Fréquence des réunions des COGES Santé en 2019

Nombre de rencontres	COGES Santé ayant prévu des réunions en 2019 (%)	COGES Santé ayant tenu des réunions en 2019 (%)
[1-2]	64,3	57,1
[3-4]	7,1	3,6
[5 et +	0,0	0,0

Auteur : LAGO GOUALI David, Enquête de terrain, Abidjan, 2019.

L'irrégularité des réunions pose le problème de l'efficacité des COGES Santé, car ils ne parviennent pas à mobiliser des populations pour faire face aux problèmes de santé de leur localité. Cette situation est plus parlante en milieu rural où, du fait des occupations agricoles, les populations s'intéressent très peu aux activités communautaires liées à la santé. Dans ce milieu rural, on enregistre de ce fait un désengagement des acteurs non médicaux et des populations vis-à-vis des questions sanitaires en général et des accouchements en particulier. Ainsi, les femmes enceintes, sans suivi, ont du mal à respecter le calendrier des consultations prénatales. Elles consultent généralement un professionnel de santé en cas de complications observées. EDS 2021 note que 70 % des naissances ont eu lieu dans un établissement de santé en milieu rural. Par ailleurs, 75 % des accouchements en milieu rural ont été assistés par un prestataire de santé qualifié. Même si des efforts sont faits pour améliorer la santé maternelle, l'implication des communautés doit être inscrite dans les COGES Santé.

3.3. Des difficultés organisationnelles des COGES Santé pour la promotion de la santé sexuelle et reproductive

Il est ressorti de la présente étude que les usagers ignorent la façon dont ils pourraient participer aux activités des COGES Santé parce qu'il n'existe pas de communication autour des COGES Santé. Cela se traduit par un silence sur le dynamisme des COGES Santé qui pourrait susciter sa connaissance et l'adhésion populaire. Par ailleurs, pour les centres de santé où il n'y a pas de COGES Santé, aucun mécanisme n'est mis en branle par les sachants pour faire connaître le rôle des COGES Santé à la population, qui est suffisamment imprégnée des COGES scolaires et s'étonne d'entendre parler des COGES Santé.

3.3.1. Effets du manque d'encadrement des COGES Santé dans la mise en œuvre des activités de promotion de la santé

L'analyse des textes législatifs en Côte d'Ivoire (le décret n° 98-379 du 30 juin 1998 et le décret n° 93-218 du 3 février 1993) sur la participation des usagers au fonctionnement des établissements sanitaires publics révèle que ceux-ci permettent aux usagers de participer au fonctionnement des COGES Santé. Toutefois, des insuffisances ont été notées, notamment sur les questions relatives à la promotion de la santé en générale et à l'éducation sexuelle et reproductive. Cette insuffisance est due à un déficit d'encadrement. En effet, les membres issus de la communauté n'ont pas de formation sur les thématiques de gestion des associations et communautés. Les formations initiées par les Organisations non gouvernementales sont destinées aux praticiens et quelques rares fois aux relais communautaires, tels que les agents de santé communautaires. Les associations et groupements de femmes et jeunes qui constituent des parties prenantes des COGES Santé sont exclus de ces formations et de ces mises à niveau. Dès lors, pour espérer une participation constructive, les membres des COGES Santé doivent être formés à la notion de promotion de la santé dans toutes ses composantes dans un esprit constructif. Il s'agit de donner aux membres non prestataires les moyens de prendre part aux débats en bénéficiant d'une connaissance suffisante de l'environnement global et de thématiques spécifiques, et surtout, de participer très activement à la sensibilisation des populations sur les problématiques de la santé.

3.3.2. Effets de coaching des COGES Santé dans la définition des activités de promotion de la santé

Les COGES Santé ont été créés avec des missions précises qui leur ont été assignées. Ainsi, en milieu urbain, les COGES Santé ont pour mission d'approuver le plan d'action annuel de l'établissement et son plan directeur.

À cet effet, ils sont chargés :

- d'approuver le règlement intérieur de l'établissement ;
- d'émettre un avis sur le bon fonctionnement de l'établissement ;
- d'émettre un avis sur le budget de l'établissement financé par le budget de l'État et d'en suivre trimestriellement l'exécution ;
- d'approuver le projet de budget de l'établissement financé par les ressources propres et d'en suivre trimestriellement l'exécution, en procédant, le cas échéant, à des modifications en cours d'année ;
- d'examiner et approuver le rapport annuel d'activité de l'établissement avant sa transmission au ministère chargé de la Santé.

En milieu rural, les COGES Santé ont pour rôle :

- de prendre les décisions relatives au fonctionnement de la formation sanitaire rurale et d'en contrôler la bonne exécution ;
- d'aider à faire la promotion de l'établissement sanitaire (fréquentation), de susciter l'utilisation adéquate des services et de veiller à la disponibilité des services (soins curatifs, accouchement, CPN, vaccination, pharmacie) ;
- d'élaborer et adopter le budget annuel équilibré en recette et en dépenses de la formation sanitaire rurale ;
- de veiller à la mise en œuvre des activités des formations sanitaires rurales ;
- de promouvoir la participation financière de la population. Le COGES Santé doit veiller à la disponibilité des services, selon le PMA des centres de santé, et à l'application de la tarification nationale prévue et/ou décidée par le COGES Santé dans l'intérêt de la communauté ;
- de faciliter la communication dans les relations entre les agents de santé et les membres de la communauté. Le COGES Santé doit encourager les changements des comportements chez les utilisateurs et contribuer à assurer l'éducation de la communauté dans le domaine de l'hygiène, de l'assainissement, de la prévention des maladies à potentiel épidémique et endémique, de l'adoption des pratiques familiales essentielles.
- de valider le bilan et décider de l'affectation du résultat de la gestion.

En définitive, les COGES Santé, tant en milieu urbain qu'en milieu rural, sont chargés de susciter l'implication de la population locale dans la gestion des structures de santé. Ces missions et rôles assignés aux COGES Santé nécessitent que des dispositions d'ordre matériel, financier, cognitif et institutionnel soient mises en place.

La nouvelle approche de gestion des centres de santé accorde une place de choix aux COGES santé. Cependant, ceux-ci souffrent encore d'une absence d'accompagnement et de coaching pour planifier et organiser les activités de promotion de la santé. L'une des premières difficultés que rencontrent les COGES Santé est d'ordre cognitif. En milieu rural, les membres non médicaux sont pour la plupart issus des communautés locales, avec des niveaux d'études relativement bas. Notre étude relève que dans l'ensemble, 38,89 % des enquêtés issus de la communauté, membres des COGES Santé, ne sont pas scolarisés ; 27,78 % ont le niveau primaire et secondaire. Ceux du niveau supérieur sont 5,56 %. Avec de tels niveaux d'études, sans formation en gestion d'association et d'organisation, il est difficile pour ces membres d'élaborer des projets de communication et de sensibilisation. Par ailleurs, il leur est difficile de participer aux débats au sein des COGES Santé et de prendre part à la planification des activités sanitaires :

— « *Les membres des communautés ne comprennent pas bien les choses en matière de gestion des centres de santé, il faut les former et les amener à comprendre le fonctionnement du budget* ». Un médecin de 43 ans, responsable de formation sanitaire urbaine de Bédiala.

— « *On doit faire en sorte que les participants membres des communautés connaissent quelque chose à la santé ; sinon ils sont obligés d'accepter tout ce qu'on leur présente.* » Un infirmier-major de 37 ans, responsable de centre de santé rural de Zahia.

À ce niveau, les COGES Santé pourraient bénéficier de la circulaire n° 1553/MSPAS/CAB du 25 juin 1994 relative à l'application « du livret de référence pour l'usage des membres ». Celle-ci relate les dispositions actualisées liées à la composition du COGES Santé, à son rôle dans la communauté, à ses attributions et à son fonctionnement. Ce manuel de formation comporte quatre modules tels que (i) Rôles et attributions du COGES Santé, (ii) Stratégies de mobilisation des fonds et techniques de gestion des ressources financières, (iii) Planification et gestion des activités, (iv) Suivi/Évaluation des activités du COGES Santé. À cela, il convient d'ajouter la formation sur la mobilisation sociale en faveur des Soins obstétricaux et néonatals d'urgence (SONU). Le second handicap des COGES Santé est d'ordre matériel. La plupart des COGES Santé visités ne disposent pas de matériels roulants et didactiques pour mener des activités de sensibilisation. Les COGES Santé, qui constituent les relais, ne bénéficient pas d'appuis extérieurs. Dès lors, les COGES Santé en milieu rural ne sont pas productifs pour le changement des comportements en matière de santé sexuelle et reproductive.

4. Discussion

4.1. De la méconnaissance du rôle à l'impératif de réorientation des missions des COGES Santé

L'étude révèle que les populations, dans leur diversité, ne se sont pas encore approprié les missions et rôles des COGES Santé. La situation est plus marquante chez les populations rurales. À ce sujet, I. Sombié *et al.* (2019) révèlent que le faible niveau d'éducation des populations et leurs conditions de vie difficiles influencent l'efficacité des COGES Santé qui finissent par devenir des coquilles vides, incapables de susciter et de conduire l'action communautaire. En définitive, les populations rurales, bien que favorables à l'implantation des COGES Santé ne comprennent pas encore le bien-fondé de ces instruments de développement dans le domaine de la santé. En effet, lorsqu'on jette un regard sur les missions des COGES Santé, celles-ci portent en majorité sur la mobilisation des ressources surtout financières. Les questions relatives à la sensibilisation des populations, la promotion des droits, y compris les droits à la sexualité et à la reproduction, ne sont pas perceptibles dans les missions des COGES Santé. Ces questions fondamentales de santé ne sont pas prises en compte dans la définition des missions des COGES Santé. À telle enseigne que les COGES Santé éprouvent des difficultés à planifier des activités liées aux problématiques de droit à la santé. Dans ces conditions, l'implication des communautés locales se limite à l'adoption du budget, à la validation des rapports et procès-verbaux et à l'entretien des locaux. Elles se contentent d'avoir un rôle figuratif au sein des COGES Santé. L'étude de K. Koffi (2002) présente les conséquences en stipulant que les COGES Santé ont laissé en rade la plupart de leurs missions au profit d'une fixation sur l'adoption des bilans de gestion et des projets de budget. Les missions de sensibilisation et de promotion de la santé demeurent la prérogative des agents de santé. L'étude de J. Hove *et al.* (2022) en Afrique du Sud montre aussi que les comités de santé ne fonctionnent pas efficacement en raison d'un manque de clarté sur les rôles, l'autonomie, le pouvoir, le soutien et la capacité. Cela laisse entrevoir que les rôles des COGES Santé répondent au besoin de mobilisation des ressources financières pour pallier le retrait de l'État dans la gestion des centres de santé. Avec l'approche participative communautaire, une réorientation des missions des COGES Santé doit être opérée. En plus des missions déjà actées, il faut permettre une réelle implication des communautés dans la prise en charge de leurs problèmes de santé, notamment l'expression des besoins de santé, la promotion des droits à la santé (droit aux soins de qualité, droits à la santé sexuelle et reproductive, droit à l'information sanitaire…), l'évaluation de la satisfaction des usagers et des clients.

4.2. De la faible implication des COGES Santé à la nécessité de recadrage des interventions extérieures

Dans le principe, les COGES Santé aident les structures sanitaires à mieux s'organiser pour apporter le bien-être à la population. Mais dans les faits, des problèmes d'encadrement et de coaching empêchent l'atteinte des objectifs fixés à ces structures. En effet, les interventions des partenaires techniques et financiers (PTF) et des Organisations non gouvernementales (ONG) sur des thématiques sont généralement exogènes à la vision des populations locales. Par ailleurs, les cibles de leurs interventions sont prioritairement les professionnels de la santé. Elles s'étendent également aux leaders d'opinion (les élus locaux, les autorités administratives, coutumières et religieuses).

Aussi, depuis 2011, l'UNFPA a mis en place la stratégie de l'école des Maris. Il s'agit de l'implication des hommes dans la promotion de la santé de la reproduction. Cette implication a été renforcée à travers la création et l'équipement de 28 écoles de Maris « Modèles » dans 7 districts sanitaires (Bouna, Tehini, Doropo, Tanda, Koun-Fao, Transua et Sakassou). De même, 14 villages ont été dotés chacun d'une cellule locale de communication pour l'élaboration d'un plan d'action en vue de l'amélioration de l'accès aux services de planification familiale par les communautés, notamment les femmes et les jeunes filles. Comme on le constate, toutes ces interventions sont en dehors des COGES Santé.

Cette forme d'approche participative permet de renforcer les capacités des titulaires du droit à la santé pour leur implication dans la recherche de leur propre santé. Cette approche rejoint la participation de type renforcement de pouvoir ou conscientisation qui se réfère à la pensée de Freire (1974), selon laquelle les structures sociales sont oppressives et doivent être changées par les individus pour leur permettre de prendre le contrôle de leurs vies et de leurs destinées. Il rejoint les valeurs qu'accordent G. Laleman et S. Anny (1989) à la participation communautaire. Ceux-ci considèrent que l'augmentation du niveau de conscience doit permettre aux communautés d'introduire des changements dans les structures qui nuisent à la réalisation de leurs besoins, et que la dynamique qui s'instaure dans le cadre d'une action de santé doit le dépasser et s'appliquer à une gamme plus large d'actions de développement.

Cependant, ces interventions n'intègrent pas dans leur cible les COGES Santé, qui sont des entités mises en place pour jouer le rôle d'interface entre les communautés et les structures sanitaires. Cette mise à l'écart ne permet pas de renforcer les capacités des membres non médicaux qui ont en charge la mobilisation communautaire pour leur implication dans la recherche de solution à leur propre santé.

En définitive, les interventions des PTF et des ONG, bien que capitales pour le renforcement des connaissances, mais aussi des changements des comportements auprès des populations bénéficiaires, nécessitent d'être réorientés en incluant dans les cibles les COGES Santé. La prise en compte des COGES Santé dans le renforcement des compétences et des capacités va permettre d'amorcer un nouveau contrat social avec les COGES Santé, qui mettra en évidence la confiance en soi, la confiance mutuelle entre les parties prenantes et la confiance dans les institutions régaliennes. Les appuis extérieurs des COGES Santé doivent s'inscrire dans une perspective plus orientée vers la santé publique et la planification sanitaire. Pineau considère la santé communautaire « [...] comme un ensemble de méthodes et d'outils pour une planification dont le point de départ est l'état de santé d'une population et dont l'objectif est d'assurer une adéquation entre les ressources mises à disposition et les besoins de santé ».

5. Conclusion

Au terme de cette étude, il ressort que les COGES Santé dégagent une faible capacité à assumer le rôle de partie prenante dans la promotion de la santé sexuelle et reproductive des populations locales. Cette faiblesse est alimentée par les représentations du droit à la santé sexuelle et reproductive caractérisées par la méfiance, le refus et le doute d'une part et par leur non-prise en compte dans les programmes de formation et de renforcement des parties prenantes d'autre part. L'incapacité des COGES Santé à jouer leur rôle de fédérateurs communautaires dans la prise en charge des parturientes se trouve être renforcée par les manques d'accompagnement et de coaching. Pour renforcer l'engagement des COGES Santé dans la promotion de la santé sexuelle et reproductive, il convient, en plus des missions existantes, d'inclure de nouvelles missions portant sur le droit à la santé des populations. Il est souhaitable d'intégrer les COGES Santé dans les populations cibles lors des interventions des PFT et des ONG dans les districts sanitaires afin qu'ils bénéficient d'appuis en termes de formation, de renforcement des capacités pour leur permettre de contribuer à l'amélioration du changement de comportement souhaité dans le domaine des droits des populations en matière de sexualité et reproduction.

Références bibliographiques

Fathalla Mahmoud, 1992. *Reproductive health in the world: two decades of progress and the challenge ahead. Reproductive health: a key to a brighter future*, Biennal report 1990-91, Special 20th anniversary issue. J. Khanna, P. Van Look and P. Griffin, Geneva, WHO, pp. 3–31.

Fournier Pierre, Potvin Louise, 1995. « Participation communautaire et programmes de santé : les fondements du dogme », *Sciences sociales et Santé*, Vol. 13-2, p. 39-59.

Freire Paulo, 1974. *Pédagogie des opprimés suivi de Conscientisation et révolution*, Paris, Maspero, 205 p

Hove Jennifer, d'Ambruoso Lucia, Kahn Kathleen *et al.*, 2022. "Lessons from community participation in primary health care and water resource governance in South Africa: a narrative review", *Glob. Health Action.* 2022 Jan 1 ;15(1) : 2 004 730. doi : 10.1080/16549716.2021.2004730.
Koffi Kouakou Alain, 2002. *Organisation et fonctionnement des comités de gestion (COGES) dans les antennes communales et hôpitaux généraux de la région sanitaire des lagunes. Abidjan*, université Félix HOUPHOUËT-BOIGNY, Thèse, décembre 2002.
Laleman Geert, Annys Sam, 1989. "Understanding community participation: a health program in the Philippines", *Health Policy and Planning*, 4(1), 251–256.
Ministère de la Lutte contre le sida, 2005. Enquête sur les indicateurs du Sida (EIS), Côte d'Ivoire,
Ministère du Plan et du Développement, ministère de la Santé, de l'Hygiène publique et de la Couverture maladie universelle, 2021). Enquête démographique et de Santé (EDS) de Côte d'Ivoire, 2021.
Ministère de la Santé publique et des Affaires sociales, 1994. Circulaire n° 1553/MSPAS/CAB du 25 juin 1994
Organisation mondiale de la santé, 1986. Charte d'Ottawa pour la promotion de la santé. Première conférence internationale pour la promotion de la santé, Ottawa (Ontario), 21 novembre 1986.
Ridde Valéry, 2004. *L'initiative de Bamako 15 ans après : un agenda inachevé*, dans Health, Nutrition and Population (HNP) Discussion Paper, The International Bank for Reconstruction and Development/The World Bank, Washington, DC 20433, 54 p.
Ridde Valéry, Girard Jacques, 2004. « Douze ans après l'initiative de Bamako : constats et implications politiques pour l'équité d'accès aux services de santé des indigents africains », *Santé publique*, n° 41, p. 37-51.
Sombie Issa, Amendah Djesika et Soubeiga André Kamba, 2015. « Les perceptions locales de la participation communautaire à la santé au Burkina Faso », *Santé publique,* 2015/4 (Vol. 27), p. 557-564.
Sombie Issa, Ilboudo David O. S., Soubeiga André Kamba et Samuelsen Helle, 2019. « Comprendre l'influence des facteurs contextuels sur la participation communautaire à la santé : une étude de cas dans le district sanitaire de Tenkodogo, au Burkina Faso », *Global Health Promotion*, 1757–9759, Vol. 0(0), 1–9.
Stoker Gerry, 1998. Governance as theory: five propositions, *International Social Science Journal*, 50, 17–28.

Chapitre V

ÉVALUATION ETHNOBOTANIQUE DES PLANTES UTILISÉES DANS LE TRAITEMENT DE CANCER DU SEIN CHEZ LA FEMME À PORTO-NOVO

Abdel KARIM,
Florence Koussi GBESSO,
Saturnin AGBOMAHENAN,
Brice A. H. TENTE

1. Introduction

Avec 2 millions de nouveaux cas dans le monde tous les ans, le cancer du sein est le cancer de la femme le plus fréquemment rencontré et constitue un problème de santé publique majeur (A. Bicar, 2018, p. 17). En 2018, sur 2,1 millions de femmes ayant contracté la maladie, 630 000 d'entre elles sont décédées (ONU, 2019). Au Bénin, la maladie représente la première cause de morbidité et de mortalité par cancer, tous sexes confondus ; 910 cas de cancer du sein sur 2 148 cas de cancer diagnostiqués chez les femmes (OMS, 2014). D'après les résultats d'une étude interne au CNHU-HKM de Cotonou, le cancer du sein représentait 53 % des pathologies cancéreuses diagnostiquées chez des patientes (Zannou *et al.*, 2015, p. 24). Mais dans un environnement économique difficile caractérisé par la cherté des médicaments, la pharmacopée et la médecine traditionnelle deviennent une alternative non négligeable en matière de couverture sanitaire (J.-M. Tokoudagba et *al.*, 2009, p. 33). Mieux, les peuples ont toujours disposé de connaissances ethnobotaniques traditionnellement très riches grâce aux diversités culturelles et écologiques de l'environnement dans lequel ils vivent (F. Gbesso *et al.*, 2013), notamment l'usage thérapeutique des plantes (OMS, 2013 cité par Boissière, 2018, p. 1). Ainsi, beaucoup de femmes souffrant de cancer du sein se font traiter par des plantes pour lutter contre la maladie. C'est pour contribuer à la connaissance et à la protection des plantes impliquées dans le traitement de ce cancer à Porto-Novo que cette recherche s'effectue.

2. Matériel et méthodes

L'enquête a été menée à Porto-Novo, ville située au sud du Bénin, à 30 km de Cotonou (Figure 1).

Figure 1. Localisation du milieu d'étude

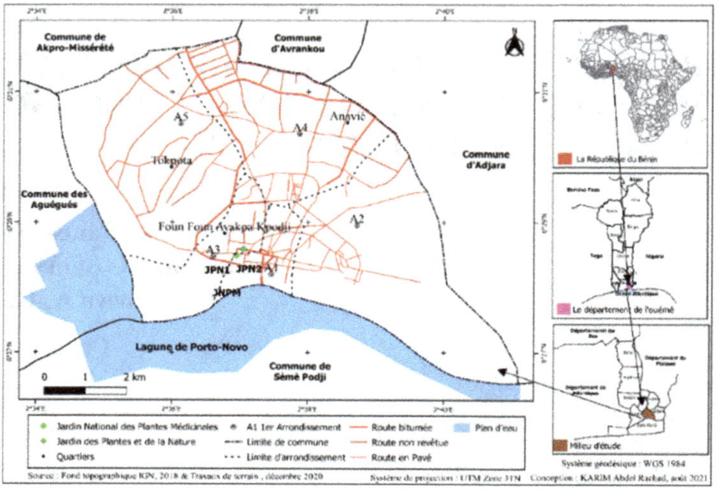

Plusieurs paramètres contribuent à la prolifération des essences forestières, au nombre desquels figurent le climat, la nature du sol, le relief et l'eau.
Le climat typique du milieu est subéquatorial, avec un régime bimodal de deux saisons des pluies et deux saisons sèches se partageant l'année climatique (une grande saison pluvieuse de mars à juillet ; une petite saison sèche de juillet à août ; une petite saison pluvieuse d'août à novembre et une grande saison sèche de novembre à mars). Les températures moyennes minimale et maximale sont respectivement de 25,77 °C en août et de 29,09 °C en mars.

La ville, en bordure d'une lagune, dispose de trois types de sols (des sols ferrallitiques, des sols de coloration brun clair et des sols hydromorphes argileux) favorables à la croissance régulière de la végétation à Porto-Novo, notamment aux formations végétales constituées du Jardin des plantes et de la nature et du Jardin national des plantes médicinales.

L'étude a consisté en une enquête ethnobotanique basée sur la méthode d'achat de recette médicinale (Koudoukpon *et al.*, 2017) et la technique de boule de neige dans les marchés d'une part et d'autre part sur la stratégie du « Tour de Guide » auprès des herboristes et tradithérapeutes. Après le recueil des données ethnobotaniques, l'importance de chaque espèce a été calculée en utilisant la fréquence relative de citation (Tardio et Pardo De-Santayana, 2008 cité par H. N. Bayaga *et al*, 2017, p. 1526). Elle est calculée suivant la formule :

$$Fc = \frac{n}{N} \times 100$$

Où n est le nombre de citations de l'espèce et N est la taille de l'échantillon (le nombre total de personnes enquêtées). Ensuite, le test de Maregesi *et al.* (2007 ; cité par M. Mangambu *et al.*, 2015, p. 141) a été utilisé pour calculer le taux de réponse des organes utilisés par type d'espèce où elle s'exprime par cette équation :

$$F = 100 \times \frac{S}{N}$$

Où F est le taux de réponse calculé ; S le nombre de personne ayant donné une réponse positive (Oui) pour l'utilisation de l'organe concerné ; N le nombre total de personnes interviewées. Les données obtenues ont été codifiées suivant le canevas proposé par Adjanohoun *et al.* (1994).

Un questionnaire a été adressé aux herboristes et tradithérapeutes pour leur impression sur la disponibilité des espèces utilisées dans le traitement du cancer du sein et les pratiques adoptées pour la conservation des espèces.

3. Résultats

Les résultats de cette évaluation ethnobotanique des plantes médicinales impliquées dans le traitement du cancer du sein chez la femme à Porto-Novo sont présentés en plusieurs parties.

Plusieurs types de traitements existent pour le cancer du sein qui dépendent de l'avancée de la maladie et de sa nature. Les plus classiques sont les carcinomes canalaire et lobulaire, qui peuvent être « in situ », c'est-à-dire à leur emplacement d'origine, ou être « infiltrant », s'ils se propagent dans les tissus voisins (Photo 1)

Photo 1. Aspect d'un sein cancéreux

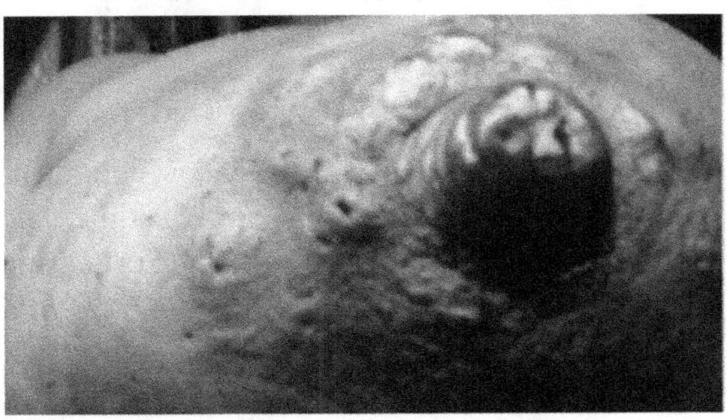

Prise de vue : KARIM A., enquête de terrain à la Maternité du CHUD-OP, décembre 2020.

Un total de 31 personnes, dont 24 herboristes (83,3 % de femmes) et sept tradithérapeutes (six de sexe masculin), a pu être enquêté.

La tranche d'âge la plus représentée pour les deux catégories d'acteurs est la tranche d'âge 45-60 ans pour 50 % des herboristes et 57 % des tradithérapeutes. Les différentes personnes enquêtées sont majoritairement sans niveau d'instruction, c'est-à-dire 66 % des herboristes, et 57 % des tradithérapeutes sont analphabètes. Les deux cibles appartiennent à trois groupes ethniques (Goun et apparentés, Yoruba et Fon) parmi lesquels les Goun et les Yoruba sont les plus représentés.

Au sein des 31 enquêtés, un total de 9 recettes faisant intervenir 24 espèces médicinales appartenant à 23 genres et 18 familles a été recensé (tableau 2). Sur les 24 espèces citées par l'ensemble des enquêtés, les espèces *Annona muricata* et *Taraxacum officinale* (photo 3) ont une fréquence de citation très élevée. Le mode d'administration privilégié est oral pour l'emploi de la décoction (56 %), prise comme méthode de préparation majoritaire (figures 5 et 6). De même, les organes les plus utilisés sont les feuilles (29 %), les écorces (27 %) et les racines (22 %) (photo 7).

La majorité des enquêtés a estimé que les plantes de *Annona muricata* et de *Taraxacum officinale* (photos 2 et 3) sont anticancéreuses. Les feuilles de ces deux plantes combinées aux feuilles et écorces des plantes telles *Crateva adansonii DC* (antibiotique), *Solanum torvum, Piper guineense* ou encore *Syzygium aromaticum* (ses boutons floraux) participent au traitement palliatif du cancer mammaire. Par ailleurs, selon les enquêtés, plus de 48 % des espèces utilisées pour le traitement de cancer du sein chez la femme à Porto-Novo proviennent des reliques de forêts de la ville et des régions environnantes et y sont disponibles, contre 44 % dans les brousses, et moins de 10 % se retrouvent dans les plantations humaines (photo 8).

4. Modes de conservation des plantes médicinales

Plusieurs facteurs menacent la survie de ces espèces à Porto-Novo : dégradation des habitats impulsée par la pression démographique, surexploitation des espèces qui les rend vulnérables, induisant certaines à la raréfaction ou à la disparition.

Selon l'ensemble des herboristes enquêtés, les échantillons des plantes récoltées sont exposés sur les étalages au soleil jusqu'à la vente. Chez les tradithérapeutes, ce mode de conservation empirique est adopté pour certaines espèces rares dans le milieu comme *Taraxacum officinale.* Néanmoins, d'autres tradithérapeutes font la culture de certaines plantes médicinales pour bénéficier de leur vertu thérapeutique. À côté de ces cultures isolées, figurent aussi à Porto-Novo des formations végétales bien particulières au Jardin des plantes et de la nature (JPN) puis au Jardin national des plantes médicinales (JNPM) (photos 8 et 9), comme les espèces *Taraxacum officinale, Kigelia Africana, Tetraptra tetrapleura* utilisées pour soigner le cancer du sein. Mais, la majorité des panneaux qui portaient les noms des espèces dans ces deux jardins sont détériorés ou perdus.

Pour une bonne conservation et une gestion durable des espèces médicinales utilisées contre le cancer du sein, plusieurs recommandations ont été évoquées durant cette enquête ethnobotanique dans la commune de Porto-Novo. Il s'agit entre autres :

- de la mise en place des pépinières urbaines ;
- de la vulgarisation des connaissances ethnobotaniques des plantes ;
- de la sensibilisation des populations sur la conservation des espèces ;
- du vote et de l'application d'une loi de répression contre l'abattage des plantes sans autorisation.

Photo 2. Feuilles et fruits de Annona muricata
Photo 3. Feuilles de Taraxacum officinale (Nyatotoe)
Photo 4. Feuilles et écorces de Crateva adanso
Photo 5. Feuilles et fruits de Solanum torvum
Photo 6. Feuilles de Piper guineense
Photo 7. Boutons floraux de Syzygium aromaticu (Nyigle)

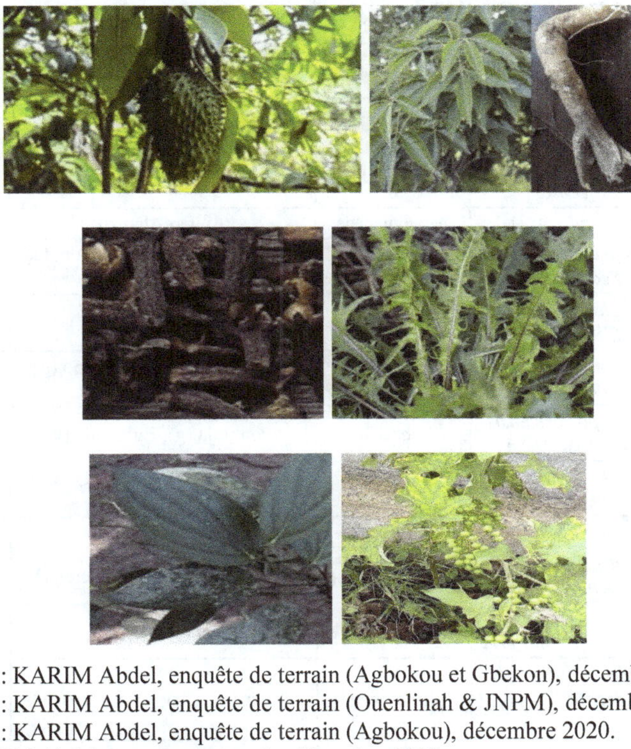

Prise de vues : KARIM Abdel, enquête de terrain (Agbokou et Gbekon), décembre 2020.
Prise de vues : KARIM Abdel, enquête de terrain (Ouenlinah & JNPM), décembre 2020.
Prise de vues : KARIM Abdel, enquête de terrain (Agbokou), décembre 2020.
Source : KARIM Abdel, enquête de terrain, décembre 2020.

Tableau 1. Liste des espèces utilisées pour le traitement de cancer du sein chez la femme à Porto-Novo

N°	Espèce	Famille	Nom local	N
1	*Annona senegalensis Pers.*	Annonaceae	Corrosol sauvage (fr) ; N'yankekelé (g) ; Nyiglwe (f) ; Afon (y)	10
2	*Crateva adansonii DC*	Capparaceae	Wontonzouzouin (g, f); Tanyia (y).	14
3	*Annona muricata L.*	Annonaceae	Chap-chap (g); nyiglwe (f).	27
4	*Taraxacum officinale Weber ex F.H. Wigg*	Asteraceae	Pissenlit (fr) ; Nyantoto (f) ; Gnantoétoé (g).	16
5	*Solanum torvum Sw.*	Solanaceae	Aubergine sauvage (f) ; Agbissan (f, g).	12
6	*Flacourtia indica (Wild.)*	Flacourtiacea	Prunier du Niger (f) ; gbohunkajɛ (f, g).	07
7	*Hymenocardia acida Tul.*	Euphorbiaceae	Sojatin, Sokpintin, Sotive (f); Oshun (y)	09
8	*Khaya senegalensis (Desr.) A. Juss.*	Meliaceae	Caïlcédrat (f) Aganho (g).	09
9	*Xylopia aethiopica (Dunal) A. Rich.*	Annonaceae	Kpédjélétin (f, g); Erunye (y).	10
10	*Trilepisium madagascariense DC*	Moraceae	Kpe (f, g).	05
11	*Memecylon afzelii G. Don*	Melastomatacea e	Aviasu (g)	05
12	*Carissa edulis A. DC.*	Apocynaceae	Anhzo/Ahanzo	05
13	*Voacanga africana Stapt ex Scott-Elliot*	Apocynaceae	Agbosun, nɛgla (g); Nyingla, leti (f).	05
14	*Chromolaena odorata (L.) R. M. King & H. Rob*	Asteraceae	Agatoun, Hlatchao (g).	05
15	*Kigelia africana (Lam.) Benth*	Bignoniaceae	Faux baobab (fr) ; Anyakpo (g); Nyablikpo (f).	05
16	*Zapoteca portoricensis (Jacq.) H. M. Hern.*	Fabaceae	Azonkidja (g); Egbotudé (y).	06
17	*Philenoptera cyanescens (Schumach. & Thonn.)*	Fabaceae	Liane indigo (fr); Aho (g) ; Elu (y).	06
18	*Lawsonia inermis L.*	Lynthraceae	Lalitin (f, g).	06
19	*Piper guineense Schumach. & Thonn.*	Piperaceae	Linlinkoun (f, g); Ata iyere (y).	03
20	*Syzygium aromaticum (L.) Merr. & L. M. Perry*	Myrtaceae	Atikingbata (f, g).	11
21	*Tetrapleura tetraptera* (Schumach. &Thonn.) Taub.	Mimosaceae	Lindja (f, g); Ayidan (y).	05
22	*Monodora myristica (Gaertn.) Dunal*	Annonaceae	Sassalikun (f, g).	05
23	*Citrus* aurantifolia (Christm.)	Rutaceae	Limetier (fr); Kle (f, g).	04
24	*Artemisia annua L.*	Asteraceae	Artemisia	2

Figure 2. Proportion des organes utilisés

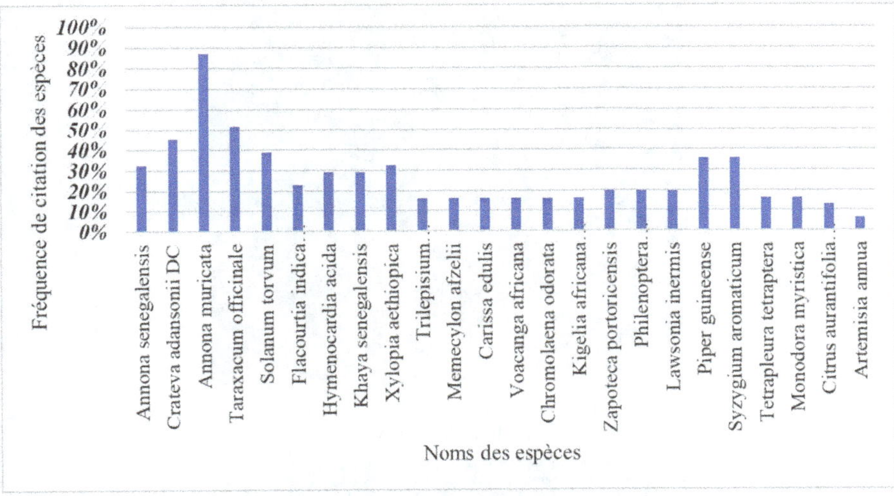

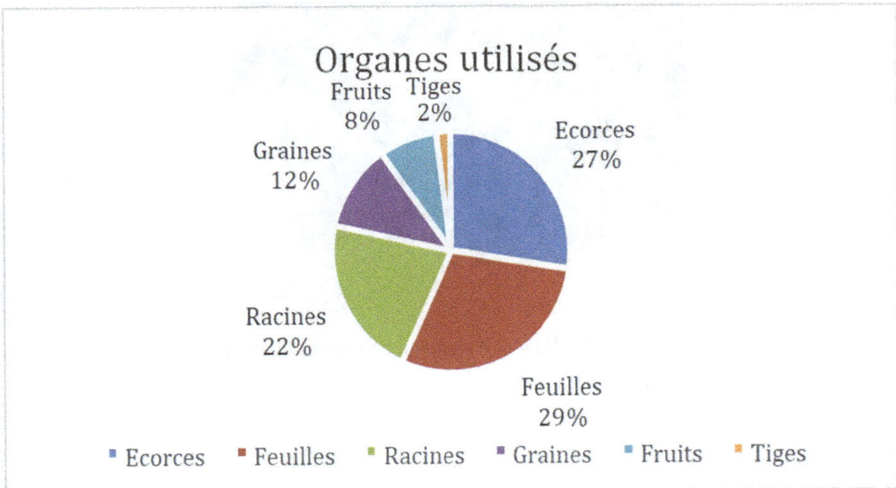

Source : KARIM Abdel, traitement de données, janvier 2021.

Photo 8. Les deux sites du JPN divisés par une voie.

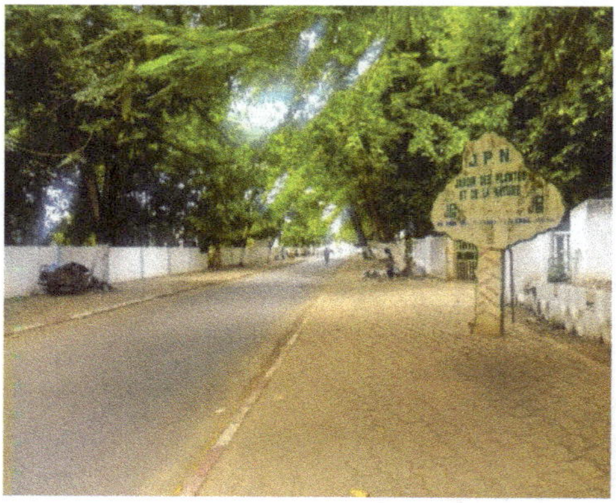

Photo 9. JNPM.

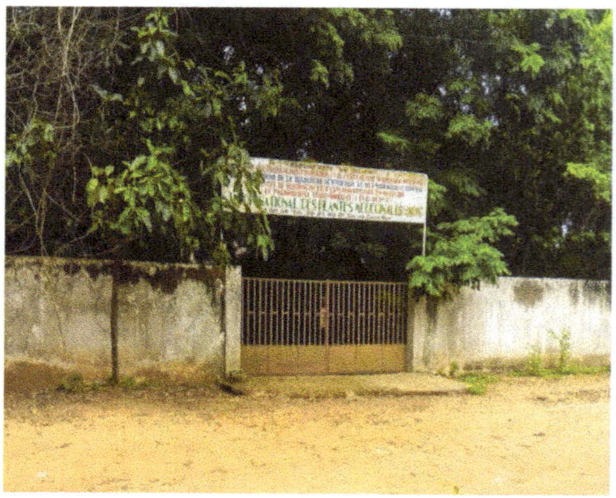

Prise de vue : KARIM A., enquête de terrain, janvier 2021.

5. Conclusion

L'étude des données botaniques révèle 24 plantes médicinales qui interviennent dans les recettes contre le cancer du sein chez la femme à Porto-Novo. Les familles des *Annonaceae* et *Asteraceae* sont les plus utilisées par les deux cibles prises en compte par l'enquête. Ces familles ont fait l'objet de plusieurs études qui ont montré le pouvoir anticancéreux de plusieurs espèces issues de ces familles. Il s'agit notamment des travaux de I. Gbonsou *et al.* (2020), de Tachema *et al.* et de S. Chaboseaux (2013). En effet, les espèces *Annona muricata* et *Taraxacum officinale* sont utilisées en chimiothérapie dans les traitements asymptomatiques et préventifs à cause de leurs propriétés antitumorales et antioxydantes (A. Tachema *et al.* ; S. Chabosseaux, 2013).

Ces résultats sont également conformes à l'étude de I. Gbonsou *et al* (2020), qui stipulaient que l'espèce *Annona muricata* issue des *Annonaceae* est sollicitée dans le traitement de 48 pathologies humaines dont les cancers

(I. Gbonsou *et al.*, 2020). Cela démontre une fois encore la nécessité d'associer tous les acteurs de la médecine traditionnelle. Les tradithérapeutes ont proposé des recettes à base d'écorces, de feuilles fraîches et de racines, à la différence des herboristes qui ont offert des recettes à base de plantes dont la plupart utilisent des feuilles séchées. Ce prélèvement des feuilles jusqu'à un seuil de 50 % n'affecte pas la survie des plantes (N'guessan, 2009). Les feuilles sont des sources primaires d'organes de photosynthèse. Mais l'utilisation des racines et des écorces de la tige des espèces traduit une menace pour ces espèces concernées. Cette exploitation abusive est renforcée par la pression démographique. Et même, selon l'ensemble des enquêtés et des constats faits dans les arrondissements de Porto-Novo, la plupart des espèces citées sont soit dans la brousse en faible disponibilité (certaines ont été retrouvées au Jardin des plantes et de la nature et au Jardin national des plantes médicinales situés dans le troisième arrondissement) et quelques pieds sont domestiqués ou retrouvés sous forme de tisane en quantité importante auprès des herboristes ou encore dans la relique de forêt à Akron dans le premier arrondissement.

Le souci de la valorisation et de la conservation des espèces médicinales est au cœur de cette étude. Dans un contexte où des espèces médicinales se font rares en raison des facteurs climatiques et humains alors qu'il y a une récurrence des maladies, la préoccupation a donc été d'évaluer les espèces médicinales utilisées pour le traitement du cancer du sein chez la femme à Porto-Novo. Les résultats de cette enquête ethnobotanique dans la commune de Porto-Novo ont permis de noter que les 24 espèces couramment utilisées pour soigner le cancer du sein chez la femme proviennent pour la plupart des reliques de forêts et pour quelques-unes de la brousse, d'autres se retrouvent, rarement, dans des aires urbaines ou dans certains domiciles, abandonnés ou non, à Porto-Novo. Au regard des menaces qui pèsent sur ces espèces végétales, des stratégies efficaces pour leur protection durable devraient être développées par la majorité de la population. La présente étude constitue une base qui permettra la sélection des plantes médicinales pour la vérification scientifique des indications empiriques : leur valorisation et leur conservation s'avèrent nécessaires.

Références bibliographiques

Akoegninou A. *et al.*, 2006. *Flore analytique du Bénin.* Université d'Abomey-Calavi, Cotonou, République du Bénin, Plant Research International, L. J. G. van der Maesen, Wageningen University, Pays-Bas, septembre 2006, p. 1034.

Bicar Ayse, 2018. *Le cancer du sein chez la jeune femme et sa prise en charge.* Thèse de doctorat, Faculté de pharmacie, université de Limoges, France, p. 153.

Boissière Marine, 2018. *Consommation des plantes médicinales par les patients suivis en cabinet de médecine générale à La Réunion. Expériences, représentations et ressentis des patients dans le cadre de la communication médecin-patient.* Thèse de doctorat, UFR des Sciences médicales, université de Bordeaux, France.

Centre international de recherche sur le cancer, 2018. *Dernière donnée mondiale sur le cancer : le fardeau du cancer attend 18,1 millions de nouveaux cas et 9,6 millions de décès par cancer en 2018.* Communiqué de presse n° 263 du 12 septembre 2018.

Chabosseau Solène, 2013. *Plantes médicinales et cancer du sein : état des lieux et recommandations sur leurs utilisations.* Thèse de doctorat, UFR Sciences pharmaceutiques et ingénierie de la santé, université d'Angers, France.

Gandonou Marius Basile, Guidibi Emmanuel, 2006. *Monographie de la ville de Porto-Novo,* Afrique Conseil.

Gbesso Florence, Akouehou Gaston, Tente Brice, Akoegninou Akpovi, 2013. « Aspects technico-économiques de la transformation de borassus aethiopum mart (arecaceae) au Centre-Bénin », *Afrique Science*, 9(1), p. 159-173.

Houéhanou Thierry D., Assogbadjo Achille E., Chadare F. J., Zanvo Stanislas, Sinsin Brice, 2015. « Approches méthodologiques synthétisées des études d'ethnobotanique quantitative en milieu tropical », *Annales des Sciences agronomiques* 20 — spécial Projet Undesert-UE, mai 2015, ISSN 16595009, p 187-205.

Koutchade A. S. *et al.,* 2016. « Étude ethnobotanique des plantes médicinales utilisées dans le traitement des maladies infantiles et vendues sur les marchés au sud du Bénin », *Journal of animal & Plant, Sciences,* Vol. 28, Issue 2 : 4418-4438. http://www.m.elewa.org/JAPS, consulté le 8 décembre 2020 à 13 h 22 min

Lougbegnon Toussaint Olou, Gbesso François, Logbo Jhonn, Tente Brice et Codjia Jean Timothée Claude, 2018. « Étude ethnobotanique des plantes à valeur thérapeutique dans la Commune de Glazoué au Bénin (Afrique de l'Ouest) », *International Journal of Innovation and Applied*, Vol. 24, n° 2 Sep. 2018, pp. 644–665.

Mangambu Mokoso Jean De Dieu *et al.*, 2018. *European Scientific Journal*, vol. 11, No. 15 ISSN: 1857-7881 (Print) e — ISSN 1857-7431, pp. 135-162.

OMS, Cancer du sein : Prévention et lutte contre la maladie, https://www.who.int/topics/cancer/breastcancer/fr/, consulté le 17 septembre 2020 à 8 h 2 min

OMS, Octobre, un mois pour sensibiliser au cancer du sein, https://www.who.int/cancer/events/breast_cancer_month/fr/, consulté le 16 septembre 2020.

ONU, Cancer du sein : Un médicament bio similaire pourrait rendre le traitement efficace, https://news.un.org/fr/audio/2019/12/1058581, publié le 19 décembre 2019 et consulté le 9 septembre 2020 à 16 h 35 min

Osseni Abdel Aziz, Tohozin Bernardin, Toko Inoussa, 2014. « Analyse spatiale du gradient d'urbanisation dans la ville de Porto-Novo (2014). Implication pour une planification de l'aménagement durable », *ÀHƆHƆ revue de géographie du Lardymes*, n° 12, p. 232-242.

Sofowora Abayomi, 1993. *Medicinal Plants and Traditional Medicine in Africa.* Spectrum Books Limited, Ibadan, Nigeria.

Tokoudagba J.-M. *et al.*, 2009. « Recherche de plantes à potentialités antihypertensives dans la biodiversité béninoise », *Ethnopharmacologia*, n° 44, décembre 2009, p. 32-41.

Zannou D. M. *et al.*, 2015. « Itinéraire thérapeutique et retard à la consultation des patientes atteintes de cancer du sein au Centre Hospitalier Universitaire Hubert K. Maga, Cotonou », *RAFMI*, 2(2), p. 24-28.

Chapitre VI

LES DSSR À L'ÉPREUVE DES MUTATIONS SOCIÉTALES ET DES VARIATIONS DE GOUVERNEMENT DES RISQUES : RÉFLEXION À PARTIR DE MICHEL FOUCAULT, SORAYA BOUDIA ET NATHALIE JAS

Sètondji Paterne BOSSOUSSI A.

1. Introduction

Le rapport des sociétés à la sexualité en général et aux DSSR en particulier est complexe. Ce chapitre a comme objectif principal de montrer comment peuvent s'articuler l'exigence de l'aveu de la sexualité et la nécessité de la résilience face aux risques. Cet objectif global se décline en trois objectifs spécifiques dont l'atteinte constitue le fil d'Ariane de notre réflexion. Le premier est d'indiquer en quel sens chez Foucault, c'est le pouvoir (religieux d'abord, politique ensuite) qui a engendré le passage de la société de la pudeur, dans laquelle les choses du sexe sont vécues, mais gardées dans le cercle de l'intime, à la société de l'aveu, au sein de laquelle la sexualité doit être de gré ou de force dévoilée. Le second indique les mutations dans le gouvernement des dégâts sociaux et environnementaux des progrès techniques. Quant au dernier, il consiste, au prix d'une transposition de ces risques à l'acceptation de l'idée que nous baignons dans un monde de sexualités multiples, dénormées et publiquement revendiquées, à proposer des pistes de réflexion pour un recentrage de la sexualité dans la sphère de l'intime. Nos analyses seront précédées d'une courte réflexion sur l'ambiguïté éthique des DSSR. Elles seront sanctionnées par quelques propositions éthiques.

Dans certains domaines le savoir empirique, constamment enrichi par des apports extérieurs et des redécouvertes internes, coexiste avec un savoir de type plus positif parce qu'organisé par des textes juridiques ou simplement davantage rationalisé. La médecine (A. B. Hill, 1962, p. 3), la sexualité, le droit font partie de ces couloirs hybrides dans lesquels les doctrines informes en attente ou non de mathématisation (G. Canguilhem, 1972, 2018, p 555-562) cohabitent en plus ou moins parfaite syntonie avec des positivités, des disciplines et des sciences (M. Foucault, 1969, 1996, p. 232-255), dans un rapport qui s'établit sur toute la longueur du spectre qui s'étend de la franche rupture à la saine et sereine continuité (H. O. Sibum, 2015, p. 285-303).

Les rapports entre la sexualité, le genre et la médecine sont tout aussi complexes. On doit, entre autres auteurs, à Delphine Gardey (2015, p. 362-379) d'avoir montré à quel point, parmi les « corps vils », c'est-à-dire les êtres insuffisamment inscrits dans le social pour pouvoir être protégés : les orphelins, les prostituées, les aliénés, les personnes de couleur (D. Gardey, 2015, p. 383), le corps féminin a été et demeure un objet durable d'investissement médical et politique. En effet, contrôler la matrice, c'est contrôler la population. Aussi Foucault est-il bien placé, si l'on en croit Sarah Franklin, pour permettre d'appréhender à travers son concept de biopouvoir une double réalité. D'une part, le sens en lequel le sexe (les relations sexuelles, les maladies vénériennes, les alliances matrimoniales, les perversions) est placé dorénavant en position de « responsabilité biologique » vis-à-vis de l'espèce. D'autre part, la manière dont des impératifs médicaux, politiques, mais aussi personnels et familiaux d'encadrement des conduites sexuelles découlent du partage de cette responsabilité par l'État et par ses sujets. Christophe Bonneuil et Dominique Pestre s'inscrivent dans la même perspective en reconnaissant que le siècle qui court de 1914 à 2014 n'a cessé de connaître des formes actives de biopolitique et de gestion des populations reposant sur des savoirs scientifiques par le biais du gouvernement des corps *subalternes :* corps ouvriers et populaires, corps racialisés et coloniaux, corps féminins et corps déviants, corps des sujets des essais thérapeutiques (C. Bonneuil et D. Pestre, 2015, p. 17 ; D. Pestre, 2015, p. 479-480). Les biosavoirs, nous apprennent Patrice Debré et Jean-Paul Gonzalez, ont toujours débouché sur des biopouvoirs (2013, p. 167-186). C'est, il nous semble, en ce sens qu'il faut comprendre l'intérêt des États pour les DSSR.

En effet, le contrôle des conduites sexuelles, Sarah Franklin le montre clairement, est le moyen de contrôle de la population et de son futur à travers la gouvernance administrative des naissances, des mariages, de la fertilité, mais aussi des maladies, des perversions et des comportements (S. Franklin, 2015, p. 218-219). S. Franklin reprend ainsi à son compte les travaux de l'historienne Michelle Murphy. Cette dernière a démontré que l'interprétation sociologique au début du XXIe siècle du concept foucaldien de biopouvoir permet de faire le constat que la transformation du sexe en objet de gouvernement n'opère pas seulement dans les laboratoires et les cliniques, mais également dans les administrations d'État, les ONG, les organisations humanitaires et les organisations supranationales comme la Banque mondiale et le FMI. Les DSSR se situent en ce sens à la croisée des chemins : portés par les institutions internationales, les États et les ONG, destinés à être appropriés par les populations cibles, ils servent de moyen de pérennisation du biopouvoir et en même temps de tentative pour lui échapper.

2. Mutations des représentations de la sexualité dans les sociétés occidentales

Le concept de sexualité, écrit Foucault, est apparu au début du XIXe siècle. L'étude qu'il en fait dans *La Volonté de savoir* ne se rapporte ni aux conduites et pratiques sexuelles ni aux idées à travers lesquelles ces conduites ont été représentées. Il s'agit plutôt d'indiquer comment la problématique de la sexualité en général s'inscrit, non pas à travers le passage de la répression à la libération comme on a coutume de le penser, mais plutôt sous l'angle du passage d'un régime de la pudeur à un régime de l'aveu. Cette vulgate repose sur deux raisons. D'une part, la volonté de faire aveu coïncide avec l'âge de la répression lors du développement du capitalisme et de la naissance de l'ordre bourgeois. D'autre part, « le bénéfice du locuteur », c'est-à-dire le fait que l'argument d'une période de répression permet de justifier la multiplication des discours sur le sexe comme transgression délibérée de cette répression, comme prohibition de ce silence, comme promesse d'une félicité à venir et avènement d'une époque de vérité sur le sexe. Ce qui est réfuté, ce n'est pas l'idée que le sexe ait pu être prohibé, mais plutôt l'affirmation que cette répression est « l'élément fondamental et constituant à partir duquel on pourrait écrire l'histoire de ce qui a été dit à propos du sexe à partir de l'époque moderne ». Pour le philosophe français, on a plutôt assisté depuis la fin du XVIe siècle à une « mise en discours » du sexe, de sorte que les pouvoirs ont contribué à disséminer et implanter des sexualités polymorphes au point de constituer une science de la sexualité. « Entre chacun de nous et notre sexe, écrit Foucault, l'Occident a tendu une incessante demande de vérité » (M. Foucault, 2013, citations : p. 8-9, 12, 13, 15, 68).

Il y aurait donc eu en Occident une « véritable explosion discursive » sur le sexe au cours des trois derniers siècles et une prolifération des formes de discours dans le champ institutionnel, avec une incitation à en parler avec force détails. En faisant de la chair la racine de tous les péchés, l'aveu circonstancié des ébats sexuels a été érigé en condition de la purification. L'évolution de la pastorale catholique et du serment de pénitence est pour Foucault une preuve de cette « multiplication des discours sur le sexe, dans le champ d'exercice du pouvoir lui-même ». À partir du XVIIIe siècle, il y a eu une extension du projet de mise en discours du sexe, autrefois limité à la tradition ascétique et monastique. Ce ne sont plus les seuls actes contraires à la loi qui font dès lors l'objet de confession, mais également tout discours lié au désir, même si les mots sont neutralisés. La conclusion de Foucault est sans appel : « l'homme occidental a été depuis trois siècles attaché à cette tâche de tout dire sur son sexe et depuis l'âge classique, il y a eu majoration constante et valorisation toujours plus grande du discours sur le sexe ». Ce discours ne se tenait néanmoins pas sous la forme d'une « théorie générale de la sexualité », mais comme « recherches quantitatives ou causales » ; non pas seulement à des fins morales, mais également de rationalité et d'administration. Il devient au XVIIIe siècle une affaire de police. D'où l'avènement de la population comme concept et comme problème économique et politique, population dont l'analyse doit être faite à partir de variables telles que la natalité, la mortalité, la durée de vie, la fécondité, l'âge du mariage, les naissances légitimes et illégitimes, la fréquence des rapports sexuels, l'incidence des pratiques contraceptives, etc. La conduite sexuelle de la population devient objet de discours aux fins d'analyse et d'intervention, le sexe devient un enjeu public. C'est encore à partir du XVIIIe siècle que le collège, la médecine, la psychiatrie, la justice pénale, les contrôles sociaux feront osciller le discours sur le sexe entre confidence subtile et interrogatoire autoritaire. Ce discours sera fractionné en chacun des domaines dans lesquels la puissance publique va l'insérer. L'incitation à parler du sexe et de la sexualité aux fins de pénitence d'abord, pour des raisons relevant des pouvoirs publics ensuite, acte bien le passage d'une société de la pudeur à une société de l'aveu. Le rapport des sociétés modernes au sexe repose sur une affabulation et en relève : elles n'ont pas voué le sexe à rester dans l'ombre, elles « se sont vouées à en parler toujours, en le faisant valoir comme le secret » (M. Foucault, 2013, citations p. 16, 17, 21, 31).

Ainsi, droit canonique, pastorale chrétienne et loi civile régissent les pratiques sexuelles jusqu'à la fin du XVIIIe siècle. La fin de ce siècle et le XIXe siècle enregistreront cependant deux modifications : une plus grande sobriété dans les discours organisant la monogamie hétérosexuelle et une définition plus prononcée des sexualités périphériques ou « contre nature » (M. Foucault, 2013, p. 35-36). Progressivement, « lois naturelles de la matrimonialité et règles immanentes de la sexualité commencent à s'inscrire sur deux registres distincts » et un monde de la perversion se dessine. Les mécanismes de censure des sexualités périphériques seront ainsi répartis entre la justice et la médecine, qui prendra la plus grosse part du fait de l'invention de « toute une pathologie organique, fonctionnelle ou mentale, qui naîtrait des pratiques sexuelles incomplètes » (M. Foucault, 2013, p. 35-37 ; D. Chirat, 2015, p. 52-57). Quatre opérations permettront au pouvoir de renouveler le domaine de la sexualité : une chasse nouvelle aux sexualités périphériques qu'on contraint à se cacher afin de se permettre de les découvrir ; une incorporation des perversions et une spécification nouvelle des individus (la sexualité périphérique devient consubstantielle à ceux qui la pratiquent, elle devient une nature singulière) ; une médicalisation de l'insolite sexuel qui fait relever les bizarreries du sexe d'une technologie de la santé et du pathologique ; une mise en place de dispositifs de saturation sexuelle, avec aménagement d'espaces et de rites spéciaux. La société occidentale devient dès lors, à partir du XIXe siècle, « une société de la perversion éclatante et éclatée », une perversion organisée par le pouvoir qui assure et relaie les profits économiques qu'il en tire grâce à la médecine, la psychiatrie et la pornographie (M. Foucault, 2013, p. 35-43, 45).

Il existe néanmoins une différence entre les discours sur le sexe dans le monde occidental et celui hors occident. Dans le second, pour Foucault (le continent asiatique en général et le monde arabe), le discours a pris la forme d'une *ars erotica* ; la vérité du sexe est extraite du plaisir et non en rapport avec la loi, le permis et le défendu. Dans le monde occidental, il s'est manifesté sous la forme d'une *scientia sexualis* dont les formes de dévoilement relèvent de l'aveu. L'aveu est en effet, note Foucault, depuis le Moyen Âge, l'un des rituels majeurs de production de la vérité. En même temps que les procédures, le sens du concept a lui aussi évolué. L'aveu prend désormais place parmi les procédés de production du vrai que sont les rituels de l'épreuve, les cautions données par l'autorité à la tradition, les témoignages, les procédés savants d'observation et de démonstration. Dorénavant, on avoue en public comme en privé ; l'aveu non spontané est extorqué, on avoue et on se réjouit d'avoir rendu public ce qui autrefois relevait de l'intime et du privé. On se délecte de l'aveu d'autrui qu'on provoque et à qui on reproche par la suite de n'avoir pas tu ce qu'on l'a pressé d'avouer. L'injonction à dire ce qu'on est, ce qu'on a fait est, écrit Foucault, « le résultat d'un immense pliage des générations d'individus, d'assujettissement des hommes dans le monde occidental ». C'est la vie sexuelle qui est la matière privilégiée de l'aveu. Et quoi qu'on dise, qu'il soit volontaire ou contraint, l'aveu est un rituel du discours qui suppose deux instances dont l'une est dans un rapport de pouvoir avec l'autre, dont l'une requiert l'aveu pour juger, pardonner, réconcilier et l'autre pour être racheté, purifié, libéré, se voir promettre le salut. L'aveu est le saut du verrou du silence et de l'oubli, le résultat de l'injonction sociale de faire monter la confidence. Les procédures de l'aveu se sont disséminées par une codification clinique du « faire parler », par le postulat d'une causalité générale et diffuse (tout doit être dit et tous doivent pouvoir être interrogés), par le principe d'une latence intrinsèque à la sexualité (elle serait souterraine et doit être extraite), par la méthode de l'interprétation (le discours sexuel doit être décrypté), par la médicalisation des effets de l'aveu (il ne ressort plus seulement du péché et de la transgression, mais en outre du normal et du pathologique ; M. Foucault, 2013, p. 50-62). En somme, depuis le XVIIIe siècle, la société occidentale n'a pas seulement beaucoup parlé du sexe, elle a également contraint chacun à en parler.

3. Linda Nas à Soraya Boudia et Nathalie Jas : pour un récit de l'évolution des attitudes publiques à l'égard des risques environnementaux et sociaux des progrès techniques

Les historiens n'ont pas manqué d'indiquer que la marchandisation de l'humain à l'ère moderne est allée de pair avec la marchandisation de la nature. L'historien des sciences Michel Blay nomme cela l'ordre économico-cosmique énergétiste (2017, p. 215-284). De ce bouleversement, Karl Polanyi rend également compte lorsqu'il écrit que « la production mécanique dans une société commerciale suppose tout bonnement la transformation de la substance naturelle et humaine de la société en marchandise » (1944, 1983,

p. 70). Jean-Baptiste Fressoz n'a donc pas tort de montrer, à la suite des historiens, le lien entre la philosophie utilitariste et libérale du XVIIIe siècle et l'avènement d'un monde taillé, repensé, recomposé et redéfini à la mesure de cet homme nouveau, l'*homo œconomicus,* soucieux de maximiser son utilité (2015, p. 370). Cela a reposé entre autres sur la condamnation de toute intervention pour réguler le marché (J.-B. Fressoz, 2015, p. 377), mais également sur une externalisation de la substance naturelle. Elle a consisté, écrit Fressoz, par l'invention de l'hygiène, à contourner la médecine environnementale du XVIIIe siècle en établissant un régime libéral de compensation des dommages qui permette d'accommoder l'industrialisation et son cortège de pollution.

L'hygiénisme instaure des méthodes novatrices (expérimentation d'environnements artificiels, statistiques sur les risques professionnels et enquêtes ouvrières, comparaison des risques professionnels entre différents quartiers et professions) afin de prouver que les usines peuvent être incommodes sans être insalubres. La mortalité n'est plus corrélée à l'environnement, mais à la pauvreté ; la norme technique de sécurité est inventée afin de légaliser le risque industriel et de garantir le droit d'exercice des entrepreneurs industriels, mais aussi pour produire des sujets responsables. En produisant des objets apparemment parfaits et parfaitement prévisibles, la norme permettait d'orienter les imputations de manière systématique vers les humains et de maintenir, dans une société technologique, le simulacre d'un homme responsable (J.-B. Fressoz, 2015, p. 375, 383). Christophe Bonneuil et Dominique Pestre n'ont pas manqué d'indiquer qu'on retrouve là une des caractéristiques de ce qu'ils ont nommé « le siècle des technosciences ». En même temps qu'il apparaît comme le siècle de la multiplication des espaces de savoir et des conflits autour de ce que constitue un savoir véritable (comme en témoigne l'avènement des mouvements féministes de santé et de maîtrise de la reproduction), il est également le siècle des régulations croissantes. Le cœur du problème de la régulation est la tension entre le devoir de maintenir la croissance via le progrès technique, dogme incontournable, et la nécessité de protéger les populations contre les effets indésirables de ce progrès (nécessité qui varie fortement des pays riches aux pays pauvres, et des élites aux corps vils). Très concrètement, cette tension est portée, de leur point de vue, par des intérêts contradictoires : refus d'interdire totalement un produit reconnu toxique parce qu'il n'y a pas de produit de remplacement moins toxique ; invention de dispositifs gestionnaires nouveaux, mais qui s'accumulent ; définition de seuils de toxicité, puis calcul en coût-bénéfice (on ne peut exiger une protection dont le coût sera prohibitif) ; évaluation et management des risques *versus* savoirs et politiques d'adaptation ; gestion par le secret, fabrication active de l'ignorance et états de fait industriels *versus* mise en économie continue des pollutions et des questions d'environnement (C. Bonneuil et D. Pestre, 2015, p. 16-17).

Cet état de choses n'a pas échappé à Linda Nash d'une part, puis à Soraya Boudia et Nathalie Jas d'autre part. Dans ses réflexions consacrées à l'émergence de la santé environnementale, Linda Nash relève certaines conséquences théoriques de l'industrialisation. Celle-ci bouleverse l'environnement planétaire et suscite l'apparition de nouvelles maladies et épidémies du fait de l'avènement des villes industrielles caractérisées par la surpopulation, les conditions de travail misérables pour les ouvriers et une pollution inégalée de l'air et de l'eau. Ces conséquences théoriques résident en un passage de la pureté[62] à la sécurité[63], puis de la sécurité au risque. La notion de risque repose sur l'idée que la pureté et la sécurité sont des chimères. Dans la « société du risque », expression forgée par Ulrich Beck, la santé devient une notion relative, un état résultant d'une pesée des risques les uns par rapport aux autres et de leur mise en rapport avec certains bénéfices. C'est la société du calcul économique de la santé.

C'est ici qu'entrent en scène les réflexions de Soraya Boudia et Nathalie Jas (2015, p. 381-394). Les deux auteures se proposent de distinguer trois modes de gouvernement ou de gestion des dangers posés par les activités technoscientifiques et industrielles : le gouvernement par la norme, le gouvernement par le risque et le gouvernement par l'adaptation. Toutefois, expliquent-elles, une constante se dessine de l'un à l'autre de ces modes de gestion ou systèmes de régulation : ils se développent tous « selon une logique d'accommodements qui cherchent certes à protéger la santé publique et l'environnement, mais sans trop contraindre le développement des activités industrielles jugées indispensables ». Le gouvernement par la norme des dangers techniques, sanitaires et environnementaux repose sur l'idée de la maîtrise des techniques dangereuses, du contrôle du flux des contaminants et de leurs effets par la mise en place de normes techniques ou de valeurs limites d'émission et d'exposition. Il ne s'agit pas d'interdire les techniques et substances reconnues toxiques, mais de les confiner dans certains espaces, à certaines populations ou à certains usages par l'essor de systèmes de régulation nationaux. Seulement, avec l'avènement du nucléaire et de la chimie de synthèse, on assiste à une dilatation des échelles spatiales et temporelles auxquelles se posent les problèmes ; ce sont désormais des écosystèmes entiers qui sont touchés. L'idée selon laquelle la nature est en mesure d'absorber sans dommage une certaine quantité de polluants et les hommes d'y être exposés (seuil d'exposition) devient intenable avec l'apparition des carcinogènes avérés et les systèmes de régulation sont critiqués avec virulence. S'opère alors le basculement vers le gouvernement par le risque.

62 L'idée que les milieux étaient environnementalement sains.

63 Marquée par l'avènement de l'hygiène industrielle (discipline mettant en évidence le lien entre symptômes de maladies et travail industriel) puis de la toxicologie, discipline qui introduira le concept de « seuil biologique », c'est-à-dire niveau d'exposition en deçà duquel le corps peut absorber et s'adapter aux substances polluantes sans courir des dommages permanents.

À partir du moment où les classes moyennes commencent à être exposées aux risques techniques, sanitaires et environnementaux, l'idée selon laquelle l'homme contribue à rendre son environnement toxique pour la santé gagne en importance. Les mobilisations critiques se manifestent sur les terrains scientifiques, politiques et juridiques et débouchent sur de nouvelles législations et la création de nouvelles institutions. Un changement s'opère dès lors dans la manière de concevoir et de gouverner, qui consiste non plus à prétendre à une maîtrise totale des débordements, mais plutôt en la proposition « d'un nouveau contrat social reposant sur une reconnaissance partielle des risques et sur de nouvelles procédures d'évaluation, de gestion et de réparation ». Le gouvernement par le risque se distingue par des caractéristiques propres : réflexions sectorielles, définition d'un cadre général et d'une procédure générique permettant de comparer et de classer différents risques, définition d'une méthodologie transversale d'évaluation et de décision des activités présentant des risques technologiques, sanitaires ou environnementaux, définition des critères et procédures de décision en situation d'incertitude, détermination de l'acceptabilité sociale des risques et mise en œuvre des méthodes d'analyse économique, séparation de la fonction d'identification et de quantification des risques de celle du processus de régulation, mise en œuvre d'une procédure qui sépare analyse et décision. En somme, il s'agit de décider en tenant compte des ressources, des contraintes et des possibilités ainsi que de l'anticipation, de l'acceptabilité des décisions par les nouveaux acteurs.

L'expertise et la régulation des risques reposent donc sur la transparence et la participation : les populations concernées sont informées et impliquées dans la décision des risques acceptables. Toutefois, l'impossibilité de construire des consensus durables, la montée en puissance des problèmes à caractère global qui donnent aux problèmes sanitaires et environnementaux une existence quasi permanente sur la place publique entraîneront dès le début du XXIe siècle l'émergence du gouvernement par l'adaptation. Il repose sur le constat de l'existence d'un monde intrinsèquement dangereux et la quasi-certitude que des catastrophes industrielles et environnementales adviendront.

Le gouvernement par l'adaptation cherche donc non pas à maîtriser le risque, prévenir toute catastrophe ou protéger les populations contre les dangers, mais avant tout à fournir aux populations des outils leur permettant de faire face et de vivre dans cet environnement incertain et hostile. Dit autrement, il s'agit d'organiser le « vivre avec » — avec les risques, les catastrophes et les contaminations. Ce nouveau mode de gouvernement des effets délétères des technosciences met au cœur de sa philosophie et de son discours l'adaptabilité des individus et des populations. Le gouvernement par l'adaptation est organisé autour de la question : quels outils faut-il promouvoir afin de permettre aux populations de gérer et d'organiser leur vie dans des situations de pollutions durables ? Ces outils passent par la fourniture de recommandations et d'informations aux populations permettant à chacun de gérer son niveau de contamination et le risque qu'il prend, quitte à ce que la mise en application se fasse par les concernés. Les concepts de *preparedness* (donner aux populations les outils nécessaires pour agir au mieux dans les situations d'urgence qu'induisent ces catastrophes), de vulnérabilité, de résilience et d'adaptation, d'*empowerment* illustrent ce nouveau mode de gouvernement. Le gouvernement par l'adaptation n'est cependant pas, pour les auteurs, dénué de paradoxes, voire de cynisme. En rendant chacun répondant de son existence et de ses choix, de sa résilience ou de son incapacité à s'adapter, il transforme chaque citoyen en manager des risques et le met en demeure de définir des solutions à même de limiter les effets délétères d'un monde qu'il n'a pas forcément contribué à dégrader.

La succession des modes de gouvernement n'est cependant pas absolue, car tout au long des deux derniers siècles ils se sont imbriqués, de sorte que « les dispositifs visant à organiser le vivre et faire avec reprennent et incorporent, en partie, les logiques antérieures de confinement ou d'optimisation de la prise de risque ». Néanmoins, mobilisations, bilan des méfaits, compensations, réhabilitations n'ont ni réduit ni fait disparaître les désagréments causés à la nature par *Homo Sapiens*.

4. Le temps des sexualités résilientes et dénormées : éléments pour une éthique du vivre sexuel en temps incertains

Dans son numéro 353 de décembre 2022, la revue *Sciences humaines* a consacré un dossier à la question de la fin de la vie privée. Les contributions qui le meublent sont aussi diverses qu'intéressantes et variées. Elles sont relatives aux frontières entre la vie privée et la vie publique, éclairent les nuances entre la vie publique, la vie privée et la vie intime, l'histoire de l'intimité. Elles interrogent l'exposition de la vie intime sur Internet pour savoir si elle ne présente pas plus de danger qu'elle ne relève de l'expression de la liberté, se demandent ce qui est plus intime, entre le sexe et le sentiment et si les politiques ont (encore) droit à une vie privée.

Les travaux de Foucault éclairent le fait que le pouvoir s'est approprié la régence de la vie privée dès les débuts de l'ère moderne et peut-être même avant. Dans l'épisode 4 de la série *Huit milliards d'humains, quelle histoire !* de France Culture intitulé « Chine : histoire d'un géant démographique » du 17 novembre 2022, on découvre que c'est dès 1949 que le pouvoir exécutif chinois fait le choix de limiter la croissance de sa population par des mesures qui deviennent drastiques en 1955 avec la mise en place un Comité de recherche pour le contrôle des naissances, et en 1957 la levée de l'interdiction légale de l'avortement ; 1960-1970 : campagnes de propagande encourageant les jeunes à retarder l'âge du mariage et à faire le choix de faire peu d'enfants, établissement des normes de procréation, encouragement de la stérilisation des femmes et des hommes, autorisation de l'IVG sur simple demande de la femme et autorisation du mari. À la fin des années 1970, le baby-boom qui suivra le Grand Bond en avant démontrera l'inefficacité des réformes. Elles se durciront par la mise en place de la politique de l'enfant unique qui ne sera levée qu'en 2016. On voit bien à quel point ce qu'il y a de plus intime dans la sexualité peut être assujetti à des considérations politiques, sociales, voire économiques, brouillant ainsi les frontières entre ce qui relève du public, du privé et de l'intime.

En dehors de cette brouille occasionnée par les pouvoirs, il en existe une autre, provenant des individus ou des associations, qui naît de la volonté de faire reconnaître et accepter la diversité des orientations sexuelles. En exceptant les cas qui pourraient relever de la stricte pathologie, on peut retrouver sur Internet les classifications non exhaustives suivantes : hétérosexuels, homosexuels, bisexuels, asexuels, aromantiques, demisexuels, demiromantiques, graysexuels, lithoromantiques, pansexuels, panromantiques, polysexuels, polyromantiques, sapiosexuels, skoliosexuels, etc.

Nous sommes donc, plus qu'hier, à l'ère des sexualités dénormées, polyformes qui se veulent toutes valables. En même temps, la sexualité est de plus en plus investie par les États, lesquels, alors même qu'ils la norment (toutes les identités sexuelles ne sont pas légalement reconnues et même l'hétérosexualité qui est présentée comme la norme dans certains États est encadrée dans son aspect sexuel et dans son rapport à la procréation) semblent en transmettre le contrôle aux individus. Les droits sexuels oscillent donc entre les trois modes de gouvernement, celui d'une volonté de contrôle par les pouvoirs (normes), celui d'une définition et une circonscription des dangers encourus (risques), celui d'une autogestion des risques de la vie sexuelle (adaptation) et une confusion des sphères de l'intime, du privé et du public. Cette confusion elle-même se présente en deux modes différents : un mode militant, celui des revendications en vue de la reconnaissance des minorités sexuelles qui obligent à s'identifier publiquement comme en faisant partie, à ses risques et périls ; un mode d'exhibition, qui amène à dévoiler sa vie sexuelle, ses préférences, ses pratiques, ses fantasmes, ses lieux de prédilection et cela, sur les réseaux sociaux, les plateaux de télévision, les groupes d'amis, etc.

Une définition plus stricte de ce qui relève de l'intimité et de l'extimité serait donc la première précaution éthique que nous proposons. Certes, l'éducation complète à la sexualité insiste à la fois sur le droit de ne pas afficher ouvertement ses préférences et sur le droit de vivre librement ainsi que de façon responsable sa sexualité. Toutefois, en dehors des besoins de revendication sociale et de ce qui relève de la nécessité de se découvrir en passant de l'informulable au domaine du formulé, il serait intéressant de retrouver le sens de la médiété. Elle n'est ni repli ni exhibition, mais l'établissement d'un juste milieu, celui d'une vie intime épanouie sans être ouvertement affichée. Cela passe également par une méditation des possibles (positifs et négatifs) du numérique, une conscience aiguë du long terme et un sens de la mesure.

On a bien vu à la suite de Linda Nash que nous vivons dans une « société du risque », une société du calcul économique du coût de la santé. En même temps, il n'aura échappé à personne que les discours et les pratiques, sous prétexte de liberté et de droit de disposer de son corps, tendent à cautionner le tournant libéral de la sexualité. Or, la vieille loi de l'offre et de la demande, en contexte d'inégalités et de précarité croissantes, dicte de façon implacable des conduites aux répercussions psychiques et sociétales considérables. La démocratisation du numérique a ainsi favorisé l'implosion d'une forme de prostitution des adolescents et des jeunes (communément appelée Bizi) dont l'impact est encore très difficilement évaluable. Au même moment, Christophe Bonneuil et Dominique Pestre font remarquer qu'en ce siècle, dans les nouveaux champs de sciences « les questions de gestion et les considérations morales et politiques sont irrémédiablement mêlées aux études et évaluations de fait » (C. Bonneuil et D. Pestre, 2015, p. 21). Dans la mesure où les analyses scientifiques actuelles sont autant descriptives que prescriptives, il faudra accentuer dans les rapports modernes à la sexualité la dimension prescriptive.

Dans sa célèbre *Lettre à Maurice Thorez*, Aimé Césaire plaidait pour un universel riche de tous les particuliers en indiquant les deux manières de se perdre que sont la ségrégation murée dans le particulier et la dilution dans l'universel. Il faut cependant reconnaître qu'en matière de DSSR, la tendance consiste, sous prétexte d'universalisme, à étendre au reste du monde les pratiques et revendications sexuelles occidentales, qui n'ont d'ailleurs conquis que très récemment leur titre de noblesse. On devra donc rester attentif à la leçon de Foucault et exhumer sinon construire un mix de l'*ars erotica* et de la *scientia sexualis*, un savoir de la sexualité qui révélerait et renouvellerait les savoir-faire de l'intimité des autres cultures en les conjuguant avec le savoir occidental des pathologies et risques de la sexualité. La tâche en la matière est donc une tâche épistémologique, celle de l'archéologie des savoirs endogènes de la sexualité, afin de construire un universel de la sexualité transculturel. Un universel riche de tous les particuliers et non pas un universel qui n'est que la mondialisation d'un particulier spatio-temporel. Le bien humain, écrivait Kwamé Anthony Appiah, existe sous de nombreuses formes (K. A. Appiah, 2012, p. 17).

Enfin, la dernière précaution éthique que nous proposons, suivant en cela Appiah, sans doute la plus utopique, est de cultiver en chacun le sens de l'honneur en matière de sexualité et pas simplement celui de la liberté et de la responsabilité. L'honneur, écrivait Appiah, « ne signifie pas seulement se soucier d'être estimé, mais aussi d'être digne d'estime » (2012, p. 217). Vivre une sexualité épanouie, au moment où le sexe nous a mis en situation de responsabilité biologique, ne peut plus se comprendre seulement dans le sens d'explorer des possibles et d'en assumer les conséquences. L'idée qu'on nous doit le respect doit être coextensive de l'idée que ce respect se mérite et nous oblige à une certaine posture éthique.

5. Conclusion

On l'a vu, la détermination des pratiques sexuelles et leur transformation en identité ont été, en Occident, un processus pensé et mis en œuvre par le pouvoir, ecclésiastique d'abord, politique ensuite, pour des raisons de pénitence et d'organisation sociale. Or ces identités se sont sédimentées et ont fini par devenir ce autour de quoi l'existence de milliards de sujets se construit, au prix de risques importants. Les identités sexuelles sont devenues des identités sociales ; tour à tour, sinon en même temps, formes de confinement et moyens de dessiner les contours de notre liberté « mettant en relation la petite échelle où nous vivons nos vies aux côtés de nos parents avec des mouvements, des causes et des préoccupations de plus grande ampleur ». Or, Appiah nous l'apprend, les identités supposent des étiquettes et des stéréotypes. L'identité et les éléments qui la composent (croyances, prédications et pratiques, citoyenneté, couleur, classe sociale et culture) jouent un rôle central dans la manière dont nous déployons nos corps (notre habitus), ils essentialisent et ils distinguent (K. A. Appiah, 2018, p. 46, 52-69, 362-363). Cela explique pourquoi, ainsi que l'a bien montré Amin Maalouf, les identités peuvent devenir meurtrières (1998).

En même temps, les sociétés ont expérimenté les modes de gouvernements successifs des dégâts des progrès scientifiques techniques. Édiction de normes, puis délimitation des métiers et des zones potentiellement risqués, et enfin, indication ou fourniture des moyens de résilience. Les seules constantes sont les progrès technoscientifiques et les lois du marché qui assujettissent les corps et les esprits, obligeant à passer de la pureté à la sécurité-norme, puis au risque et enfin à l'adaptation.

Deux chantiers de réflexion demeurent cependant ouverts. S'il est vrai, ainsi que l'écrit Amin Maalouf, qu'« il n'existe pas un seul pays, aujourd'hui, où l'on puisse se dispenser de réfléchir à la manière de faire vivre ensemble des populations différentes, fussent-elles locales ou immigrées » (A. Maalouf, 1998, p. 180), à l'aune de quel critère doit-on distinguer l'acceptable de l'inacceptable en matière de sexualité dans un monde qui se révèle de plus en plus cosmopolite ? Les catégories de l'autre, du semblable et du différent (R. Frydman, M. Flis-Trèves, 2014) peuvent-elles s'enrichir sans désemparer par l'adjonction de nouvelles particularités sexuelles qui s'érigeraient, elles aussi, en identité ?

Références bibliographiques

Appiah Kwamé Anthony, 2008. *Pour un nouveau cosmopolitisme*, Odile Jacob, Paris.

Appiah Kwamé Anthony, 2010. *Le Code d'honneur. Comment adviennent les révolutions morales*, Gallimard, Paris.

Appiah Kwamé Anthony, 2018. *Repenser l'identité. Ces mensonges qui nous unissent*, Grasset, Paris.
Blay Michel, 2017. *Critique de l'histoire des sciences*, CNRS Éditions, Paris.
Bonneuil Christophe et Pestre Dominique, 2015. « Le siècle des technosciences (depuis 1914) », dans Dominique Pestre (sous la direction de), *Histoire des sciences et des savoirs*, tome III, *Le Siècle des technosciences*, Seuil, Paris, p. 9-24.
Boudia Soraya, Jas Nathalie. « Gouverner un monde contaminé. Les risques techniques, sanitaires et environnementaux », dans Dominique Pestre (sous la direction de), *Histoire des sciences et des savoirs*, tome III, *Le Siècle des technosciences*, Seuil, Paris, p. 381-397.
Canguilhem Georges, 2018. « La Mathématisation des doctrines informes », dans *Œuvres complètes*, tome V, *Histoire des sciences, épistémologie, commémorations*, Vrin, Paris, p. 555-562.
Chirat Didier, 2015. *Quand la science s'égare*, Vuibert, Paris.
Debré Patrice, Gonzalez Jean-Paul, 2013. *Vie et mort des épidémies*, Odile Jacob, Paris.
Franklin Sarah, 2015. « Foucault et les transformations du biopouvoir », dans Dominique Pestre (sous la direction de), *Histoire des sciences et des savoirs*, tome III, *Le siècle des technosciences*, Seuil, Paris, p. 211-231.
Frydman René, Flis-Trèves Muriel (sous la direction de), 2014, *L'Autre, le semblable, le différent…*, PUF, Paris.
Foucault Michel, 1969, *L'archéologie du savoir*, Gallimard, Paris.
Foucault Michel, 1976, 2013, *Histoire de la sexualité*, tome I, *La volonté de savoir*, Gallimard, Paris.
Maalouf Amin, 1998, *Les Identités meurtrières*, Grasset, Paris.
Nash Linda, 2015, « Un siècle toxique. L'émergence de la "santé environnementale" », dans Dominique Pestre (sous la direction de), *Histoire des sciences et des savoirs*, tome III, *Le Siècle des technosciences*, Seuil, Paris, p. 145-165.
Pestre Dominique, 2015. « Savoirs et sciences de la Renaissance à nos jours. Une lecture de longue durée », dans Dominique Pestre (sous la direction de), *Histoire des sciences et des savoirs*, tome III, *Le siècle des technosciences*, Seuil, Paris, p. 461-485.
Sibum H. Otto, 2015. « Les sciences et les savoirs traditionnels », in Pestre Dominique (sous la direction de), *Histoire des sciences et des savoirs*, tome II, *Modernité et Globalisation*, Seuil, Paris, p. 285-303.

Chapitre VII

LES MUTILATIONS GÉNITALES FÉMININES EN MILIEU WAAO DE L'ATACORA FACE À LA NOUVELLE LOI RELATIVE À LA SANTÉ SEXUELLE ET REPRODUCTIVE AU BÉNIN

Sabine Tchokomi TOUNGAKOUAGOU SAMA

1. Introduction

La culture est porteuse, productrice et reproductrice de différences fondamentales entre les peuples. Elle se traduit entre autres par des pratiques, au nombre desquelles le *yoocansibu*. Ce terme désigne les cérémonies qui aboutissent à la mutilation des appareils génitaux masculins et féminins chez certains sous-groupes Waaba du Nord-Bénin. Les Waaba sont un groupe socioculturel du Nord-Bénin composé de quatre tribus : les Waaba (Yimbopa), les Tangamba, les Daataba et les Naasiba. Ils sont principalement du département de l'Atacora, mais se sont aussi établis dans d'autres régions du pays comme le Borgou, les Collines, le Zou du fait de l'exode rural. On les retrouve à l'extérieur du Bénin comme dans la région de Saki au Nigeria (T. S. Toungakouagou, 2022, p. 3).

Du fait qu'il touche directement les femmes, le *yoocansibu* recouvre le terme occidental de « mutilation génitale féminine » et précisément d'excision. Or, au niveau national et mondial, pour les acteurs du monde du développement, l'excision revêt au moins quatre dimensions : i) un problème de santé (A. Konté, 2007 ; C. Verbrouck, n. d ; L. Porges, 2000) ; ii) un type de Violence basée sur le genre (VBG) qui porte atteinte à leurs droits sexuels et reproductifs (S. Madzou *et al.*, 2017) ; iii) une pratique qui présente de graves conséquences sur l'épanouissement des femmes, des filles et handicape l'atteinte des ODD ; iv) une forme d'expression de l'inégalité dans les rapports sociaux hommes/femmes et dans la vie sexuelle en particulier (S. Madzou *et al.*, 2017).

Pratique mondiale, l'excision est pratiquée dans 28 pays de la sous-région Afrique de l'OMS, dont le Bénin (Y. Sasso, 2018). Des initiatives sont mises en œuvre pour éliminer le phénomène à l'échelle mondiale et nationale

(Unicef, 2013) d'ici 2030. Le Bénin a adhéré à la plupart des instruments juridiques internationaux et généraux protecteurs des droits humains et des femmes en particulier. Le principe de l'égalité est consacré par la Constitution et des dispositions nationales spécifiques. Comme le cadre juridique influence fortement la lutte contre l'excision, celui établi au Bénin en matière de droits sexuels et reproductifs vise l'effectivité de l'égalité, voire de l'équité entre hommes et femmes, filles et garçons. Ces interventions aboutissent à une inflexion dans certaines régions et au Bénin, portant les statistiques dans ce pays à 25 % (Unicef, 2013 ; Plan, 2006), sans toutefois réussir, au Bénin comme ailleurs, à y mettre fin (DIDR-Ofpra, 2019). C'est alors qu'intervient, en décembre 2021, le vote de la loi relative aux dispositions spéciales de répression des infractions commises à raison du sexe des personnes et de protection de la femme en République du Bénin. Malgré la sévérité reconnue de la loi, l'excision continue à être pratiquée chez certains Waaba de l'Atacora et des cérémonies du *yoocansibu,* auxquelles participent les femmes comme actrices, auteures et candidates, sont organisées publiquement chez les Waaba de l'Atacora (T. S. Toungakouagou, 2022).

Ce chapitre étudie les entraves sociales et culturelles à l'application de la loi. L'hypothèse de recherche postule qu'une combinaison de facteurs culturels et sociaux rend compte de la persistance de l'excision chez les Waaba du Nord-Bénin malgré la sévérité de la loi. La recherche, de nature qualitative, a consisté en une revue de la littérature et en travaux de terrain, à l'aide d'une grille de lecture et d'un guide d'entretien. Grâce à la grille de lecture, l'analyse textuelle des documents a été réalisée. Les entretiens individuels ont permis d'identifier les différents enjeux du vote de la loi, de la pratique de l'excision et des perceptions des acteurs sociaux sur l'applicabilité ou non de cette loi. Les données textuelles ont été collectées sur Internet. D'autres ont été recueillies sur le terrain dans les zones de pratique de l'excision et au niveau national au cours de juin et juillet 2022 auprès de juristes, sociologues, cadres des structures de promotion des droits des femmes, femmes excisées, exciseuses, chefs religieux traditionnels, détenteurs du pouvoir politique traditionnel. Les enquêtes ont eu lieu à Pouya, Natitingou et Yarikou dans la commune de Natitingou, à Boribansifa dans la commune de Toucoutouna, à Kpatachakou dans la commune de Tanguiéta et à Natitingou. Des enquêtés ont été aussi interrogés à Cotonou, Lokossa et Porto-Novo sur des enjeux de la loi. Quarante-cinq personnes, dont vingt de sexe masculin ont été interrogées. Le constructivisme social de P. L. Berger et T. Luckman (1967) et l'approche genre (A. Peters, 2013) ont été les théories de référence de l'analyse des données. Avec la première approche, le caractère construit des attitudes et comportements des acteurs sociaux tenant compte de leur vision du monde a été démontré. Les concepts de l'approche genre, notamment l'égalité, les discriminations, l'équité ont été mobilisés pour l'analyse du cadre juridique. Les données ont été dépouillées, traitées et soumises à une analyse de contenu (A. Muchielli, 2013) prenant uniquement en compte la construction de sens, la codification, la catégorisation et à la mise en lien des catégories issues de la recherche.

L'analyse du contenu des instruments internationaux et régionaux, des dispositions spécifiques de la loi permet de définir le sens et de la portée de l'égalité. Les fondements sociaux et culturels de la persistance de l'excision sont ensuite analysés. Les tensions entre les injonctions législatives et les aspects socioculturels sont mises en exergue. La conclusion appelle à revoir les stratégies de lutte.

2. Le cadre législatif

2.1. Une égalité renforcée par l'équité

Pour déterminer la nature et la portée du principe de l'égalité institué au Bénin, quatre angles d'analyse ont été retenus, à savoir : i) la consécration ou non du principe de l'égalité ; ii) les ayants droit ; iii) les champs d'application dudit principe ; et iv) l'établissement de dispositions spécifiques pour son effectivité.

S'agissant de la nature et du principe de l'égalité applicable au Bénin, il est à première vue général, mais pourtant spécifique. Si les bénéficiaires désignés sont tous les êtres humains, le caractère spécifique de l'égalité, s'agissant des hommes et des femmes, transparaît dans plusieurs instruments (article 26 de la Constitution du Bénin ; préambule, articles 1, 7 et 16 de la Déclaration universelle des Droits de l'homme — DUDH) ; préambule, articles 2 et 3, alinéa 3 de la Charte africaine des Droits de l'homme et des peuples (CADHP). Cet aspect sera accentué par des instruments spécifiques de promotion de l'égalité entre les hommes et les femmes. C'est dans ce cadre que s'inscrivent le préambule et les articles 2 et 18 du Protocole de la Charte africaine des Droits de l'homme et des peuples (PCHADP), les articles 2,4,7, 8, 11 et 15 de la CEDEF.

L'égalité s'étend aux cinq domaines juridique, social, politique, culturel, économique et à celui des droits sexuels et reproductifs. Juridiquement, les hommes et les femmes sont égaux en droit et en dignité (article 16, DUDH ; article 3, CADHP ; articles 2 et 15, CEDEF). Les aspects sociaux sont couverts par l'article 16, DUDH. L'article 2 du PCADHP prend en compte les aspects législatifs et institutionnels. Quant aux domaines politiques et économiques, ils sont considérés respectivement par le préambule, les articles 1 et 7 de la CEDEF et les ODD. Elle s'applique également à la promotion des droits sexuels des femmes, à la lutte contre les violences faites aux femmes (VFF) visée par l'ODD 5 (T. S. Toungakouagou, 2022).

Au-delà de l'égalité formelle, le législateur vise une égalité concrète. L'ambition est d'éradiquer toutes les formes de discriminations à l'égard des femmes (articles 2, CADHP et 18, PCADHP) en mettant en œuvre l'équité (article 2, PCADH, articles 2, 8, 7, 11 et 15, CEDEF) dans la temporalité (article 4, CEDEF). Les champs d'application de l'équité couvrent presque tous les domaines de la vie humaine et surtout les droits sexuels et reproductifs, les VFF (T. S. Toungakouagou, 2022). Cette tendance est renforcée par une loi spécifique.

2.2. Une loi spécifique consacrant l'équité en matière de droits sexuels et reproductifs

La loi de 2021 est une mesure spécifique en faveur de l'égalité entre hommes et femmes, filles et garçons. Elle porte entre autres sur les droits sexuels et reproductifs. La plupart des dispositions sont applicables aussi bien aux hommes qu'aux femmes (article 1 ; articles 524, 548, 551 et 553). Il en est de même pour les filles et les garçons (articles 553, 553-2, 555 nouveau). S'inscrivant dans la logique du recours à l'équité comme stratégie pour atteindre l'égalité, les dispositions de la loi relative aux mutilations génitales concernent surtout les femmes dans la perspective du contrôle et de la maîtrise de leur sexualité par celles-ci. La loi s'attache aussi à l'amélioration des performances sexuelles des hommes. Le législateur béninois a pris en compte des précautions juridiques pour une égalité effective entre acteurs féminins et masculins. Il s'agit d'une égalité voulue pour tous, hommes et femmes, filles et garçons ; qui n'est pas que mathématique, mais qui recourt temporairement à l'équité ; qui couvre tous les domaines du développement durable ; qui a pour but de lutter contre toutes les formes de discrimination à l'égard des femmes et des filles (T. S. Toungakouagou, 2022, p. 6).

2.3. Des enjeux positifs pluridimensionnels attribués reconnus à la loi

La loi est reconnue comme une source « de promotion de valeurs juridiques, sociales, économiques et culturelles » (T. S. Toungakouagou, 2022, p. 7) adaptées au contexte d'un pays démocratique. Au plan juridique, elle renforce les outils préexistants, facilitant en théorie le travail des mouvements associatifs. Dans le domaine social, les droits sexuels et reproductifs des femmes trouvent un espace de promotion et de protection ; elle s'impose par exemple comme une barrière à l'exacerbation des pratiques relatives à l'excision. La mise en œuvre de la loi garantit l'épanouissement de la femme, celui des autres composantes de la société et renforce l'entente au sein du couple. Dans ce sens, l'agent d'un CPS déclare :

> *« Nous pensons que l'excision réduit la sensibilité sexuelle des femmes. Quand le clitoris est coupé, elles ne sont plus sensibles. Ça crée des conflits dans le couple. Le mari néglige ses femmes excisées. Et ça crée l'infidélité dans le couple. Si les gens respectent vraiment la loi, si la pratique cesse, l'harmonie sera notée dans les couples. »* [Agent CPS, masculin, Lokossa, juin 2022.]

Cela se traduit chez la femme par le gain de confiance en soi et surtout en la société, souvent condamnée de brimer les femmes et les filles :

« Cette loi est la preuve que l'État se soucie de l'épanouissement des femmes et des filles. Elles ne vont plus se croire oubliées. Elles auront confiance en elles, dans la communauté et dans la société. Avant la loi, les femmes pensaient être oubliées. » [Militante pour le droit des femmes, Porto-Novo, juin 2022.]

Pour certaines enquêtées, les retombées politico-économiques seront enregistrées par l'État béninois dont l'image sera redorée au niveau international. L'État bénéficiera désormais d'un crédit au niveau international et sera considéré comme un État pro-genre ; il bénéficiera des financements pour des projets de lutte contre l'excision, mais aussi d'appuis financiers dans d'autres domaines :

« L'autorité sait ce qu'elle fait ; ce n'est pas un hasard. Les PTF sont très sensibles à ces questions et imposent leur volonté en accordant quelques privilèges aux États qui coopèrent pour la promotion des droits sexuels des femmes. Comme ça, ils vont financer les projets et faire des prêts. » [Consultant, sociologue, féminin, Cotonou, juillet 2022.]

Nonobstant ces avantages, le contexte socioculturel est un obstacle difficilement franchissable à court terme. En effet, les perceptions des acteurs de la lutte contre l'excision s'opposent à celles des Waaba. Si pour les uns, les aspects négatifs sont mis en avant, les Waaba célèbrent, on va le voir, les aspects positifs.

3. Les fondements sociaux et culturels de la persistance de l'excision

Divers fondements d'ordre culturel et social sous-tendent la persistance de la pratique de l'excision chez les Waaba de la zone de l'étude.

Chez certains Waaba, l'excision a une origine mythique qui attribue la pratique initiale aux *warasu* (divinités) et les conditionne à inscrire la coutume dans la perspective tracée par les ancêtres. Son origine mythique se prolonge en de puissants fondements culturels du *yoobu.* Cette pratique culturelle, en tant que rite initiatique, caractérise l'ethnie et la valorise. L'épreuve permet de tester la force spirituelle du chef de la famille (*yoote*) : elle constitue un acte de courage pour l'initiée et une source de fierté pour les candidates qui réussissent l'épreuve. L'imaginaire des Waaba sur l'excision est renforcé par les fonctions sociales vitales pour l'individu et la communauté entière reconnues à la pratique. Ainsi, les fonctions sociales que l'excision assure sont : i) la communion familiale et communautaire ; ii) le changement de classe d'âge qui intègre l'acquisition de prérogatives pour assurer certaines responsabilités capitales dont : être chef religieux (*kpika*) ; ou la sœur du chef religieux (*wuri tawo*) ; initier les potentiels candidats à l'excision ; accompagner et apporter des soins aux initiés (*yoosu*) ; présider les rituels traditionnels pour intercéder auprès des ancêtres en faveur de soi-même et des autres membres de la communauté ; iii) le témoignage de respect à l'excisée qui a surmonté l'épreuve, au chef de famille et à sa lignée maternelle et paternelle ; iv) le fait que dans certaines circonstances, le *yoobu* constitue les bases de l'établissement du pouvoir du *kpiika*. Qui plus est, certaines catégories de Waaba pensent que le *yoocansibu* regorge de vertus thérapeutiques : il constitue un remède contre les maladies psychologiques, l'infertilité, les comportements déviants et s'impose, parfois, comme l'ultime recours contre la mort.

4. Un contexte social aggravant

Le contexte social n'est pas non plus, de nature à faciliter la lutte contre l'excision. Selon les résultats du Recensement général de la population et de l'habitat (RGPH 4, 2018), la population de l'Atacora est composée de plus de 50 % de femmes avec une proportion élevée de jeunes. Le taux d'analphabétisme dans cette région du pays est inférieur de 13 points à la moyenne nationale qui est de 69 % (RGPH 4). Quant au taux de scolarisation de la région, les données nationales indiquent 49,5 % pour la région contre 55,5 % au niveau du pays. La même tendance baissière s'observe concernant la scolarisation des filles comparée à celle des garçons. La population est plus rurale (62,5 %) qu'urbaine. La religion traditionnelle, pratiquée par 47,6 % de la population, est favorable à l'excision ; le pouvoir politique traditionnel, fondé sur l'excision, est une réalité dans certaines ethnies de cette partie du Bénin. Un tel contexte social est perçu comme une entrave à la mise en œuvre des dispositions de la loi : une jeunesse à effectif élevé, dépourvue de pouvoir décisionnel et à laquelle s'impose le droit d'aînesse, une forte ruralité, source d'attachement à la tradition, une population plus féminine et analphabète soumise au patriarcat sont autant d'obstacles à l'application de la loi (T. S. Toungakouagou, 2022). En plus de la situation ci-dessus décrite, le défaut de concertation populaire préalable et de vulgarisation *a posteriori* a renforcé le refus de dénoncer et a créé des tensions autour de la loi.

4.1. Un défaut de concertation populaire autour de la loi

La loi portant répression des infractions à raison du sexe des personnes et protection de la femme en République du Bénin et interdisant l'excision n'a pas été élaborée suivant un processus permettant une concertation populaire préalable et l'appropriation consécutive par les populations auxquelles son contenu est destiné. Écrite en français, elle n'a pas été traduite en langues locales, n'a pas fait l'objet de séances de sensibilisation ni de vulgarisation. Une minorité déclare avoir été informée par la presse, les réseaux sociaux, la documentation personnelle sur Internet. Très rares sont ceux qui ont pris part aux ateliers d'information et de formation portant sur la loi. Il découle de son processus de préparation et de son accessibilité culturelle des biais dans la compréhension du sens, de la portée et des enjeux de la loi (T. S. Toungakouagou, 2022).

À ce sujet, une interviewée affirme :

« La loi est votée. Mais qui la connaît ? Avant, il y avait des campagnes de sensibilisation et d'information. Les ONG organisaient des ateliers. Pourtant, l'excision n'a jamais cessé. Mais aujourd'hui, personne n'informe la population. Et ils vont dire nul n'est censé ignorer la loi. Ils vont enfermer tout le monde, hein, s'ils n'expliquent pas le contenu de la loi. » [Juriste, femme, juillet 2022, Natitingou.]

4.2. Une réticence à l'application de la loi

Malgré les nombreux avantages reconnus par la loi, les logiques et les pratiques sociales et culturelles des Waaba liées à l'excision entraînent une réticence à l'appliquer. Cela se traduit par leur incompréhension face à la menace des sanctions :

« La lutte contre l'excision ne va pas finir maintenant. Qui veut la mort ? Qui dans notre village ici va oser tourner le dos aux ancêtres ? Quel wuro ne voudra pas montrer qu'il peut dompter la force de la nature et montrer son pouvoir ? Et on a toujours besoin de wuri tawo pour aider wuro. Hummm. Si cette loi est appliquée, on ira tous en jugement, hommes et femmes. » [Membre de communauté, masculin, Tanguiéta, juillet 2022.]

Mieux, il peut s'avérer particulièrement difficile aux femmes auteures ou victimes de se détourner de cette pratique, du fait de l'association entre maternité et fertilité. Chez les Waaba, l'identité personnelle et sociale des femmes tient d'abord à leur prestige de génitrice. La douleur du couteau est vivement souhaitée en contrepartie de la joie de l'enfantement et de l'estime personnelle, familiale, communautaire et sociale :

« Ils ont dit de ne plus nous exciser ? Qui a dit ça ? Et on va devenir quoi ? Une femme waao refuser yoobu ? Et si yoobu est une prescription des bokoba ? Est-ce qu'ils savent que parfois, c'est les warasu qui prescrivent le yoobu ? Tu tombes malade, tu n'arrives pas à accoucher. On trouve que c'est le yoobu qui te tient. Pour avoir un enfant, tu vas craindre la douleur ? Je ne connais pas encore cette femme. Moi si je suis dans le cas, je fais faire le yoobu. Et j'aurai ma santé. » [Membre de communauté, féminin, Boribasifa, juillet 2022.]

Dans ce contexte socioculturel, les acteurs sociaux ne jugent pas nécessaire de dénoncer l'excision. Pour eux, le *yoobu* est une pratique identitaire avantageuse à laquelle ils adhèrent et collaborent. Elle entraîne toutes les catégories et tous les maillons de la communauté dans un élan de solidarité pour la survie spirituelle, matérielle, individuelle et sociale. Dans la periode d'avril à mai 2022, cette cérémonie initiatique s'est déroulée dans certaines localités, sans crainte de dénonciation et des conséquences juridiques, sociales et économiques qui découleraient de la privation de liberté et des autres sanctions y relatives :

« Qui va dénoncer qui ? Chez qui ? Pour quelles raisons ? On est tous concernés. Le délégué ? Le chef de terre ? Le policier ? Qui ? On ira tous là-bas si on doit

dénoncer. Si tu finis de dénoncer, tu iras vivre avec eux ou continuer de rester au village ? Et si on doit payer l'argent, le pays sera riche. Ça peut venir un jour hein, mais j'attends de voir. » [Membre de communauté, sociologue, féminin, Natitingou, juillet 2022.]

5. Conclusion : des méthodes de lutte contre l'excision à reconsidérer

Les mouvements de lutte contre l'excision sont outillés juridiquement, mais l'attachement de ces communautés à une coutume avantageuse pour elles est au cœur de la réticence à l'abandonner et à dénoncer les résistants. La situation implique des stratégies plus persuasives, communicatives et participatives à l'endroit des défenseurs de l'excision.

L'égalité entre les hommes et les femmes est un idéal, une quête permanente qui se traduit, entre autres, par un cadre juridique adéquat. Le Bénin a adhéré au principe de l'égalité et, par expérience, lui a adjoint le principe de l'équité afin qu'une égalité formelle, demeurée théorique, devienne matérielle. En dehors de l'arsenal international et national, une loi spécifique a été votée. Des études ont porté sur la consécration de l'égalité comme principe humain fondamental (C. A. Kiss, 1996 ; P. Y. Néron, 2003 ; R. Jacques, 2003), mais insuffisant pour adresser l'égalité matérielle (Plan, 2006). Les conclusions de cette recherche s'inscrivent dans cette logique et montrent que l'État béninois, en votant une loi spécifique, promeut l'équité et outille adéquatement les acteurs de la lutte contre l'excision (C. A. Kiss, 1986 ; D. Sabbagh, 2004). Cependant, la mission protectrice des droits sexuels et reproductifs des femmes et des filles à l'aide de cet instrument fait face à un contexte social et culturel défavorable.

On l'a vu, malgré les enjeux sociaux, culturels et politico-économiques dont la loi est porteuse, son application est entravée par un système de pensée et de pratiques d'ordre culturel et social profondément ancré dans la tradition. De nombreuses sources abordent les causes de la pratique de l'excision dans le monde et en Afrique. Ces dernières portent sur les causes politiques (L. Porges, 2000 ; C. Verbrouck), sociales et culturelles (Plan, 2000 ; X. Carcopino ; R. Shojai, L. Boubli, 2004 ; Unicef, 2004 ; A. Konté, 2007) et juridiques. Quant aux causes de la persistance de l'excision, les auteurs évoquent la poursuite d'une coutume ancestrale et d'un rite de passage, organisés avec beaucoup de festivités (Unicef, 2012), les liens entre excision et mythes fondateurs (Commission du recours des réfugiés, n. d.) et la prévalence des mythes et fausses réalités (Unicef, 2012). Pour la plupart des écrits ayant abordé les causes juridiques de cette pratique, les raisons sous-jacentes identifiées sont le défaut de mise en œuvre de la législation par la plupart des États de l'Afrique de l'Ouest excepté le Burkina Faso (Plan, 2006) et l'absence de poursuite, en Guinée par exemple (Plan, 2016), ainsi que les limites des actions pénales (R. Berg *et al.*, 2012 ; A. Ma et P. Akweongo, 2009).

Notons toutefois les travaux de l'Unicef, qui mettent en exergue la dynamique multidimensionnelle qui combine des aspects d'ordre social, culturel, politique (Unicef, 2012). Mais alors qu'un fort intérêt a été porté aux causes sociales de la persistance de la pratique en général (A. Konté, 2017 ; Unicef 2012) et face à une loi (X. Carcopino *et al.*, R. Shojai, L. Boubli, 2004 ; Plan, 2016), rares sont les études qui établissent le lien entre la persistance de la pratique et la loi. Celles-ci notent la sévérité de la loi qui suscite son contournement (X. Carcopino ; R. Shojai, L. Boubli, 2004) ; la corruption ; le fait que l'ensemble des populations ne soit pas couvert ; l'analphabétisme, le pouvoir décisionnel des autorités politiques traditionnelles (Plan, 2006) et la préférence donnée aux sanctions juridiques sur les sanctions sociales (R. Berg et E. Denison, 2012).

Notre étude rejoint les travaux antérieurs sur les facteurs liés à l'analphabétisme, à la prévalence du pouvoir politique traditionnel, à l'environnement non propice, qui sont à notre sens les causes externes à la loi. Si elle n'a pas révélé la corruption comme fait explicatif, elle souligne la ruralité, le processus de vote, de mise en application de la loi et les stratégies globalement contre-productives. Par ailleurs, elle rend compte des facteurs internes que sont les fonctions sociales de l'excision. Elle conclut que la persistance de la pratique est due à un schème de pensées et de pratiques culturelles et sociales défavorables à l'éradication du fait. Il en découle, chez les communautés étudiées, une réticence à l'application de la loi. Les stratégies d'application de la loi, qui sont essentiellement d'ordre juridique, sont contre-productives. D'où le besoin de mise en œuvre de stratégies plus participatives, communicatives et persuasives.

Références bibliographiques

Andro Cambois et Lesclingand Marie, 2017. « « Les mutilations génitales féminines dans le monde », *Population & Sociétés* », n° 543, Ined Éditions, p. 1-4.

Banque mondiale, 2021. *Rapport d'évaluation du genre au Bénin. Participation des femmes aux opportunités économiques et aux prises de décision.*

Berg Rigmor C., Denison Eva, 2012. "Interventions to reduce the prevalence of female genital mutilation/cutting in African countries ", Campbell Systematic Reviews, Vol. 8, n° 1, 156 p. DOI: 10.4073/csr.2012.9.

Berger Peter, Luckman Thomas, 1986. *La construction sociale de la réalité*, Paris, Méridien Klienksiek.

Carcopino Xavier, Shojai, Raha et Boubli, Lizzie, 2004. « Female Genital Mutilation: General, Complications and Obstetric Management », *Journal de gynécologie, obstétrique et biologie de la reproduction,* n° 33, p. 378-383, http://dx.doi.org/10.1016/S0368-2315(04)96544-1.

Commission des recours des réfugiés-République française, n. d., *Les Mutilations génitales féminines.*

DIDR-Ofpra, 2019, *Les Mutilations génitales féminines (MSF).*

Kiss Charles Alexandre, 2006. « Le concept de l'égalité : définition et expérience », *Les Cahiers Droit des minorités*, vol. 27, n° 1, p. 145-147 (consulté en ligne le 21 juillet 2022). URL : https/ : www.erudit.org/fr/revues/cd1/1986-V-27.

Konté Assa, 2007. *La pratique de l'excision au Mali*, Mémoire de fin d'études, HEDS.

Ma Ako, Akweongo Patricia, 2009. "The limited effectiveness of legislation against female genital mutilation and the role of community believes in Upper East Region, Ghana", *Reproductive Health Matters*, Vol. 17, No. 34, pp. 47–54.

Madzou Sébastien *et al.*, 2017. *Reconnaissance et prise en charge des Mutilations génitales féminines (MGF)*, Réseau sécurité naissance 21e journée scientifique.

Muchielli Alex, 2013. *Dictionnaire des Méthodes qualitatives en sciences humaines et sociales,* Paris, Armand Colin (3e éd.).

Néron Pierre-Yves, 2003. « Prendre l'égalité au sérieux », *Phares*, Université du Québec à Trois-Rivières, vol. 3, n° 3, p. 130-138.

OMS, 2008. *Rapport national de la mise en œuvre du plan régional pour accélérer l'élimination des MGF/E en République Centrafrique.*

OMS, n. d. *Comprendre et lutter contre la violence à l'égard des femmes.*

OMS, n. d. *Plan d'action régional pour accélérer l'élimination des pratiques sexuelles féminines en Afrique noire, 1998-2000.*

Plan international Bureau régional de l'Afrique de l'Ouest, 2006. *Tradition et droits. L'excision en Afrique de l'Ouest*, Plan Ltd.

Porges Laurence, 2000. « Un thème sensible : l'excision en Afrique et dans les pays d'immigration africaine », *Afrique contemporaine*, n° 196, 4e trimestre, 50 p.

Robert Jacques, 1997. « Le principe d'égalité dans le droit constitutionnel francophone », *Cahiers du Conseil constitutionnel*, n° 3. (en ligne) consulté le mars 2022, *https://webview.conseil-constitutionnel.fr/node/487/pdf.*

Sabbagh Daniel, 2003. *L'égalité par le droit : les paradoxes de la discrimination positive aux États-Unis*, Paris, Economica, collection « Études politiques ».

Toungakouagou Sama Tchokomi Sabine, 2022. « Implications sociales de la loi relative aux dispositions spéciales de répression des infractions commises à raison du sexe des personnes et de protection de la femme en République du Bénin et effectivité de l'égalité au profit des femmes », Communication présentée au Colloque scientifique sur l'Égalité, Cotonou, août 2022.

Toungakouagou Sama Tchokomi Sabine, 2022. « La place des Femmes dans le *yoocansibu* chez les Waaba du Nord-Bénin », communication présentée au colloque scientifique du Festival des Arts et Culture des Waaba, Tanguiéta, le 22 avril 2022.

Toungakouagou Sama Tchokomi Sabine, 2022. « Fondements socioculturels de la réticence des Waaba face à la vaccination de la COVID », texte de communication à la neuvième conférence annuelle de ACLARS, Nairobi, 15 au 18 mai 2022.

Unicef (Stefan Trechsel, Regula Schlauri), n. d. *Les Mutilations génitales féminines en Suisse*, 52 p. (en ligne) consulté le 15 avril 2022 https://www.humanrights.ch/cms/upload/pdf/091106_UNI_Rechtsgutachten_WGV_fr.pdf.

Unicef, 2013. « Mutilations génitales féminines/excision : Bilan statistique et examen des dynamiques du changement », Extrait de : Fonds des Nations unies pour l'enfance, *Mutilations génitales féminines/excision : aperçu statistique et étude de la dynamique des changements*, New York.

Verbrouck Céline, n. d. « Lutter contre les mutilations génitales féminines : ensemble, au nom de nos filles », Bruxelles, Belgique. (en ligne), consulté le 15 mai 2022, www. Justice. gouv. fr/artr/pix 1-1 mutilations génitales féminines. PDF.

Yapi Sasso Sidonie Calice, 2018. *Mutilations génitales féminines en Côte d'Ivoire : approches et limites des structures de lutte*, thèse de doctorat, université Houphouët Boigny.

Chapitre VIII

ÉTUDE COMPARATIVE DE LA GESTION DES VIOLENCES BASÉES SUR LE GENRE CHEZ LES ADOLESCENTES DE 15 À 19 ANS DANS LA COMMUNE D'ALLADA AU BÉNIN EN 2021

Merveille AKOUTA,
Virginie MONGBO,
Patrick MAKOUTODE,
Jacques Zinsou SAIZONOU,
Ghislain Emmanuel SOPOH

1. Introduction

Selon le Haut-commissariat des Nations unies (2006, p. 50), les violences constituent une violation des droits de l'homme et celles liées au genre représentent un obstacle de taille pour l'atteinte des objectifs 3, 5 et 16 du développement durable (ODD) (2018, p. 13-4). Elles sont définies comme étant tout acte de violence dirigé contre une femme qui lui cause ou peut lui causer un préjudice ou des souffrances physiques, sexuelles ou psychologiques, y compris la menace de tels actes, telles la contrainte ou la privation arbitraire de liberté, que ce soit dans la vie publique ou dans la vie privée (Oxfam, 2012, p. 32).

Bien qu'au Bénin les questions de l'égalité des genres soient abordées dans la Constitution, les traditions au niveau des populations sont un environnement qui ne facilite guère l'élimination de toutes les formes de violences à l'endroit de la gent féminine. De nombreuses pratiques discriminatoires contribuent à entretenir ces inégalités dans tous les aspects de la vie socio-économique comme mentionné dans le profil genre du Bénin (Cépu-Bénin, 2013, p. 1-9 ; Dadjo, 2017, p. 77). La prévalence des violences basées sur le genre (VBG) faites aux femmes et aux filles était de 69 % en 2009 selon une enquête du ministère de la Famille (Dadjo, 2014, p. 107) ; plus d'un quart des femmes entre 15 et 49 ans avaient déclaré avoir subi des violences physiques à un moment quelconque de leur vie. Selon l'enquête démographique et de santé 2017-2018 (EDSB V), la proportion des femmes de 15 à 49 ans ayant subi des violences physiques et sexuelles au cours des 12 derniers mois est de 17 %. Les départements les plus touchés sont l'Alibori (27 %), Borgou (23 %), le Plateau (21 %), l'Atacora (19 %), le Couffo (18 %), l'Atlantique et le Littoral (16 %). Les taux de mariages forcés et précoces étaient de 34 % en 2014 (INSAE, 2019, p. 325-34). Par ailleurs, 14,10 % des adolescentes de 15 à 19 ans et 13 % des jeunes filles de 20 à 24 ans ont subi des violences conjugales (émotionnelle, physique ou sexuelle) en 2018 au Bénin (UNAIDS, 2018).

De manière générale, les investigations menées sur ce sujet sensible démontrent que les types de ces violences rencontrées au Bénin sont effectivement physiques, psychologiques, sexuels. Ils sont liés à l'exploitation économique et aux pratiques traditionnelles néfastes et de nombreux facteurs exposent les adolescentes aux violences basées sur le genre : sociodémographiques (âge, niveau d'instruction, religion, ethnie), économiques (niveau de vie de la femme), juridiques (existence des lois, application des sanctions) (Dadjo, 2017, p. 77 ; INSAE, 2019, p. 325-34). Les conséquences sanitaires, allant parfois jusqu'au décès, sont les grossesses forcées et non désirées, les avortements dangereux, les fistules traumatiques, les infections sexuellement transmissibles, notamment le VIH, allant même jusqu'à leur décès. D'autre part, la possibilité d'expression limitée et le tabou de la sexualité les maintiennent dans un rôle essentiellement reproductif (UNFPA, 2014, p. 4). Les agressions sexuelles ont un impact psychologique sur l'adolescente (Tantu *et al.*, 2020, p. 1-4). En effet, l'abandon du cursus scolaire, la dépression, la sous-estimation, la dépendance à l'alcool et le rejet par la famille ne favorisent pas l'épanouissement de l'adolescente et la qualité de son avenir (Gharoro *et al.*, 2011, p. 190). En dépit du cadre juridique instauré par les différents textes et lois ratifiés au Bénin et des procédures opérationnelles standardisées[64], du plan d'action multisectoriel de violence faite aux femmes et aux filles de 2011-2015 et des plans d'intégration sociale à divers niveaux (MdM, 2017, p. 7 ; ONU, 2018, p. 5), les violences persistent et deviennent des phénomènes sociaux émergents. L'incapacité des adolescentes à s'épanouir et exprimer leur sexualité dans un environnement favorable devient dès lors un frein à l'accomplissement du 3e ODD de l'Organisation des Nations unies (2018, p. 13-14).

C'est dans ce cadre que le Projet d'amélioration de la santé sexuelle et reproductive et du respect des droits sexuels (Passrelle), d'une durée de trois ans (2018-2021), s'est inscrit dans la lutte contre la violence basée sur le genre au Bénin. Il œuvre dans la zone sanitaire Allada-Toffo-Zè pour l'accès aux soins de santé sexuelle des adolescentes de 15 à 19 ans. Ses interventions sont ciblées sur la promotion des droits sexuels et reproductifs des adolescentes de la tranche d'âge de 15 à 19 ans et s'appuient entre autres sur la mobilisation de la communauté afin de dénoncer les cas de VBG selon un Mode opératoire normalisé (MON). Un cas de violence doit être notifié à tous les acteurs impliqués dans le Passrelle en un maximum d'une heure vingt-cinq minutes :

---

[64] Loi n° 2011-26 du 9 janvier 2011 portant prévention et répression des violences faites aux femmes. Loi n° 2006-19 portant répression du harcèlement sexuel et protection des victimes en République du Bénin. Loi n° 2018-30 portant autorisation de ratification du Protocole facultatif à la Convention sur l'élimination de toutes les formes de discrimination à l'égard des femmes, adopté à New York, le 6 octobre 1999. Centralisation des cas de violences basées sur le genre sur la base nationale Sidoffe-ng sous le ministère des Affaires sociales et de la Microfinance.

la communauté, le secteur éducatif, les ONG, les centres de promotions sociales (CPS), les commissariats de la police républicaine, le système de santé et les mairies (annexe I).

Ce chapitre analyse la gestion des violences faites aux adolescentes dans la communauté d'Allada au Bénin.

2. Méthodologie

2.1. Zone étudiée

L'étude s'est déroulée dans la zone sanitaire Allada-Toffo-Zè du département de l'Atlantique au Bénin, principalement dans 4 arrondissements de la commune d'Allada. La commune couvre une superficie de 381 km^2 et compte, en 2019, 151 402 habitants, dont 37 527 femmes en âge de procréer d'après l'annuaire des statistiques sanitaires de la zone (2019, p. 15). Les arrondissements de Hinvi, Allada, Sékou et Ahouanonzoun abritent les points de promotion sanitaire (PPS) du Passrelle impliqués dans la lutte contre les VBG. Hormis les formations sanitaires, le centre de promotion sociale (CPS) de la commune et les commissariats de police, également impliqués dans la prise en charge des cas de violences, ont été parcourus dans le cadre de l'enquête.

Les zones Passrelle ont été choisies de façon aléatoire parmi les 4 arrondissements cibles du projet. Parmi les 8 autres arrondissements de la commune, l'idée étant de limiter au maximum l'exposition des populations au projet, les zones non Passrelle choisies sont géographiquement distantes des zones Passrelle sélectionnées. Dans chaque arrondissement sélectionné, le quartier/village abritant le PPS Passrelle et/ou le CSA a été systématiquement retenu par un choix raisonné. L'étude s'est déroulée dans quatre quartiers/villages. Deux exposés au projet, abritant les PPS Passrelle (Alomey et Dodji-Dangban) ainsi que deux non couverts par le projet et abritant les centres de santé d'arrondissement (Avakpa-centre et Sehounsa).

2.2. Les échantillons

La population cible est celle des adolescentes âgées de 15 à 19 ans. Au total, 207 adolescentes ont été enquêtées. Pour documenter les perceptions, attitudes et pratiques dans la gestion des violences, des entretiens ont été réalisés avec 48 cibles secondaires, membres de la communauté : autorités politico-administratives, autorités religieuses, agents de santé, associations de femmes et d'hommes. La taille de l'échantillon des adolescentes a été obtenue grâce à la formule de Schwartz en tenant compte de la prévalence des violences physiques et sexuelles dans le département de l'Atlantique selon l'EDBS V 2017-2018 (16 %), ainsi que du poids de chaque adolescente dans les zones d'enquête. Les adolescentes de chaque quartier/village ont été sélectionnées après plusieurs étapes. Depuis le centre du quartier/village, une concession a été tirée au hasard. La première adolescente à questionner en venait ; les autres ont été sélectionnées de proche en proche jusqu'au nombre voulu par zone.

Dans chaque quartier/village, trois leaders religieux : un chrétien, un imam et un chef traditionnel (un par religion) ont été choisis par commodité, ainsi qu'un minimum de 10 personnes de groupements de femmes ou d'un groupement d'hommes pour les entretiens. Les responsables de ces associations et groupements ont été également retenus.

Les cibles primaires ont été obtenues par méthode probabiliste à deux degrés et les cibles secondaires par choix raisonné. Le critère d'inclusion pour toutes les cibles a été de résider au sein des zones d'enquête.

2.3. Collecte des données et variables d'analyse

Dans le respect strict des règles éthiques, un questionnaire a été administré aux adolescentes de 15 à 19 ans et des entretiens individuels semi-structurés réalisés auprès des commissaires de police, agents de santé, chefs d'arrondissement/quartier/village, leaders religieux ou communautaires. Des focus groups ont été menés afin d'avoir des informations sur la perception, les représentations et la gestion des VBG auprès des groupements et de diverses associations d'hommes ou de femmes de chaque zone enquêtée.

L'analyse des données quantitatives a été faite à l'aide du logiciel STATA 11. Les tests statistiques du Khi deux, Fisher exact et Student, avec un seuil de significativité de 5 %, ont été utilisés pour apprécier les effets du projet (les violences subies, leurs origines, les auteurs de tels actes, etc.) obtenus dans les sites du projet en comparaison des sites contrôles. Les variables quantitatives et qualitatives retenues pour l'étude auprès des adolescentes de 15 à 19 ans étaient l'âge, la fréquence des violences, l'ethnie, la religion, le niveau d'instruction, le statut matrimonial, le type de ménage, les violences subies au cours des douze derniers mois (violences physiques, émotionnelles, sexuelles, viol et mariage forcé), le lieu et les auteurs des agressions, le sexe de l'agresseur, la capacité à dénoncer, le 1er recours à l'aide, le 2e recours à l'aide, l'issue de la violence, l'information et la connaissance des droits sexuels et reproductifs. En ce qui concerne les membres de la communauté, les variables portaient sur la connaissance des violences, leurs perceptions au sein de la communauté (lien entre rôle social et violence faite aux femmes) et leur gestion (réactions et organes de recours). La transcription des entretiens une fois effectuée, leur contenu a été analysé. Des verbatims issus de la transcription des audios ont été utilisés pour comprendre les résultats quantitatifs obtenus.

2.4. Aspects éthiques

Les autorisations de la Direction départementale des affaires sociales et de la microfinance (DDSAM) et de la Direction générale de la police nationale républicaine (DGPNR) ont été obtenues pour la collecte des données de VBG dans les registres de plaintes du CPS et des commissariats de la commune d'Allada. Les documents normatifs du projet ont été obtenus après accord de la coordination de la zone sanitaire, partenaire du Passrelle. Toutes les cibles ont été informées de la nature et des objectifs de l'étude et leur consentement à y participer a été obtenu. Les entretiens individuels étaient convenus à l'avance et menés dans les lieux où les cibles s'estimaient le plus à l'aise pour librement s'exprimer, de même que les focus groups. L'administration du questionnaire aux adolescentes s'est faite au fur et à mesure qu'on les abordait ; elles choisissaient dans les environs les lieux où elles étaient capables de s'asseoir et de s'exprimer. Toutes les données ont été traitées et analysées de manière confidentielle et anonyme.

3. Caractéristiques des adolescentes et violences subies

L'âge moyen des adolescentes dans les deux zones était de 16,9 ± 1,5 an. Dans la zone exposée, la moyenne d'âge était de 17,2 ± 1,5 an et de 16,6 ± 1,5 an dans la zone non exposée. Les adolescentes enquêtées étaient majoritairement issues des ethnies Fon et Aïzo. La plupart d'entre elles étaient des apprenties (73,8 %) et des élèves (17,7 %) ; de religion chrétienne (88,1 %) avec un niveau secondaire ; elles étaient célibataires, mais entretenaient une relation amoureuse depuis en moyenne 2 ±1 ans (49,7 %). Les informations sociodémographiques détaillées par zones d'enquête sont présentées dans le tableau 1.

Sur 214 adolescentes enquêtées, 160 ont déclaré que les principales violences que subissent les filles ou femmes dans les zones enquêtées étaient surtout émotionnelles ou psychologiques (81,3 %) et physiques (78,1 %). La figure 1 montre la tendance des VBG de 2017 à 2020 auprès des institutions de prise en charge sociale et judiciaire, avec en tête de liste les violences émotionnelles ou psychologiques.

Figure 1. Évolution des cas de VBG chez les femmes et les filles de 2017 à 2020 au Centre de promotion sociale de la commune d'Allada.

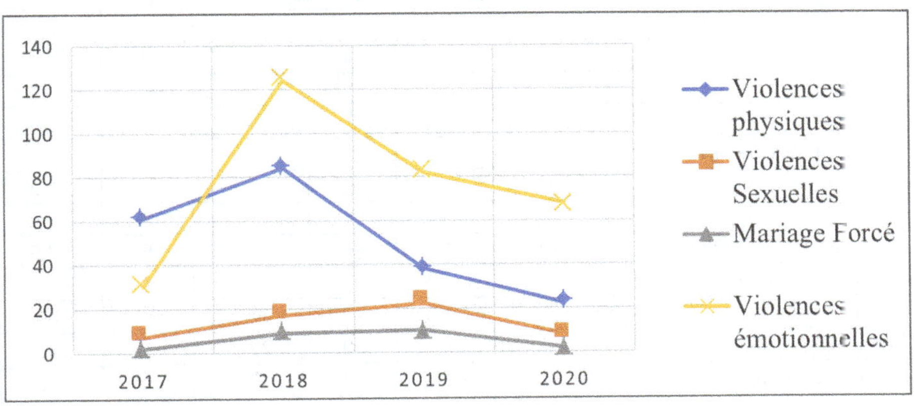

Les adolescentes enquêtées dans les zones non exposées au projet avaient relativement moins de connaissance des droits sexuels et reproductifs (14,4 %) que celles exposées au projet (39,2 %). Plus de la moitié des adolescentes dans les zones Passrelle (83,1 %) pouvaient citer au moins un droit, principalement celui de : *« Choisir de se marier ou non, de fonder et planifier une famille, de décider d'avoir ou non des enfants, quand et comment »* et celui d'avoir *« une égale protection devant la loi »*. Les violences émotionnelles, physiques et sexuelles recensées au cours de notre étude auprès des 214 adolescentes figurent dans les tableaux suivants avec leurs différentes caractéristiques.

Tableau 2. Caractéristiques des violences émotionnelles ou psychologiques subies par les adolescentes de 15 à 19 ans dans les zones enquêtées à Allada en avril 2021.

	Passrelle			Non Passrelle		**Total**	
	n	**%***		**n**	**%***	**n**	**%***
VICTIMES	**68**	**63,1**		**65**	**64,5**	**133**	**62,5**
Auteurs des violences							
Parents	34	49,8		29	43,1	63	47,5
Maîtres(ses) artisans	13	19,2		13	9,5	26	15,9
Conjoints	3	4,2		2	2,1	5	3,5
Petits amis	13	18,5		16	33,4	29	23,7
Enseignants	0	0		1	1,1	1	0,4
Inconnus	29	42,8		29	45,2	58	43,6
Sexe de l'agresseur							
Masculin	16	22,9		13	22,1	29	22,6
Féminin	31	44,8		16	23,2	47	37,4
Les deux	21	32,3		36	54,7	57	40,0
Lieu d'agression							
Maison	37	54,2		36	52,7	73	53,7
Rue	25	36,7		31	51,5	56	41,8
École	6	8,6		6	6,3	12	7,8
Lieu d'apprentissage	19	28,2		14	27,2	33	27,9
CAS DÉNONCÉS	**20**	**28,8**		**15**	**22,1**	**35**	**26,5**
1er recours							
Mère	9	-		11	-	20	55,4
Frères/sœurs	8	-		4	-	12	36,5
Copines	7	-		2	-	9	27,6
Attitude des recours							
A fait taire	19	-		14	-	33	92,5
N'a pas fait taire	1	-		1	-	2	7,5
CAS NON DÉNONCÉS	**48**	**71,2**		**50**	**77,9**	**98**	**73,5**
Motifs du silence							
Honte	31	64,5		27	42,1	58	56,4
Peur	8	17,1		10	29,5	18	21,6
Liens de parenté	9	19,2		14	32,3	23	24,0

Tableau 3. Caractéristiques des violences physiques subies par les adolescentes de 15 à 19 ans dans les zones enquêtées à Allada en avril 2021.

	Passrelle		Non Passrelle		**Total**	
	n	%*	n	%*	n	%*
VICTIMES	**43**	**40,5**	**44**	**38,2**	**87**	**39,7**
Auteurs des violences						
Parents	27	62,5	27	65,9	54	63,6
Maîtres(ses) artisans	22	51,6	12	32,0	34	45,2
Conjoints	2	4,5	1	1,7	3	3,6
Petits amis	2	4,5	3	8,8	5	5,9
Enseignants	1	2,4	3	5,4	4	3,3
Inconnus	0	0	7	16,0	7	5,2
Sexe de l'agresseur						
Masculin	11	25,6	13	23,3	24	24,8
Féminin	22	50,5	20	46,4	42	49,1
Les deux	10	23,9	11	30,3	21	26,1
Lieu d'agression						
Maison	30	69,9	28	67,7	58	69,2
Rue	2	4,3	6	14,2	8	7,5
École	3	6,9	4	7,1	7	7,0
Lieu d'apprentissage	20	46,8	10	24,9	30	39,7
Chez un ami	0	0	3	8,8	3	2,8
CAS DÉNONCÉS	**9**	**20,9**	**7**	**12,9**	**16**	**18,2**
1er recours						
Mère	7	-	6	-	13	-
Camarades	1	-	0	-	1	-
Agent de santé	1	-	1	-	2	-
Attitude des recours						
A fait taire	6	-	6	-	12	-
N'a pas fait taire	3	-	1	-	4	-
CAS NON DÉNONCÉS	**34**	**79,1**	**37**	**87,4**	**71**	**81,8**
Motifs du silence						
Honte	16	46,8	18	44,9	34	46,2
Peur	9	26,4	7	22,4	16	25,0
Liens de parenté	12	35,8	15	46,7	27	39,6
Liens d'amitié	2	5,7	3	6,1	5	5,9

Tableau 4. Caractéristiques des violences sexuelles subies par les adolescentes de 15 à 19 ans dans les zones enquêtées à Allada en avril 2021.

	Passrelle		Non Passrelle		**Total**	
	n	**%***	**n**	**%***	**n**	**%***
VICTIMES	**39**	**36,1**	**35**	**34,6**	**74**	**35,6**
Auteurs des violences						
Parents	3	7,8	0	-	3	5,2
Maîtres (ses) artisans	1	2,6	0	-	1	1,8
Conjoints	2	5,1	3	5,9	5	5,4
Petits amis	26	54,9	20	54,9	46	62,6
Enseignants	0	-	0	-	0	0
Inconnus	12	31,0	14	43,0	19	35,0
Sexe de l'agresseur						
Masculin	36	91,9	33	96,0	69	93,2
Féminin	0	0	0	0	0	0
Les deux	3	8,1	2	3,9	5	6,8
Lieu d'agression						
Maison	13	33,5	10	23,6	23	30,2
Rue	24	61,6	14	46,9	38	56,7
Lieu d'apprentissage	3	7,8	3	9,8	6	8,5
École	2	5,4	6	11,9	8	7,5
Chez un ami	5	12,2	4	11,7	9	12,1
CAS DÉNONCÉS	**9**	**22,5**	**6**	**15,7**	**15**	**20,3**
1er recours						
Mère	4	-	5	-	9	-
Frère/sœur	2	-	1	-	3	-
Camarades	2	-	0	-	2	-
Agent de police	1	-	0	-	1	-
Attitude des recours						
A fait taire	6	-	6	-	12	-
N'a pas fait taire	3	-	0	-	3	-
CAS NON DÉNONCÉS	**30**	**77,5**	**29**	**84,3**	**59**	**79,7**
Motifs du silence						
Honte	18	59,3	21	58,4	39	59,0
Peur	6	20,5	5	25,4	11	22,2
Liens de parenté	0	0	2	4,7	2	1,6
Lien d'amitié	9	30,3	5	25,4	14	28,6

Le tableau 5 ci-dessous est un récapitulatif des types de violences subies par les adolescentes.

Tableau 5. Comparaison des violences recensées chez les adolescentes de 15 à 19 ans dans les deux zones enquêtées à Allada en avril 2021 (n = 214).

Violences Basées sur le Genre (VBG)	Zones Passrelle (n = 107)			Zones non Passrelle (n = 107)		p
	n	**%**		**n**	**%**	
Violences émotionnelles	68	63,1		65	64,5	0,89
Violences physiques	43	40,5		44	38,2	0,77
Agressions sexuelles	39	36,1		35	34,6	0,85
Viols	3	2,8		2	4,0	0,74
Mariage forcé	3	2,6		1	2,0	0,85

À l'issue de l'analyse, la comparaison des violences par zones ne révèle pas de différences significatives au seuil de 5 %. À titre d'exemple :

Cas de viol : Cinq adolescentes en étaient victimes ; trois dans la zone Passrelle et deux dans la zone non Passrelle. Sur les 3 adolescentes violées dans la zone d'intervention du projet, l'une avait été prise en charge selon le Mode opératoire normalisé du Passrelle. Pour celles ayant gardé le silence, la peur et la honte étaient les principaux motifs de non-dénonciation dans les zones enquêtées.

Mariage forcé : Sur les 214 sujets enquêtés, 4 adolescentes avaient déclaré avoir été victimes d'un mariage, soit 2,6 % dans les zones Passrelle contre 2,0 % dans les zones non exposées. Elles avaient un âge moyen de 16,6 ± 1 an à l'union avec des extrêmes allant de 15 à 18 ans. La décision de mariage avait été prise par un membre de la famille nucléaire de l'adolescente. D'autre part, sur les 107 adolescentes enquêtées dans les zones non Passrelle, 22,6 % avaient affirmé connaître au moins une fille donnée en mariage contre son gré avant l'âge de 18 ans dans leurs entourages, contre 18,3 % dans les zones Passrelle (p = 0,03).

4. Discussion

4.1. Représentation des violences exercées

Les violences faites aux femmes et en particulier aux filles sont jugées *« intolérables »* à 93,7 %, mais cependant *« gérables »* (n = 48).

> *« Les hommes ont cette manière d'oublier que nous venons tous d'une femme. Tu la bats, tu l'insultes, et pourtant le soir, c'est encore elle que tu câlines. C'est méchant ! »* Chef d'un arrondissement, zone Passrelle. *« Prrrr ! Est-ce qu'un homme sensé dans sa tête devrait même infliger une douleur, même petite qu'elle soit, à ce qu'on appelle la femme ? C'est des trucs qu'on ne doit pas tolérer, mais qui continuent toujours et qu'on essaie de gérer. »* Présidente d'une association de femmes, zone non Passrelle.

Les enquêtés des communautés des adolescents dans les zones non Passrelle, estimaient que les violences traduisent un manque d'affection par des sévices ou douleurs infligés aux femmes :

> « *Un homme qui aime réellement sa femme ne peut pas lui faire de mal, à moins que vous ne vous aimiez pas sincèrement ! (rires), mais oui. Les jeunes filles d'aujourd'hui suivent les* je t'aime, je t'aime *des voyous là et tombent enceintes. Après c'est pour que tu entendes maman il m'a giflée, il ne me donne pas d'argent !* » Membre d'une association de femmes, zone non Passrelle. « *C'est l'absence d'entretien de la femme que moi j'appelle violence et ça peut ne pas être volontaire, il faut le dire. Souvent on n'en a pas conscience !* » Chef d'un quartier, zone non Passrelle.

Les personnes interrogées dans les zones exposées au projet trouvaient qu'il s'agissait simplement de la méchanceté des hommes, du manque d'amour et de la suprématie des hommes sur les femmes en général (Figure 2).

Figure 2. Perception du concept de violence par les membres des communautés.

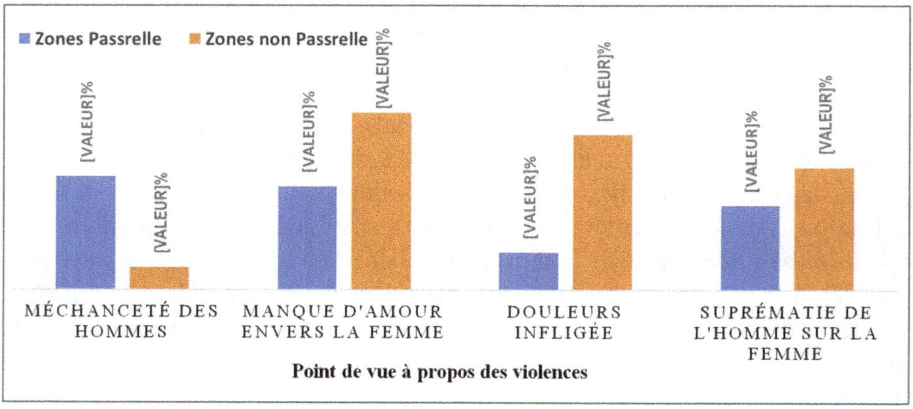

4.2. Les causes des violences

Les principaux motifs des violences faites aux femmes dans les zones exposées au Passrelle, seraient principalement le manque d'éducation ou la mauvaise éducation des hommes, le statut économique des foyers, les tensions au sein des familles d'appartenance des adolescentes ainsi que le poids des traditions (Figure 3).

Figure 3. Causes des violences rencontrées chez les adolescentes selon les membres de la communauté.

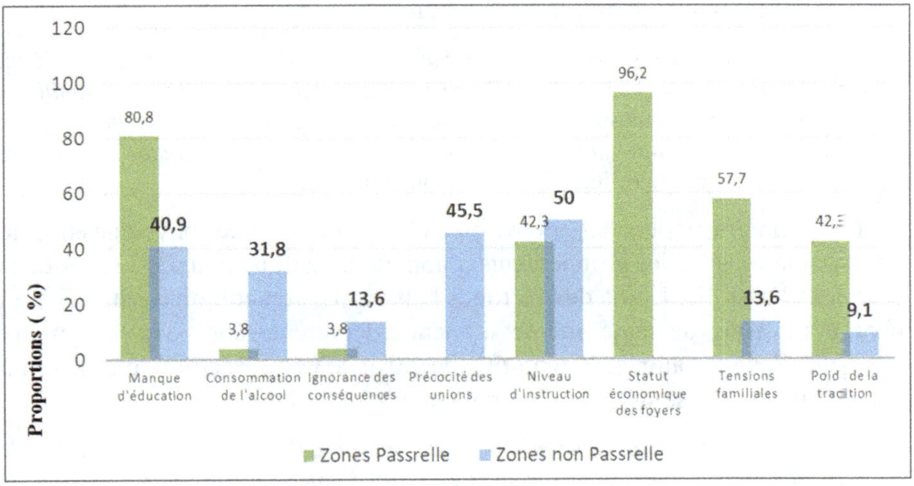

4.3. Les récits de gestion concrète des cas de violence

« Quand l'homme n'a pas d'argent, il peut être désagréable envers tout le monde, surtout les plus proches de lui, c'est-à-dire sa femme et ses enfants. » Chef religieux traditionnel, zone Passrelle.

« Puisque la maman même à cause des violences qu'elle subit, quitte la maison et laisse ses enfants, déjà à 10 ans, les filles ont leurs premiers rapports sexuels, que ce soit voulu ou non. Et souvent c'est le père, ou l'oncle, ou une personne qui vit dans la même concession que l'adolescente. » Cadre du centre social, zone Passrelle.

Pour les sujets issus de communautés non exposées au projet, il s'agirait plutôt de la précocité des unions, du niveau d'instruction faible et du manque d'éducation.

« Les jeunes filles et les femmes souffrent tellement ! Ici on te dira que toutes les unions sont consenties, mais c'est faux ! Si je tombe enceinte par accident, ce n'est pas pour cela que je dois t'épouser hein. Lorsque vous ne vous aimez pas réellement, toi femme on va te dévaloriser, et tu ne vaudras pas mieux qu'une serpillière ! » Membre d'une association de femmes, zone non Passrelle.

« Ici, on ne pourra pas compter cinq hommes bien dans l'ensemble du village. Les vieux, là, ont une mauvaise influence sur les jeunes gens. J'ai deux filles et un garçon ; je sais comment mon garçon agit envers sa fiancée et comment mes filles souffrent dans les mains de leur mari. » Présidente d'une association de femmes, zone non Passrelle.

Les cas dénoncés par les adolescentes ont été pour la plupart gérés de la même manière. Dans aucune des deux zones enquêtées, les violences émotionnelles des adolescentes n'ont été prises en charge (94,1 %) par les institutions, leurs plaintes n'y étant jamais parvenues. Hormis une adolescente de 16 ans qui requérait des soins d'urgence, aucune démarche répressive n'a été menée, comme en témoigne une victime :

> *« Après que le mari de ma mère m'ait battue, j'ai bu de l'eau de javel. Ce n'était pas les coups qui me faisaient mal, c'est la situation dans laquelle notre famille se retrouvait là que je ne supportais plus. Le centre de santé m'a prise en charge et proposé une poursuite auprès des policiers, mais ma mère ne voulait pas alerter la police ! »* Victime résidant à Allada, zone Passrelle.

Les premiers recours des adolescentes face aux violences physiques ont été des associations ou des groupements d'appartenance à hauteur de 33,3 % dans les zones Passrelle. L'une des victimes battues par son conjoint a été prise en charge au centre de santé, même si aucune démarche répressive n'a pu être possible. Pour les autres, la tentative de saisir le commissariat de police n'a pas abouti et s'est soldée par un arrangement à l'amiable :

> *« Après les soins, le docteur m'a orientée vers le CPS ; mais tata, toi aussi ! Je n'ai pas d'argent et je suis enceinte. Si on l'enferme, qui va me nourrir et supporter l'enfant? Que vont dire mes beaux-parents ? »* Victime résidant à Sékou, Zone Passrelle.

> *« Ma patronne m'a battue, car elle pensait que j'ai une relation avec un garçon. J'ai été vraiment blessée. J'ai appelé mes parents et décidé de me rendre au commissariat. Sur le chemin on m'a retournée et dès que j'ai mis pied à la maison, je n'en suis plus sortie. »* Victime résidant à Sékou, zone Passrelle.

Les adolescentes victimes d'agression sexuelle ou de viol et qui ont partagé l'information avec un proche (33,3 %) au niveau des zones exposées au projet ont reçu des soins de santé. Dans l'un des cas, le mode opératoire normalisé (MON) du Passrelle a été suivi pour une prise en charge multisectorielle :

> *« C'est au cours de l'une de mes ventes qu'un monsieur m'a demandé de lui vendre des jus. Il s'est rendu dans sa chambre pour chercher l'argent, donc je l'attendais. Quelques minutes après, il dit de venir chercher avec la monnaie qu'il a mal au ventre. Ah ! C'est là il m'a attrapée et fermé ma bouche. J'ai tout fait, j'ai crié, mais j'ai été violée par ce malade et je ne pouvais plus marcher. Les gens ont alerté le centre de santé. Là-bas, on m'a posé une sonde. Ensuite, les policiers ont arrêté l'individu qui demeure en prison jusqu'à présent. Les membres de ma famille m'aident, mais vraiment... »* Victime résidant à Allada, zone Passrelle.

4.4. Avis des communautés sur la gestion des violences

La gestion des violences différait d'une zone à l'autre. En communauté, l'arrangement à l'amiable est la méthode de gestion la plus courante dans les zones non exposées au projet (68,2 %), contrairement aux zones Passrelle (19,2 %).

> *« Quand ça arrive comme ça, on va chez le chef quartier. Et même là, ton histoire va se taire. Si c'est trop répété, on l'enferme au commissariat pour trois jours au plus. C'est après ça tu comprendras ta douleur... C'est vrai qu'il y a les lois et*

tout, mais les papiers sont là et l'être humain est aussi d'un autre côté. Dans cette histoire ce sont les comportements qu'il faut changer. Surtout les aînés qui déteignent sur les jeunes par leurs manières de voir le sexe féminin comme une poule pondeuse. Là encore, la poule sans entretien, elle meurt ! » Membre d'une association de femmes, Zone non Passrelle.

« Ils sont tous parentés dans cette localité et même en cas de violence, ils règlent entre eux. La plaignante elle-même finit par se désister. Nous notre rôle c'est d'assurer la sécurité de tous, donc tant qu'il n'y a pas casse, nous ça va ! » Agent de la Police républicaine, zone non Passrelle.

« Que les problèmes dont vous parlez aillent jusqu'au CPS ou au commissariat, c'est très rare ! Nous, on est solidaire, donc on règle les tensions à l'amiable ; en tout cas dans la communauté musulmane, c'est comme ça ! » Chef religieux, Zone non Passrelle.

Au contraire, les membres de communauté exposés au Projet estimaient que dans la gestion du problème des violences, il était nécessaire que le chef quartier (42,3 %), le centre de promotion sociale et le commissariat (84.6 %) soient alertés :

« Le mode de dénonciation est déjà connu et affiché même chez moi là ! Donc quand on constate une violence, ça ne prend pas de temps : c'est allô le commissaire, allô le centre de santé, et les gens du CPS descendent aussi... » Chef d'un quartier, zone Passrelle.

« Passrelle nous a déjà formés et nous relayons l'information dans nos différents quartiers. Donc chez nous, on sait déjà que l'affaire ira chez le chef quartier et plus haut pour qu'on puisse sauver la fille. » Membre d'une association de femmes, Zone Passrelle.

Certaines personnes ont notifié que sans le consentement de la victime, aucune procédure judiciaire n'est entamée sauf une prise en charge sanitaire :

« Les lois sont claires sur le sujet, mais tant que la victime ne veut pas entamer la procédure, il n'y a pas de gestion. On ne peut l'aider à s'extraire de la violence subie, parce que si tu décides à sa place, tu risques dans la suite d'être celui qui a détruit un foyer, ou mis fin à une relation... c'est très sensible, ça, je vous dis ! » Président d'une association d'hommes, zone Passrelle.

Selon un responsable du Centre de promotion sociale, les violences émotionnelles et économiques font l'objet de médiation entre les parties concernées, pour ceux qui viennent s'en plaindre. Néanmoins, pour cas de bastonnade, coups et blessures et séquestrations et violences sexuelles, l'affaire est référée aux organismes judiciaires pour une poursuite proprement dite :

« Les violences, elles existent et sont de tous ordres ! Nous recevons de rares cas d'abus sexuels sur mineurs, mais quand cela se passe, les parents attendent longtemps avant de venir vers nous. Il faut aussi dire que les cas d'inceste se répètent dernièrement dans la communauté. La cellule familiale n'est plus ce qu'elle est, et en cas de violences il y a un arrangement en leur propre sein qui se

solde par le silence et des traumatismes plus tard pour l'enfant. » Agent CPS, Allada.

5. Discussion

Les données recueillies dans les zones enquêtées auprès des différentes cibles font ressortir cinq principaux types de violences basées sur le genre, faites aux femmes et aux filles : violences, émotionnelles, physiques, agressions sexuelles, viol et mariage précoce ou forcé, comme l'avait révélé l'enquête du projet Empower/Care (2018, p. 37-76). Sur la base des données recueillies, les plaintes du sexe féminin reçues en 2017 étaient majoritairement attribuées aux violences physiques et émotionnelles. Ces résultats corroborent le constat effectué au cours de la seconde analyse du profil genre du Bénin par Dadjo (2017, p. 77-9). L'augmentation importante du nombre de cas recensés en 2018 coïncide également avec le début de la mise en œuvre des activités de communication de la SRAJ autour des VBG du projet Passrelle à l'endroit des membres en communauté. Elle pourrait être expliquée par la mise en place du système d'alerte du projet, qui contribuerait à révéler des violences autrefois dissimulées sous la culture du silence.

5.1. Caractéristiques des violences recensées chez les adolescentes enquêtées

Parmi les adolescentes enquêtées dans les zones ciblées par notre étude, 62,1 % étaient sujettes à des violences émotionnelles : propos injurieux (77,4 %), taquineries méchantes (54,9 %), critiques injustifiées (40,6 %), menaces et chantages (21,05 %). Ces résultats sont proches de ceux obtenus par l'étude menée par le projet Empower/Care en 2008 dans la commune d'Allada. Les violences psychologiques et morales étaient les injures, l'intimidation, les menaces, la possessivité. Elles s'observaient davantage dans les zones exposées au Passrelle que dans la zone de contrôle et provenaient bien plus des familles des adolescentes et de la rue, que de l'école, avec comme principaux auteurs les parents proches, des inconnus, les maîtres d'atelier et les petits amis des victimes. Selon l'un des chefs religieux de l'arrondissement d'Allada, la proximité des structures de répression pourrait justifier la prédominance des violences psychologiques faites aux adolescentes :

> *« Ici c'est le centre-ville, le commissariat n'est pas loin et même leur direction départementale est juste à côté. Donc tout le monde sait que s'ils maltraitent les filles, quelqu'un ira les signaler ; ou mieux elles-mêmes vont se rendre au CPS. Dans ces conditions au lieu de frapper, ils les insultent, les dénigrent et tout ! »*

Ainsi, à défaut d'exprimer une quelconque douleur physique ou sexuelle par peur des représailles, l'usage de mots comme moyen de pression pour déstabiliser l'adolescente est privilégié dans les communautés. Une situation soutenue par l'absence de sanctions pour violences verbales sans preuve au niveau des instances de juridiction.

Les résultats de l'enquête indiquent aussi une légère prédominance des violences physiques dans les zones non Passrelle, avec comme motifs de non-dénonciation la honte d'en parler, les liens de parenté et la peur. Les principaux auteurs étaient les parents, les maîtres artisans et les inconnus dans les deux zones. Les agressions sexuelles recensées chez les adolescentes venaient en majeure partie de la ville et étaient initiées principalement par les petits amis des adolescentes, les maîtres artisans et des inconnus. Même si aucun parent n'a été notifié dans un cas d'agression dans les zones non exposées au projet, l'implication des membres des familles proches dans les cas de violences sexuelles est justifiée par l'instabilité au sein des ménages et le départ des géniteurs. Ainsi, l'abandon de son foyer par la mère violentée expose les enfants filles et les adolescentes à des attouchements déplacés et des tentatives de viol par les membres de leurs familles proches, en absence d'une protection parentale soutenue (Decker *et al.*, 2014, p. 2-7 ; Empower/Care 2018, p. 37-76). Dans les deux zones enquêtées, certaines adolescentes ont déclaré avoir subi des attouchements déplacés provenant principalement d'individus de sexe masculin et aussi de sexe féminin. D'autre part, les cas d'inceste dans la commune empêchent les adolescentes de jouir pleinement de leurs droits sexuels et compromettent leur développement psychologique, avec des répercussions sanitaires et sociales. Les études de Gharoro *et al.*, portant sur 518 femmes, avec une prépondérance des adolescentes de 16 à 19 ans, trouvaient que chez les victimes de violences sexuelles, les petits amis dans 61,1 % des cas, les conjoints dans 22,2 % des cas et un parent proche (père/frère) dans 2,78 % des cas, étaient les agresseurs. Cependant, la taille de l'échantillon, la population d'étude et la classification des violences utilisée par les auteurs diffèrent des nôtres, même si nos résultats sont proches.

5.2. Représentations, perceptions et causes des violences basées sur le genre recensées dans les communautés d'Allada

Le cercle familial est le principal milieu où se font sentir les violences émotionnelles et physiques exercées par les parents et les conjoints. Les parents sentent le besoin d'inculquer des valeurs à l'adolescente en s'appuyant sur le principe d'autorité-soumission ; méthode qui n'a pas prouvé une grande efficacité dans la gestion de la période d'adolescence (da Conceição, 2015, p. 521-34). Les agressions sexuelles et le mariage précoce ou forcé des filles sont plutôt associés au rôle reproductif attribué aux femmes depuis toujours. Les divers entretiens menés avec les chefs religieux, les leaders communautaires et les agents des commissariats et du centre de promotion sociale permettent de comprendre tous les facteurs sociaux qui construisent autour des VBG un mur presque inébranlable au regard des normes sociales. L'autonomisation des filles et des femmes devrait permettre de réduire ces inégalités et assurer une plus grande résilience face à la lutte contre les VBG ; car la suprématie et masculinité de l'homme dans le couple, qu'il s'agisse d'une union forcée ou voulue, et le statut économique du foyer sous-tendent ces types de violences. Ces résultats rejoignent ceux de Queck K. (2019, p. 17) : la violence domestique est une conséquence du désir des hommes d'exercer un pouvoir et un contrôle sur leurs partenaires féminines, comportement légitime dans le cadre du système patriarcal. Par ailleurs, l'étude menée en 2008 par le projet Empower trouvait, comme déterminant des VBG, l'hégémonie des conjoints sur leurs épouses empêchant leur épanouissement économique. Bien qu'une grande partie des cas de mariage précoce soit observée dans les zones Passrelle, 22,6 % des adolescentes issues de zones non exposées connaissaient au moins une fille donnée en mariage avant 18 ans ; la survenue des grossesses non désirées étant la raison principale des unions précoces dans les localités.

5.3. Gestion des violences subies dans les communautés enquêtées

Le projet a permis aux membres de la communauté de mieux aborder le concept des violences, ce qu'elles représentent et ce qu'elles impliquent pour la santé et le développement des adolescentes et principalement la connaissance des droits de l'homme et des droits sexuels. Ces résultats rejoignent ceux du projet Bénin-01 réalisé en 2009 à Cotonou à travers le Centre socio-éducatif des jeunes (CSEAJ) (Adoun, 2009). La diminution progressive observée depuis 2018 de toutes ces violences enregistrées au sein de la commune pourrait être associée à l'application et au suivi de la procédure du MON développée et vulgarisée auprès des acteurs en communauté. Cependant, les proportions élevées des victimes dans les communautés d'intervention du Passrelle pourraient s'expliquer par la capacité des adolescentes à mieux s'exprimer sur le sujet des violences, au regard de l'environnement favorable à la dénonciation. Même si toutes les violences dénoncées n'ont pas été prises en charge, l'aptitude des adolescentes victimes de violences des zones Passrelle à en parler à un proche, à un agent de santé ou de police, ainsi que la volonté de ces recours de ne pas faire taire la victime pourraient attester que l'information partagée par le projet et relayée souvent sur les ondes radiophoniques atteint les membres de la communauté. Il y a donc une amélioration dans la gestion des cas de violence, dans le domaine de la santé des jeunes adolescentes et de leurs droits. En Afrique du Sud, l'attitude positive à l'égard de l'égalité des sexes augmente en fonction du niveau d'éducation sur le sujet (Jude et Iddisah Sulemana, 2019, p. 311), ce qui suggère l'influence potentielle du Passrelle sur les connaissances et attitudes des membres de la communauté des adolescentes. Mais avec la mise en œuvre du projet, axé sur la dénonciation des VBG, les adolescentes deviennent moins vulnérables aux violences physiques et sexuelles et les souffrances psychologiques arrivent désormais en tête de liste des violences depuis 2018.

Une collaboration plus étroite avec les institutions de répression et de prise en charge sociale est nécessaire. L'implication des responsables du CPS et de la police républicaine comme acteurs opérationnels dans les activités du Passrelle est limitée à une simple collaboration et à un appui à la mise en application du MON. Toutefois, selon certains témoignages reçus dans les zones du projet, les sanctions prévues par la loi ne sont pas appliquées si l'agresseur est une personne influente de la communauté. Le renforcement dans la répression et une rigueur appliquée à la gestion des violences sont indispensables pour l'atteinte effective des objectifs du projet ainsi que des objectifs de développement durable. Sur le plan sanitaire, le contexte actuel de la pandémie de Covid-19 et ses implications administratives dans la performance du système de santé au niveau périphérique influent sur la fonctionnalité des infrastructures et la disponibilité des ressources matérielles du projet. En réalité, la construction du Centre Ami des Ados (CAAD) au sein de l'hôpital de zone d'Allada paralyse les activités SRAJ/VBG destinées aux adolescentes au profit des activités propres au service de la maternité. Il s'agit là d'un obstacle majeur dans le processus de mise en œuvre du projet, car les adolescentes sont privées de services de SSR et par conséquent du droit à la santé. Elles ne bénéficient pas des progrès de la science, comme stipulé dans les articles 7 et 9 de la déclaration des droits sexuels et reproductifs de l'IPPF (2008, p. 36).

5.4. Capacité de résilience des adolescentes

Les adolescentes ayant le plus dénoncé les violences dont elles avaient été victimes provenaient des zones exposées aux activités du projet. L'une d'entre elles en avait parlé à un agent de santé, et la plupart en avaient parlé avec leurs mères, qui à leur tour l'ont notifié à des associations ou groupements de femmes dont elles étaient membres. Cependant, les victimes résidant dans les zones non Passrelle et qui en ont parlé n'étaient pas encouragées à le faire. La connaissance des lois et l'utilisation du système d'alerte des cas de VBG dans la gestion des violences par les autorités politicoadministratives et les groupements dans les zones Passrelle, contrairement aux zones non exposées au projet, témoignent de la création progressive d'un environnement dans lequel les adolescentes pourraient s'épanouir et jouir de la protection de leurs droits sexuels. La stratégie de mobilisation communautaire du projet autour des VBG commence donc à agir sur les mentalités.

Forces et limite de l'étude

Les outils de collecte ont été prétestés puis ajustés au regard de la sensibilité du sujet, les entretiens individuels et de groupe réalisés se sont déroulés dans des conditions où les populations cibles ne sentaient pas de contraintes à s'exprimer et dans la langue qu'elles avaient choisie. Toutefois, des biais liés à l'informateur et à l'enquêteur ne sont pas à écarter, mais la triangulation des techniques utilisées a pu les minimiser. Les contraintes financières et en temps n'avaient pas non plus favorisé la sélection des zones non exposées au projet hors de la commune d'Allada. Cela a été la limite principale de cette étude pour apprécier la gestion des violences au sein des communautés exposées ou non au projet Passrelle.

6. Conclusion

Cette recherche a permis d'apprécier la gestion des violences basées sur le genre dans le cadre du Projet d'amélioration de la santé sexuelle et reproductive des adolescentes dans la commune d'Allada au Bénin. Il en ressort que les violences faites aux adolescentes étaient mieux abordées et gérées dans les arrondissements ciblés par le projet, grâce au système d'alerte et de dénonciation des VBG instauré et vulgarisé auprès de tous les acteurs communautaires. Cependant, on ne pourrait affirmer que la stratégie de mobilisation communautaire du projet Passrelle a un effet perceptible sur les connaissances, attitudes et pratiques dans la gestion des actes de violence subies par les adolescentes de 15 à 19 ans dans la commune d'Allada, malgré les résultats observés. Des efforts méritent d'être faits dans le cadre de la fonctionnalité du Centre Ami des Ados construit pour le développement des activés de prévention et de prise en charge, et pour le renforcement des collaborations interinstitutionnelles et une meilleure participation communautaire, afin d'atteindre une société plus favorable à l'épanouissement et au respect des droits sexuels des adolescents et des jeunes.

Références bibliographiques

Adoun D., 2009. *Évaluation des effets du programme adolescents et jeunes de Cotonou.* https://corpus.ulaval.ca/jspui/bitstream/20.500.11794/21757/1/26873.pdf.

Blazy P., Giumelli A.-C., 2017. *Médecin du monde : dossier de presse*, 7 p.

Coalition pour l'Examen périodique universel du Bénin (Cepu-Bénin), 2013. *Soumission pour informer le Comité sur l'élimination de toutes les formes de discrimination contre des femmes sur sa considération du rapport périodique du Bénin sous la convention de CEDAW.*

Da Conceição Taborda-Simões M., 2015. « L'adolescence : une transition, une crise ou un changement ? », *Bulletin de psychologie*, vol. 479, n° 5, p. 521-534.

Dadjo Cica M., 2014. *Bénin Profil genre,* 107 p.

Dadjo Cica M., 2017. *Bénin Profil genre,* p. 77-79.

Decker M. R., Peitzmeier S., Olumide A., Acharya R., Ojengbede O., Covarrubias L., *et al.*, 2014. « Prevalence and Health Impact of Intimate Partner Violence and Non-Partner Sexual Violence Among Female

Adolescents Aged 15–19 Years in Vulnerable Urban Environments: A Multi-Country Study », *J. Adolesc Health*, p. 2–7.
Enabling Mobilization and Policy implementation for Women's Rights, 2008. *Violences faites aux femmes et aux filles au Bénin.*
Fonds des Nations unies pour la population (UNFPA), 2014. *Santé et droits sexuels et de la procréation des adolescentes au Bénin,* 4 p.
Gharoro E. P., Enabudoso E. J., Sodje D. K., 2011. « Non-consensual sex in Benin », *Niger. J. Clin. Pract.*, Apr-Jun, 14(2), pp. 190–4.
Haut-commissariat des Nations unies, 2006. *Questions fréquentes au sujet d'une approche de la coopération pour le développement fondée sur les droits de l'homme*, New York-Genève.
Institut national de la statistique et de l'analyse économique (INSAE), 2019. *Cinquième Enquête démographique et de Santé au Bénin (EDSB-V) 2017-2018*, Cotonou, Bénin et Rockville, Maryland, USA, INSAE et ICF, 525 p.
International Planned Parenthood Federation, 2008. *Déclaration des droits sexuels de l'IPPF : Qui sommes-nous ?*, Newhams Row London, 36 p.
Jude E. Kyoore, Iddisah Sulemana, 2019. "Do Educational Attainments Influence Attitudes Toward Gender Equality in Sub-Saharan Africa?", *Forum for Social Economics*, pp. 311–33.
Ministère de la Santé du Bénin, 2019. *Annuaire des statistiques sanitaires. Zone sanitaire Allada-Toffo-Zè,* p. 15-25.
Organisation des Nations unies, 2018. *Évaluation du 8e programme des pays UNFPA/NIGER 2014-2018 : Rapport final d'évaluation*, p. 5.
Organisation des Nations unies, 2018. *Les 17 Objectifs de développement durable de l'Agenda 2030. Un défi pour la planète*, p. 13-14.
Oxfam, 2012. *Éradiquer les violences faites aux femmes*, 32 p.
Queck K., 2019. « Patriarchy ». Dans *Handbook on Gender and Violence.* Cheltenham, UK, Edward Elgar Publishing, 17 p.
République du Bénin, 2012. *Loi n° 2011-26 du 9 janvier 2012*, 24 p.
Tantu T., Wolka S., Gunta M., Teshome M., Mohammed H., Duko B., 2020. "Prevalence and determinants of gender-based violence among high school female students in Wolaita Sodo, Ethiopia: an institutionally based cross-sectional study", *BMC Public Health*, 20(1), pp. 1–4.
United Nations AIDSinfo statistics (UNAIDS), 2018. *Atlas mondial de la santé.*

Annexe I : Mode opératoire normalisé d'alerte des violences basées sur le genre.

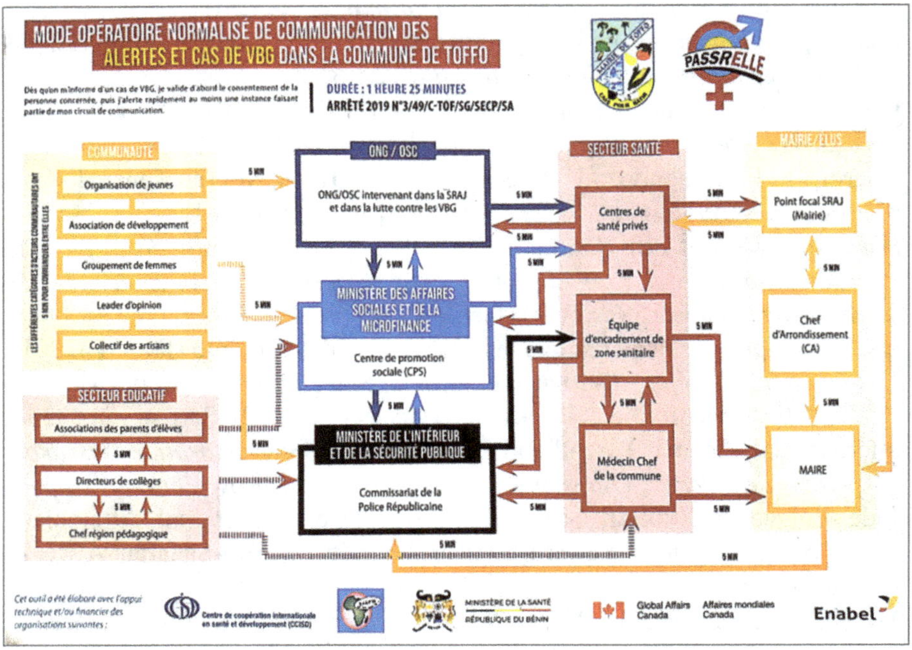

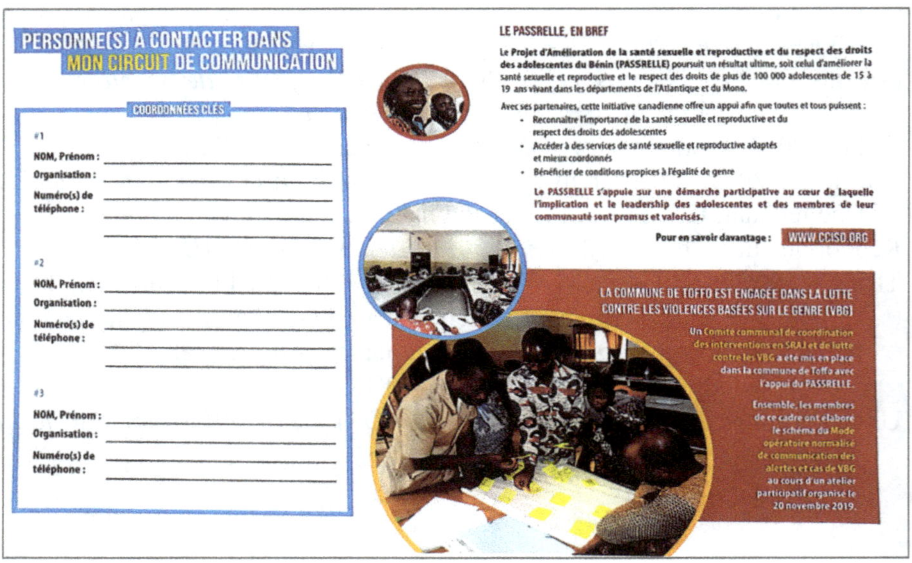

Chapitre IX

VULNÉRABILITÉ DES ADOLESCENTES ET DIVIDENDE DÉMOGRAPHIQUE AU BÉNIN

Mustapha OMRANE

1. Sociodémographie de l'adolescence au Bénin

Alors que l'enfance a été une priorité au niveau international dès la fin de la Seconde Guerre mondiale, marquée notamment par la création de l'Unicef, l'intérêt pour l'adolescence est plus récent, mais il ne cesse de croître. Ainsi, la 45e session de la Commission sur la population et le développement des Nations unies a accordé une importance particulière à l'adolescence et à la jeunesse, tandis que les grandes organisations internationales, en particulier l'Unicef, l'UNFPA, le PNUD, l'Unesco, mais aussi la Banque mondiale, les coopérations bilatérales, des ONG majeures, telles que le Population Council ou le Guttmacher Institute, ou enfin la revue *The Lancet* ont rassemblé une masse d'informations considérable. On dispose aujourd'hui de solides synthèses sur plusieurs aspects des conditions actuelles des adolescents dans les pays en développement et en particulier en Afrique : la santé, la nuptialité et la fécondité, et en particulier les mariages et les grossesses précoces, la contraception, les violences exercées, la prostitution, les inégalités attribuables au genre, les déficits en matière d'éducation, l'exploitation économique, familiale ou pas, l'incidence de la pauvreté, celle de la globalisation enfin (voir bibliographie en fin d'article). À cela s'ajoute la masse des travaux de recherche académiques portant sur des pays et des études de cas de nature plus monographique. Il est admis aujourd'hui que les pronostics sur la transition démographique et le dividende démographique, en particulier en Afrique subsaharienne, vont en partie dépendre du comportement des adolescents en tant que groupe sociodémographique. En outre, l'évolution de l'Afrique subsaharienne va conditionner à moyen terme la stabilisation de la population mondiale. L'importance des effectifs et les perspectives de croissance sont une première donnée majeure : en 2015, 43,7 millions de primoadolescents (10-14 ans) et 36,9 millions d'adolescents (15-19 ans) pour la seule Afrique de l'Ouest. Et selon la projection moyenne des Nations unies, ces deux groupes d'âge constitutifs de l'adolescence vont doubler entre 2015 et 2050. Le rapport de l'Unicef *Generation 2030/AFRICA* souligne qu'en 2100 la moitié des enfants et des adolescents de moins de 18 ans vivront en Afrique et, plus que dans toutes les autres régions du monde, ils seront « au cœur de la transition démographique et sociale ». Dans cette perspective, la fécondité des adolescentes est un indicateur quantitatif et social attentivement suivi. En effet, la fécondité des adolescentes africaines âgées de 15 à 19 ans est deux fois plus élevée que la moyenne mondiale.

Un deuxième élément est la forte prévalence de la pauvreté en Afrique subsaharienne, aggravée par la fragilité des États. Sur les 34 pays classés en 2014 par la Banque mondiale comme fragiles et affectés par des conflits, 20 sont situés en Afrique et 27 % de la population de moins de 18 ans (143 millions) y vivent[65]. Presque la moitié (26 sur 54) des pays du continent africain sont classés comme pays à faible revenu. Ils regroupaient 552 millions d'habitants en 2015, presque la moitié de la population totale et 9 enfants sur 10 de moins de 18 ans y résident. Bien que les données sur la pauvreté selon le groupe d'âge soient plus rares, le rapport de l'Unicef *Génération 2030* note que selon une estimation de la Banque mondiale portant sur 26 pays d'Afrique subsaharienne, le taux de pauvreté des enfants est supérieur à celui des adultes[66].

Au terme de ce très bref panorama, une conclusion s'impose : au moment où l'adolescence est devenue un enjeu majeur dans le champ de la démographie du développement, l'enquête MICS (Multiple Indicators Clusters Survey) de 2014 permet de proposer une contribution interdisciplinaire à la connaissance de l'adolescence au Bénin. L'enquête permet en effet d'élargir la réflexion au-delà de la démographie et de l'épidémiologie strictement quantitatives, et d'ouvrir les analyses sur la sociologie, la psychosociologie, l'économie et la santé publique. Tel est l'objectif des analyses approfondies présentées dans ce chapitre, dont le fil directeur est que les déterminants sociaux, économiques et culturels de l'adolescence façonnent de manière décisive les attitudes et les comportements. Plusieurs problématiques étaient envisageables, mais compte tenu de l'enjeu majeur que constitue la pauvreté en Afrique subsaharienne, nous avons privilégié celle de la vulnérabilité.

---

[65] Organisation for Economic Cooperation and Development, *Fragile States 2014: Domestic Revenue mobilization in fragile states*, Paris, 2014.

[66] The World Bank, International Income Distribution Database (I2D2), The World Bank, Washington, D.C., 2014. Cité dans Unicef *Génération 2030/Africa.* Pour le Bénin, *l'Enquête modulaire intégrée sur les conditions de vie des ménages* (EVICOM, 2015) fournit d'importantes informations sur la pauvreté et les inégalités (voir Alexandre Biaou *et al.*, EMICoV-Suivi 2015. *Note sur la pauvreté au Bénin en 2015).*

2. Les quatre dimensions de la vulnérabilité

Précisons la problématique adoptée, celle de la vulnérabilité des adolescents. De manière générale, pour tout être humain, la vulnérabilité est fonction des risques encourus, de son exposition au risque, des moyens matériels dont il dispose et de ses savoirs et compétences pour y faire face et s'y adapter. Dans la perspective du cycle de vie de la femme et de l'homme, les données sociodémographiques démontrent amplement que l'adolescence, comme d'ailleurs la petite enfance et la vieillesse, est une période de forte vulnérabilité et que celle-ci est de nature à la fois sociobiologique et socio-économique. Les données de la MICS 2014 permettent d'informer quatre dimensions de la vulnérabilité au moment de l'adolescence.

- La première dimension est celle de l'âge. Au Bénin comme ailleurs, les risques liés à la sexualité prémaritale se compliquent d'une insécurité économique. Cette double vulnérabilité diminue au sortir de l'adolescence, avec la stabilisation de la vie sexuelle dans le mariage et le recul de l'insécurité économique avec l'entrée sur le marché du travail.
- La seconde est le sexe et les inégalités de genre. À âge égal, les adolescentes ont une vulnérabilité plus grande que les adolescents en raison de facteurs socioculturels ou socio-économiques, tels que l'importance plus grande accordée à l'éducation formelle des garçons par rapport aux filles, ou la mise au travail des filles avec tous les risques induits d'exploitation sexuelle.
- La troisième est liée aux conditions socio-économiques. Une adolescente d'un ménage pauvre est plus vulnérable qu'une autre appartenant à un ménage plus aisé. Cette vulnérabilité va se manifester dans des mariages et des grossesses précoces, en raison des pressions familiales, du moindre accès des adolescentes de milieu défavorisé aux services de santé, et de leur éducation moins poussée, qui ne favorise pas des comportements adéquats de prévention en matière de santé de la reproduction.
- La quatrième dimension de la vulnérabilité, de nature plus macrosociologique, est l'urbanisation croissante du Bénin, qui va influer sur la vulnérabilité des adolescents. En effet la population urbaine du Bénin va passer de 44 % en 2015 à 51 % en 2030. De manière générale, l'urbanisation peut constituer un facteur d'aggravation de la vulnérabilité, avec les risques induits de comportements déviants des adolescents et le moindre contrôle des familles, elles-mêmes fragilisées par l'environnement urbain. Elle peut au contraire la réduire, puisqu'une proportion plus importante de jeunes va avoir accès aux infrastructures de santé et d'éducation, inexistantes en milieu rural. Cette dernière dimension est importante du point de vue des conditions de réalisation du dividende démographique.

Nous chercherons à vérifier dans quelle mesure le sexe, le département et le milieu de résidence, l'instruction, la pauvreté, qui opérationnalisent ces quatre dimensions de la vulnérabilité, éclairent la situation des adolescents au Bénin.

3. VIH/Sida et comportement sexuel

Le *Rapport de suivi de la déclaration de politique sur le VIH/SIDA au Bénin*, publié par le CNLS en 2016, fournit des informations précises sur la situation actuelle au Bénin. Notons que les données présentées par le CNLS sont tirées de diverses sources, mais pas de la MICS[67]. La situation épidémiologique se caractérise par une prévalence stable depuis 2002 à 1,2 % dans la population générale (1,4 % pour les femmes et 1,0 % pour les hommes). Elle est plus élevée chez les femmes enceintes : 1,86 % en 2015. Et comme ailleurs en Afrique, la prévalence est beaucoup plus élevée parmi les professionnelles de sexe (15,7 %), les camionneurs (3,2 % le long du corridor Abidjan-Lagos), les homosexuels (7,7 %), les consommateurs de drogues injectables (4,7 %) et les tuberculeux (15,0 %). Enfin, elle est faible chez les jeunes (0,2 % à 15-24 ans[68]). Le Rapport du CNLS pointe aussi les facteurs socio-économiques et culturels qui continuent « de maintenir les femmes dans une position de vulnérabilité aux risques de l'infection à VIH ». Par exemple le partenariat sexuel multiple est parfois pratiqué par les hommes avec des femmes qui n'ont pas la possibilité de négocier des rapports sexuels protégés. Cette dépendance est intériorisée par les femmes, qui sont même moins nombreuses que les hommes (52,3 % contre 58,2 %) à penser « qu'il est normal de refuser d'avoir des rapports sexuels avec son conjoint si elle sait que ce dernier a des rapports sexuels avec d'autres femmes ». Outre la pauvreté et la dépendance des femmes vis-à-vis du mari et de la belle-famille, le CNLS cite les viols, le harcèlement sexuel et les rapports sexuels non consentants ; les mariages forcés et précoces sont encore pratiqués dans certaines contrées du pays ; le lévirat imposé aux femmes dans certaines régions du pays[69].

Deux des aspects actuels majeurs de la vulnérabilité des adolescents sont le manque d'information correcte sur le VIH/SIDA et les comportements sexuels à risque. C'est lors des relations sexuelles que les risques sont le plus fréquemment pris par les jeunes. Selon Annabel Desgrées du Loû et Benoît Ferry, la sexualité des jeunes « qui se développe sous l'influence des pairs, bien souvent dans une certaine précarité économique et sociale, et qui est vécue comme une des étapes initiatiques du passage à l'âge adulte, est fréquemment le moment de prise de

---

67 L'Enquête de surveillance sentinelle auprès des femmes enceintes admises en consultation prénatale ; l'Enquête de surveillance de deuxième génération auprès des populations clés plus exposées aux risques d'infection et des sous-populations spécifiques (ESDG) ; l'Enquête démographique et de santé de 2011-2012.

68 CNLS, *Rapport de suivi de la déclaration de politique sur le VIH/SIDA au Bénin*, p. 9.

69 CNLS, *Rapport de suivi de la déclaration de politique sur le VIH/SIDA au Bénin*, p. 50. Dans le cas du lévirat, il y a risque de contamination dans la mesure où la veuve est mariée au frère ou à un parent de son mari décédé en toute ignorance du statut sérologique de ce dernier.

risques » (Desgrées du Loû et Ferry, 2006, p. 5). Les jeunes femmes sont particulièrement vulnérables à l'infection à VIH pour des raisons liées à leur constitution physiologique, à leur statut au sein de la société et à leurs rôles sociaux. Si elles sont davantage prises pour cible que les hommes dans les campagnes de prévention, elles restent encore largement prisonnières des mécanismes sociaux qui légitiment la « violence symbolique » qu'elles subissent. Au Bénin, les jeunes de 15 à 24 ans constituent une population à risque dans la mesure où, à cette période de la vie, les relations sexuelles à haut risque sont fréquentes. Ainsi, 64 % des jeunes femmes de 15 à 24 ans ont eu des rapports sexuels au cours des 12 mois ayant précédé l'enquête (dont un petit nombre a eu plus d'un partenaire) et les deux tiers ont eu des rapports non protégés. De surcroît, ces rapports souvent non maritaux ont eu lieu avec des partenaires plus âgés et non cohabitants. Le(s) module(s) sur le VIH a/ont été administré(s) aux femmes et aux hommes de 15 à 49 ans. Les questions de ce module se réfèrent souvent au « virus du sida ».

3.1. Connaissance de la transmission du VIH

Comme le souligne le CNLS, une mauvaise information reste un facteur majeur de vulnérabilité au VIH :

> « Le niveau de connaissance et d'information sur l'infection à VIH compte parmi les facteurs de propagation du VIH. En effet, en dépit des connaissances acquises, on note dans le rapport EDS 2011-2012 une faible utilisation du préservatif chez les femmes de 15-49 ans et des jeunes filles de 15-24 ans ayant de multiples partenaires puisque 30,1 % des femmes ayant déclaré des partenaires multiples ont utilisé un condom, contre 19,9 % des hommes[70] ».

Le *Rapport national* relève que :

> « La connaissance approfondie des méthodes de prévention et de transmission du VIH est relativement faible. Quant à la connaissance des moyens de prévention, seulement 60 % de femmes et 70 % d'hommes connaissent les deux principaux moyens de prévenir la transmission du VIH (à savoir : n'avoir qu'un seul partenaire fidèle et non infecté, et : utiliser un préservatif chaque fois). »

Le Rapport précise aussi que 75 % des femmes et 79 % des hommes affirment que la transmission du VIH peut être prévenue en n'ayant qu'un partenaire sexuel fidèle et non infecté, tandis que 65 % des femmes et 75 % des hommes déclarent l'utilisation systématique d'un préservatif comme moyen de prévention de la transmission du VIH. Seulement deux femmes et quatre hommes sur dix identifient les idées fausses. Enfin, une connaissance approfondie est le fait d'une minorité d'hommes et de femmes.

Le tableau 1 indique les pourcentages d'adolescentes (15-19 ans), de jeunes adultes (20-24 ans) et de l'ensemble des femmes (15-49 ans) qui ont une connaissance approfondie de la transmission du VIH et qui identifient

[70] *Rapport de suivi de la déclaration de politique sur le VIH/SIDA au Bénin,* p. 50.

correctement les moyens de la transmission mère-enfant. Dans les trois groupes de femmes, deux sur dix ont une connaissance approfondie des modes de transmission. On ne peut donc parler d'un déficit de connaissance chez les adolescentes par rapport au reste de la population. La connaissance varie selon le département, le milieu de résidence, le niveau d'instruction et les quintiles de bien-être économique. Sauf dans le Plateau et l'Atlantique, où la connaissance est faible (moins de 15 %), les autres fluctuent autour de la moyenne de deux sur dix. Mais globalement, la connaissance est meilleure en milieu urbain. Le déficit de connaissance correcte s'observe beaucoup plus souvent parmi les femmes analphabètes et de niveau primaire (trois fois moins que celles de niveau secondaire) et dans les quintiles les plus bas (les 40 % les plus pauvres).

Tableau 1. Connaissance par les femmes de la transmission du VIH (sexuelle ou mère-enfant)

	Adolescentes (N = 3 115)		Jeunes femmes (N = 2 765)		Ens. des femmes (N = 15 815)	
	Sexe	M/Enf.	Sexe	M/Enf.	Sexe	M/Enf.
Tous	21,6	54,9	20,5	58,5	18,0	60,6
Département						
Alibori	22,7	45,5	9,8	47,8	10,6	51,1
Atacora	26,9	49,4	29,3	61,4	24,9	53,9
Atlantique	14,9	70,4	18,6	74,9	13,8	75,4
Borgou	22,7	38,7	22,4	33,6	18,4	36,8
Collines	23,2	55,4	22,2	56,0	18,6	62,3
Couffo	23,5	57,7	23,2	54,2	19,9	60,9
Donga	30,9	41,5	32,0	47,9	26,5	47,9
Littoral	23,6	62,2	25,9	65,3	23,5	67,6
Mono	26,1	61,3	23,3	62,8	21,2	65,4
Ouémé	21,2	50,9	24,2	71,0	18,7	67,0
Plateau	14,2	44,3	14,6	54,9	13,6	57,6
Zou	14,6	68,1	9,6	59,7	9,3	67,3
Milieu de résidence						
Urbain	23,8	55,2	25,8	59,2	21,5	61,5
Rural	19,5	54,5	16,8	57,6	14,6	59,7
Instruction de la femme						
Aucune	10,4	43,7	11,4	55,7	11,2	58,9
Primaire	14,0	54,9	16,9	60,4	16,8	63,2
Second. 1	30,5	61,2	27,9	59,5	29,6	61,2
Sec. 2 ou +	36,5	58,5	44,1	60,8	40,9	63,1
Indice de bien-être économique						
Le plus pauvre	16,1	52,4	12,7	52,5	11,9	56,2
Second	16,0	52,4	17,7	56,0	13,3	58,3
Moyen	23,5	55,0	19,8	59,9	15,9	61,3
Quatrième	23,7	56,4	20,1	60,8	19,1	62,2
Le plus riche	25,9	56,8	31,4	60,4	26,7	63,6

Source : tableaux HA.1 et HA.2 du *Rapport national* (ensemble des femmes) ; autres femmes : calculs de l'auteur.

Quant à la transmission mère-enfant, cinq à six adolescentes, jeunes adultes ou femmes de tous âges sur dix la connaissent. On observera que les adolescentes sont à peine moins au courant, alors que la plupart n'ont pas été confrontées au vécu de la maternité. Les différences notées pour la transmission sexuelle se retrouvent : entre quatre et sept adolescentes sur dix ; meilleure connaissance en milieu favorisé. Les données du *Rapport national* montrent que les adolescents et les autres hommes connaissent mieux que les femmes les modes de transmission par voie sexuelle. On n'observe pas non plus un déficit de connaissance chez les adolescents par rapport au reste de la population. La connaissance varie selon le département, le milieu de résidence, le niveau d'instruction et les quintiles de bien-être économique, mais les écarts sont moins marqués entre les catégories sauf pour les départements. Comme cela était prévisible, la connaissance des modes de transmission mère-enfant est moins bonne chez les hommes que chez les femmes. Et les écarts entre catégories sont plus faibles. Une interprétation psychosociologique possible est qu'étant moins directement concernés, leurs opinions reflètent surtout le niveau moyen de croyance dans la population béninoise ou encore l'effet des campagnes d'information.

3.2. Comportement sexuel lié à la transmission du VIH

Promouvoir un comportement sexuel plus sûr est essentiel pour réduire la prévalence du VIH. L'utilisation de préservatifs pendant les rapports sexuels, et surtout lorsque plusieurs partenaires non réguliers sont impliqués, est particulièrement importante pour réduire la propagation du VIH. Une série de questions ont été posées à toutes les femmes et à tous les hommes âgés de 15 à 49 ans en vue d'évaluer leur risque d'infection au VIH. L'enquête fournit plusieurs données sur les comportements sexuels. Certains permettent de mettre en évidence la prise de risque par les adolescentes (tableau 2).

Tableau 2. Rapports sexuels avec prise de risque des adolescentes

Comportement sexuel déclaré	Adoles-centes	Jeunes adultes
Ont déjà eu des rapports sexuels	49,4	93,7
Ont eu des rapports sexuels avant 15 ans	15,7	16,3
Ont eu des rapports sexuels avec plus d'un partenaire dans les 12 derniers mois	3,1	4,3
Utilisation d'un préservatif durant le dernier rapport sexuel	38,1	25,2
Utilisation d'un préservatif durant le dernier rapport sexuel avec un partenaire non marital, non cohabitant	32,2	36,2

Source : tableaux HA6 et HA.6M du rapport national.

La comparaison des adolescentes et des jeunes femmes adultes est instructive. De manière prévisible, l'immense majorité des jeunes adultes ont commencé leur vie sexuelle contre la moitié des adolescentes. Un début de vie sexuelle précoce n'est pas plus fréquent parmi les adolescentes en dépit de l'accès plus facile à la pornographie que rapportent les observateurs de terrain. Le multipartenariat n'est que le fait d'une minorité des deux groupes de femmes. L'utilisation d'un préservatif est plus fréquente chez les adolescentes que chez les jeunes adultes (38,1 % contre 25,2 %). Mais s'agissant de celles qui ont eu un rapport *avec un partenaire non marital, non cohabitant,* les proportions s'inversent : cette fois les jeunes adultes se protègent mieux (36,2 % contre 32,2 %). Ces deux résultats ne sont nullement contradictoires, bien au contraire et selon toute vraisemblance, les jeunes femmes adultes sont bien plus souvent mariées que les adolescentes. Elles ont donc moins de raison de se protéger s'agissant le plus souvent de relations sexuelles avec leur mari, alors que les adolescentes sont rarement mariées. Dans le cas de leurs relations occasionnelles, la vulnérabilité des adolescentes joue pleinement : elles sont moins en mesure d'imposer à leur partenaire d'utiliser un préservatif. L'écart de 13 points en faveur des adolescentes s'est inversé : il est de 4 points en leur défaveur. En termes de vulnérabilité globale, mesurée sur les deux situations, l'écart total est de 17 points.

4. Mariage précoce et polygamie

Même si le nombre des mariages précoces diminue dans le monde, près de 15 millions de filles sont mariées chaque année avant l'âge de 18 ans. Ces filles représentent un groupe hautement vulnérable : elles sont privées de leur enfance, ont des possibilités d'instruction limitées et commencent souvent à procréer trop jeunes. Celles issues des ménages les plus pauvres ainsi que celles qui vivent en milieu rural sont exposées à un plus grand risque[71]. La fréquence des mariages d'enfants au sein des familles les plus pauvres demeure inchangée depuis 1990[72]. Partout dans le monde, ces filles mariées alors qu'elles ne sont encore que des enfants sont moins susceptibles de bénéficier des soins médicaux appropriés pendant la grossesse que les femmes adultes. Le manque de soins et leur insuffisante maturité physique les exposent ainsi que leurs bébés à des risques obstétricaux. Les complications durant la grossesse et l'accouchement sont la deuxième cause de décès chez les filles

---

[71] Unicef, *Ending Child Marriage: Progress and prospects*, New York, 2014, p. 6, p. 4. Robert Jensen, Rebecca Thornton, "Early Female Marriage in the Developing World", *Gender and Development*, Vol. 11, No. 2, 2003, pp. 9–19, donnent un aperçu mondial fondé sur les données des EDS. PSI, *Étude sur les perceptions, connaissances, attitudes, pratiques et les déterminants des violences et abus sexuels faits aux enfants y compris le mariage des enfants dans les communes de Karimama, Za-Kpota et Pèrèrè*, 2015.

[72] Unicef, *A Profile of Child Marriage in Africa*, Unicef, New York, 2015. Pour un bilan commode, quoiqu'ancien, voir UNICEF Innocenti Research Centre. *Early marriage, Child Spouses*. Innocenti Digest n°. 7, Florence, 2001.

âgées de 15 à 19 ans[73] et les nourrissons nés de mères de moins de 20 ans ont 1,5 fois plus de risque de mourir au cours des 28 premiers jours de leur vie que ceux nés de mères ayant entre 20 et 40 ans[74]. L'étude réalisée par l'Unicef au Mozambique montre que plus de 12 % des filles âgées de 15 à 24 ans ont été mariées avant l'âge de 15 ans. L'analyse des données montre l'importance des facteurs économiques à côté des facteurs géographiques et religieux. La probabilité d'être mariée jeune diminue lorsque le ménage est riche ou qu'il possède de la terre. Cette probabilité diminue également avec l'âge du chef de ménage et lorsque celui-ci est une femme[75].

Si l'on s'accorde à considérer qu'un âge au mariage précoce est défavorable à l'épanouissement personnel de la femme, encore faut-il définir ce qu'est un mariage précoce dans une société donnée. Tel est le problème théorique et méthodologique qu'il faut maintenant clarifier dans cette introduction. Derrière les données épidémiologiques et démographiques, la réalité socioculturelle et économique est en effet fondamentale. On peut opposer deux modèles de nuptialité, leurs soubassements socioculturels alternatifs et les conclusions à en tirer quant à l'efficacité de la politique démographique à adopter.

Dans le premier modèle démographique où le mariage précoce est universel dans la société étudiée, il est clair qu'il s'agit d'un comportement fortement inscrit dans les systèmes de valeurs et les normes de cette société. Et s'il en est ainsi, c'est parce qu'il doit correspondre à un enjeu majeur pour la société. Une rapide mise en perspective historique suggère que la nuptialité est une réponse sociétale au problème de la forte mortalité infantile[76]. Sans même parler de croissance démographique, celle-ci a mis en danger le simple renouvellement des populations, car la forte fécondité permise par le mariage précoce et universel était en quelque sorte annulée par la forte mortalité en bas âge avec des quotients de mortalité infantile très élevés, pouvant atteindre 200 pour mille et des quotients de mortalité infanto-juvénile de l'ordre de 500 pour mille. Cette situation a prévalu en Europe pendant des siècles jusqu'à la révolution pastorienne (1880) et surtout jusqu'à la généralisation de l'utilisation des antibiotiques après la Deuxième Guerre mondiale.

Des niveaux de mortalité comparables s'observaient dans les pays en développement, et notamment en Afrique, certainement avant la colonisation, mais même après les indépendances des années 1960, alors que le contexte épidémiologique n'était pourtant pas identique (disparition de la peste et,

---

[73] Organisation mondiale de la santé, *Adolescent pregnancy, Fact Sheet* n° 364 (mise à jour septembre 2014).

[74] Unicef, *Committing to Child Survival: A Promise Renewed – Progress report 2014*, UNICEF, New York, septembre 2014, p. 34.

[75] Unicef, *Child Marriage and Adolescent Pregnancy in Mozambique: Causes and Impact*. Maputo, 2015.

[76] Charbit Yves, Petit Véronique, 2011. Toward a Comprehensive Demography: Rethinking the Research Agenda on Change and Response, *Population and Development Review* 37(2), pp. 219–239.

inversement, fréquence de maladies infectieuses inexistantes en Europe, car liées au climat tropical et subtropical). Dans toutes ces sociétés, un mariage précoce, le plus proche possible de la puberté (donc avant quinze ans), et en même temps universel (toutes les filles étaient mariées), contribuait à maximiser le potentiel de reproduction des femmes. Par conséquent, des grossesses nombreuses, surtout en l'absence de toute contraception, étaient un moyen efficace d'assurer la survie du groupe.

Dans le second modèle démographique, seule une fraction des femmes se marie tôt. Le problème est alors différent, il est d'ordre purement méthodologique : à quel âge fixer le seuil du mariage précoce ? Dès l'apparition des règles et des signes sexuels secondaires chez les filles (apparition des seins, des poils pubiens), ce qu'on appelle l'âge nubile ? Ou lorsque la femme témoigne d'une réelle maturité physique et physiologique, qui suggère la capacité de concevoir et de mener à terme une grossesse ? On devrait alors définir comme précoce tout mariage conclu avant l'âge de 15 ans. Malheureusement, dans le cadre d'une enquête, on ne dispose pas de données suffisamment fines pour trancher entre les deux définitions de ce seuil du mariage précoce. Les démographes proposent une solution purement pragmatique et statistique. Ils vérifient à quel âge la fréquence des mariages augmente significativement. Si beaucoup de femmes se marient après 15 ans, on ne peut plus parler de précocité après 15 ans et ce comportement atypique a fait place à la norme.

4.1. Entrée en union précoce des femmes

Un âge au mariage avant 15 ans peut-il donc être considéré comme un indicateur incontestable d'une entrée en union précoce ? Le graphique 1 compare les pourcentages d'entrées en union à 15 ans, avant 15 ans, et avant 18 ans.

Graphique 1. Mariage précoce des femmes

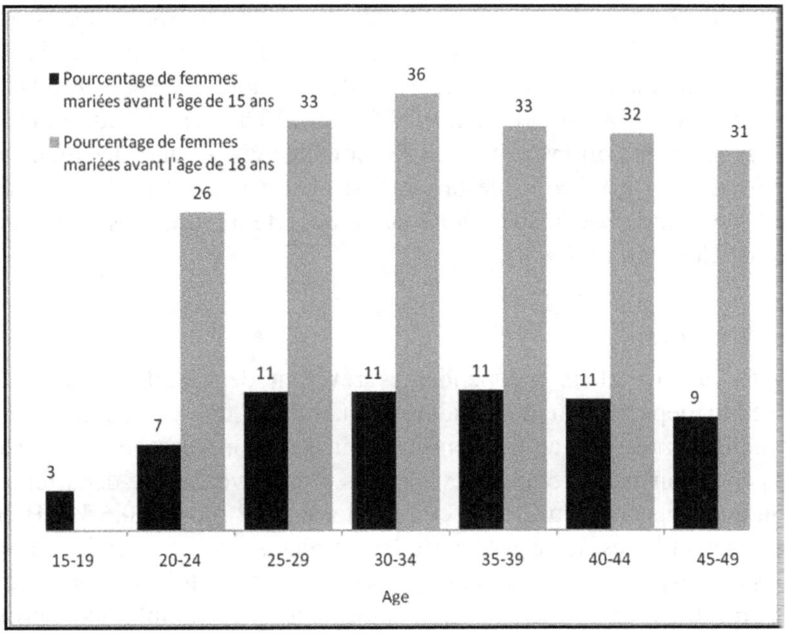

Source : graphique CP.3 du *Rapport national*.

Il apparaît clairement que l'entrée en union avant 15 ans est beaucoup moins fréquente qu'avant 18 ans. Cela justifie donc pleinement de considérer que les femmes entrées en union avant 15 ans constituent un groupe sociodémographique distinct : elles sont entrées en union en tant qu'adolescentes. Le tableau 5, qui indique les pourcentages de femmes et d'hommes mariés avant 15 ans dans les différentes cohortes, apporte une information complémentaire cruciale.

Le fait majeur est le net recul des entrées en union précoces parmi les adolescents et les jeunes adultes, et cela est vrai aussi bien pour les hommes que pour les femmes : 3,3 % et 7,0 % dans les deux cohortes les plus jeunes (15-19 ans et 20-24 ans) contre 11 % environ parmi leurs aînées (25-44 ans) et un peu moins (9 %) à 45-49 ans. Ce dernier pourcentage, plus faible que dans les cohortes précédentes, correspond probablement à des omissions des mariages précoces, phénomène souvent observé dans les enquêtes de ce type. La question qui se pose est de savoir si ce recul est spécifique de personnes présentant les caractéristiques généralement associées à la modernisation, à savoir la résidence en milieu urbain, un niveau d'instruction et de bien-être élevés, ou si au contraire il s'observe dans tous les milieux sociaux, résidentiels et socio-économiques. Tel est l'objet des tableaux 5 et 6 qui présentent les pourcentages de femmes et d'hommes mariés avant l'âge de 15 ans.

Ensemble des femmes

Parmi les femmes de 15 à 49 ans, près d'une sur dix (8,8 %) s'est mariée avant l'âge de 15 ans (tableau 4). Cette proportion est plus élevée que la moyenne nationale dans les départements de l'Alibori (17 %), Borgou (14 %), Zou (13 %), Atacora (11 %), Plateau et Donga (10 %), en milieu rural (12 %), parmi les femmes non instruites (13 %) et celles vivant dans les ménages les plus pauvres (14 %). La faible proportion observée dans le département du Littoral s'explique par la spécificité de ce département, qui est constitué par la ville de Cotonou (2,9 %).

Adolescentes

Toutes les variables indépendantes révèlent des écarts profonds, qu'il s'agisse du département de résidence, du milieu de résidence, du niveau d'instruction ou du niveau de bien-être. Ainsi, le pourcentage d'adolescentes entrées en union avant 15 ans est vingt fois plus élevé dans le département du Borgou que dans ceux du Couffo et du Littoral (12 % contre 0,6 %). Bien que moins spectaculaires, les écarts entre les entrées en union sont donc notables chez les adolescentes : les mariages précoces sont trois fois plus nombreux en milieu rural qu'en milieu urbain, huit fois plus nombreux parmi les adolescentes les moins instruites que parmi les plus instruites, enfin quatre fois plus nombreuses parmi les plus pauvres que parmi les plus riches.

Jeunes adultes

Les données relatives aux jeunes femmes adultes (20-24 ans) confirment presque de manière identique les résultats obtenus pour les adolescentes. Écart très profond entre le département du Borgou et ceux du Couffo ou du Littoral, entrée en union de nombreuses femmes en milieu rural, surreprésentation parmi les femmes non instruites par rapport à celles ayant atteint le niveau secondaire. Enfin, les femmes les plus pauvres sont six fois plus nombreuses à être entrées en union avant 15 ans que les plus riches.

Tableau 4. Entrée en union précoce des femmes (femmes mariées avant 15 ans)

	Adolescentes N = 3 115	Jeunes adultes (N = 2675)	Ensemble des femmes (N = 15 815)
Total	3,3	7,0	8,8
Département			
Alibori	5,1	17,6	17,4
Atacora	3,0	9,0	11,2
Atlantique	1,8	4,7	7,2
Borgou	12,4	12,4	13,5
Collines	2,3	6,1	8,8
Couffo	0,4	1,3	2,6
Donga	4,7	4,9	10,1
Littoral	0,6	1,5	2,9
Mono	2,5	3,7	7,0
Ouémé	2,4	5,2	5,7
Plateau	1,6	10,0	10,3
Zou	3,8	9,3	13,1
Milieu de résidence			
Urbain	1,7	4,7	5,9
Rural	4,9	9,6	11,5
Instruction de la femme			
Aucune	8,0	13,9	13,3
Primaire	3,4	4,4	6,1
Second. 1	1,0	2,5	2,0
Sec. 2 ou +	0,0	0,5	0,7
Indice de bien-être économique			
Le plus pauvre	5,0	13,2	13,7
Second	6,1	13,9	12,6
Moyen	4,1	6,1	9,5
Quatrième	1,3	4,4	7,0
Le plus riche	1,3	2,1	3,3

Source : Tableau CP.7 du Rapport national (ensemble des femmes) ; autres femmes : calculs de l'auteur.

4.2. Écart d'âge et polygamie

L'indicateur retenu pour mesurer la différence d'âge entre conjoints est le pourcentage de femmes mariées qui sont 10 ans, ou plus, plus jeunes que leur conjoint actuel. Précisons d'abord le mécanisme sociodémographique de la relation entre écart d'âge et polygamie en distinguant selon qu'il s'agit d'un homme ou d'une femme.

Relation entre écart d'âge et polygamie

La relation entre l'écart d'âge et la polygamie est évidente pour les hommes. En effet, le processus classique est que l'homme commence par une union monogamique. L'âge avançant, l'homme prend une deuxième épouse, éventuellement une troisième et une quatrième. Pour les femmes, le raisonnement est différent, mais leur nuptialité est nécessairement liée à celles des hommes. Toutes choses égales par ailleurs, si la femme et l'homme se marient tous deux jeunes, ils seront en union monogamique. Au contraire, les femmes qui se marient à trente ans ou plus ont toutes les chances de se trouver en union polygamique puisque leur mari sera encore plus âgé qu'elles.

Ce modèle doit être affiné en faisant intervenir les différences socio-économiques. Si l'on admet que la polygamie comme le mariage précoce sont plus fréquents dans les milieux défavorisés, on devrait trouver une corrélation entre ces deux indicateurs. Par exemple en milieu rural, le mariage précoce est associé à une scolarité courte, tandis que la polygamie est un facteur important, car le nombre d'épouses, et donc la taille de la famille, contribue à la richesse de l'exploitation puisque le ménage dispose d'une force de travail plus nombreuse. Le tableau 5 confirme ce raisonnement en montrant qu'un écart d'âge faible est beaucoup plus fréquent dans les unions monogamiques.

Ensemble des femmes

Dans l'ensemble de l'échantillon, les écarts d'âge marqués (plus de 10 ans) entre conjoints sont plus fréquents (près de quatre hommes sur dix) dans les deux départements isolés (Alibori et Atacora) contre trois sur dix dans les autres départements. Ces différences relativement peu marquées selon les départements se reflètent dans les écarts relativement faibles entre milieu rural et milieu urbain : 33,6 contre 30,2 % (voir tableau CP.9B du *Rapport national*).

Le niveau d'instruction est la variable la plus discriminante : les femmes analphabètes, qui se marient probablement jeunes, le font avec des hommes plus âgés. Cependant, l'explication réside dans l'autre caractéristique de la nuptialité, la polygamie. Puisque le pourcentage de femmes en union polygamique est beaucoup plus élevé parmi les femmes analphabètes, il en résulte mécaniquement un écart d'âge plus important avec le conjoint.

Le même raisonnement vaut pour la variable indice de bien-être économique. En raison de la forte endogamie socio-économique, il est vraisemblable que les femmes qui, au moment de l'enquête, appartiennent aux ménages les plus pauvres ont été élevées dans des familles pauvres et selon toute vraisemblance elles n'ont pas poursuivi leurs études. Elles se sont donc mariées jeunes. De surcroît, même si elles se sont mariées en union monogamique, la probabilité de se retrouver dans des ménages polygamiques augmente au fil des années, puisque, on l'a dit, leur mari a pu ensuite prendre une seconde, voire une troisième épouse. Ainsi, l'écart d'âge mesuré sur l'ensemble des femmes en union polygamique, qu'elles soient première, seconde ou troisième épouses, est nécessairement plus élevé que pour des femmes en union monogamique.

Adolescentes

Parmi les femmes de 15 à 19 ans actuellement mariées, cette proportion est d'un peu moins de trois sur dix (25,4 %). Les effectifs trop faibles ne permettent de dégager les tendances selon le département de résidence, ni même la répartition entre les milieux urbain et rural, le niveau d'instruction ou de richesse.

Tableau 5. Relation entre écart d'âge et polygamie

Écart d'âge avec le mari	% de femmes	
	En union monogamique	En union polygamique
≥10 ans	13,7	18,3
< 10 ans	44,3	22,9

Source : calculs de l'auteur.

Jeunes adultes

Chez les femmes mariées de 20 à 24 ans, les différences entre les départements sont marquées : avec un maximum de 36,8 % (Alibori) et un minimum de 18,7 % (Ouémé). Comme on pouvait s'y attendre, dans le département du Littoral, c'est-à-dire la ville de Cotonou, on trouve moins de femmes ayant un écart d'âge d'au moins dix ans avec leur mari (24,8 %), résultat cohérent avec la faible proportion de femmes en union polygamique (20,8 %). Un exemple opposé est fourni par l'Alibori, où un taux de 35,8 % est associé à une proportion de 51,7 % de femmes en union polygamique. L'écart d'âge élevé est encore plus fréquent dans le département du Littoral (24,8 %), mais en revanche la proportion de femmes en union polygamique est beaucoup plus faible (13,3 %). Même observation pour l'Ouémé. Seules des études qualitatives permettraient d'identifier les facteurs explicatifs de ces différences départementales. La mesure du risque pour une adolescente d'être mariée avant l'âge de quinze ans est donnée dans le tableau 6.

Tableau 6. Risque pour une adolescente d'être mariée avant l'âge de 15 ans (Régression logistique binaire)

		Significativité	Exp(B)
Département	Alibori (Réf.)	,000	-
	Atacora	,004	,702
	Atlantique	,000	,625
	Borgou	,446	,919
	Collines	,000	,577
	Couffo	,000	,153
	Donga	,009	,682
	Littoral	,001	,502
	Mono	,000	,575
	Ouémé	,000	,461
	Plateau	,038	,748
	Zou	,414	,905
Milieu de résid.	Urbain	,000	
	Rural	,039	1,159
Instruction	Aucune (Référence)	,000	-
	Primaire	,000	,531
	Secondaire 1	,000	,180
	Secondaire 2 ou +	,000	,072
Indice de richesse	Le plus pauvre (Réf.)	,000	-
	Second	,554	1,050
	Moyen	,087	,863
	Quatrième	,020	,802
	Le plus riche	,000	,584
a. Introduction des variables au pas 1 : Niveau d'instruction			
b. Introduction des variables au pas 2 : Département de résidence			
c. Introduction des variables au pas 3 : Indice de richesse			
d. Introduction des variables au pas 4 : Milieu de résidence			

La relation est très significative dans quasiment tous les départements sauf Borgou et Zou. Ailleurs, le risque de mariage précoce est plus faible que dans le département de référence, surtout à Couffo. Le risque différentiel est moins net selon le milieu de résidence. Le même constat vaut pour le niveau de richesse, mais avec des écarts moins marqués. Ceci peut s'expliquer en partie par le fait que le niveau de richesse est celui qui est actuel et non celui au moment du mariage.

4.3. Fécondité des adolescentes

Les données de la même enquête indiquent le nombre de naissances pour mille adolescentes selon les caractéristiques socio-économiques[77]. Cet indicateur est le plus élevé dans les départements du Borgou (152 pour mille) et de l'Alibori (128 pour mille). On retrouve les différences observées sur l'ensemble des femmes : la fécondité varie selon le milieu de résidence, le niveau d'instruction et le degré de pauvreté du ménage.

[77] Voir Tableau RH.2 du *Rapport national*.

Les conclusions tirées des différences dans les taux de fécondité en 2014 selon les caractéristiques socio-économiques sont-elles contestables ? Dans quelle mesure cet indicateur permet-il de conclure incontestablement à une évolution favorable au dividende démographique ? À nouveau, la mise en perspective sur deux décennies grâce aux quatre enquêtes démographiques et de santé successives apporte un éclairage important.

D'une enquête à l'autre, trois indicateurs confirment que les adolescentes ont des comportements de plus en plus affirmés en matière de contrôle de leur fécondité (graphique 2). En dix-huit ans, le pourcentage d'adolescentes ayant déjà eu une naissance vivante a diminué de 35,0 %, la proportion de celles enceintes au moment de l'enquête de 57,1 % ; enfin la proportion de celles ayant commencé leur vie reproductive est de 34,6 %.

Graphique 2. Évolution de trois indicateurs du début de la vie féconde

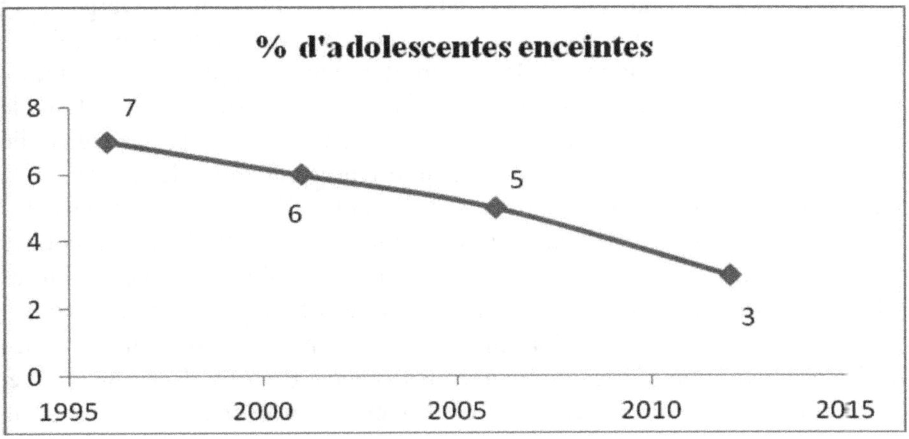

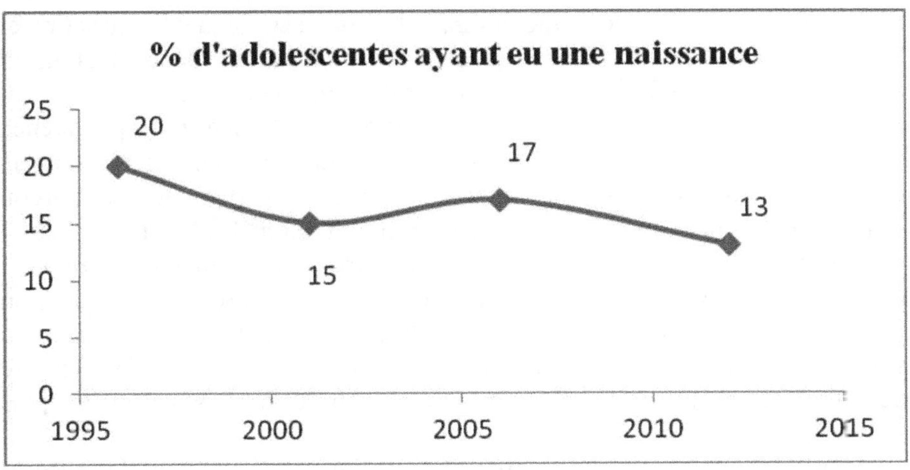

Existe-t-il un comportement spécifique des adolescentes en matière de fécondité ? Par exemple, les écarts sont-ils plus importants entre les niveaux

extrêmes que ceux observés dans l'ensemble des femmes entre 15 et 49 ans ? Si tel est le cas, il faut en conclure que l'effet de la modernisation est plus fort chez les adolescentes. Les adolescentes témoignent d'une remarquable sensibilité à leur environnement en tant que facteur de changement de comportement (tableau 7).

Tableau 7. Influence des caractéristiques socio-économiques sur la fécondité

	Milieu de résidence*	Instruction*	Pauvreté*
Ens. des femmes	–20,6 %	–50,0 %	–38,8 %
Adolescentes	–51 %	–90 %	–65 %

Source : Calculs de l'auteur. Note : (*) Écart en pourcentage entre les milieux urbain et rural et entre les niveaux d'instruction et de richesse extrêmes.

Ainsi, tous les indicateurs des tableaux 10 et 11 sont convergents et conduisent à penser que les adolescentes, en tant que cohorte sociodémographique, adoptent des comportements en rupture avec ceux de leurs aînées. Il convient d'être prudent, car ces conclusions reposent sur la seule analyse de la fécondité réalisée entre 15 ans et 19 ans et il est difficile de prévoir avec certitude les évolutions ultérieures, au cours de leur cycle de vie, de celles qui sont aujourd'hui des adolescentes. Il est possible que sous la pression de leurs maris, de leur famille, du milieu dans lequel elles vivent, les écarts très profonds observés entre les adolescentes « pionnières » et les autres adolescentes s'amenuisent l'âge avançant. Les écarts rejoindraient alors ceux, plus faibles, observés sur l'ensemble des femmes. En sens inverse, les différences pourraient s'accentuer avec les années. En effet, l'urbanisation et la globalisation vont s'accélérer et continuer à renforcer la diffusion de la contraception et le modèle de la famille restreinte. Un facteur important sera la participation au marché formel du travail, marché sur lequel l'instruction et l'appartenance à un milieu social favorisé seront des atouts décisifs, creusant encore davantage le fossé avec les femmes des milieux défavorisés.

Les niveaux de fécondité au Bénin sont à lire à l'aune de la prévalence contraceptive qui est de l'ordre de 12,5 %, et varie de 5,5 % dans le département de la Donga à 16,0 % dans le département du Borgou (tableau RH.2 du *Rapport national*). En milieu urbain, 15,7 % l'utilisent, et 11,0 % en milieu rural. Le niveau d'instruction des femmes est fortement associé à la prévalence contraceptive. Celle-ci triple presque lorsque l'on passe des femmes non instruites (une sur dix) à celles de niveau secondaire ou supérieur. Enfin, la pratique contraceptive varie selon l'indice de bien-être économique passant de 8,2 % pour les plus pauvres à 19,5 % pour les plus riches.

S'agissant des besoins non satisfaits, trois femmes sur dix ont des besoins non satisfaits de contraception, dont les deux tiers pour espacer leurs naissances. Ils sont moins importants dans trois départements : Littoral, Alibori et Atacora. En outre, la proportion des besoins non satisfaits diminue fortement parmi les plus instruites, exactement deux fois moins que pour les autres femmes. L'effet du niveau économique est moins net, sauf pour les 20 % les plus riches.

5. Éducation et inégalités de genre

Sociologiquement[78], même si les familles africaines ont parfaitement compris l'importance de l'éducation, elles tendent à privilégier les garçons plutôt que les filles : plus le niveau moyen de scolarisation est bas, plus les garçons sont privilégiés. Ces écarts sont encore plus marqués au niveau secondaire, contribuant à perpétuer la situation de dépendance dans laquelle les femmes se trouvent à l'égard des hommes puisqu'elles ne peuvent avoir accès à des emplois salariés. Ainsi, seulement 17 % des femmes occupent de tels emplois, mais elles sont bien plus nombreuses à travailler dans le secteur dit « informel », sans compter celles dont l'activité reste enfermée dans l'économie domestique et dont le travail ne donne lieu à aucune forme de rémunération.

Pourtant, l'éducation permet d'améliorer leur niveau de vie : chaque année supplémentaire passée par une fille à l'école primaire augmente son salaire moyen de 10 % à 20 % et, au niveau secondaire, la rentabilité de l'investissement dans l'éducation est encore plus forte puisque son salaire moyen croît de 15 à 25 % par année supplémentaire.

Au niveau macroéconomique, des progrès considérables ont été réalisés. En Afrique subsaharienne, où l'on enregistre les plus importantes proportions de non-instruits, le taux net de scolarisation dans le primaire est passé de 58 % en 1999 à 76 % en 2010 (Unesco, 2012). Malgré ces efforts, comme le nombre absolu d'enfants est un flux en constante augmentation, l'évolution du taux de scolarisation n'a pas empêché un accroissement des effectifs non scolarisés. Ainsi, la croissance démographique, favorisée par une fécondité demeurée forte, prend le pas sur les progrès réalisés en matière de scolarisation.

Le rapport de 2016 de l'Unicef sur *La Situation des enfants dans le monde* souligne l'ampleur du phénomène « dans la plupart des pays, moins de la moitié des enfants bénéficie de programmes éducatifs de développement du jeune enfant[79] ». Selon l'Unesco, en 2013, près de 124 millions d'enfants et d'adolescents étaient privés de leur droit à une scolarité complète — dont environ 59 millions d'enfants en âge d'aller à l'école primaire et 65 millions de jeunes adolescents en âge de fréquenter le premier cycle du secondaire.

---

[78] Pour tout ce qui suit, voir Charbit, 2014, *La Bombe démographique en question*, PUF.

[79] Unicef, 2014, *Early Childhood Development: A statistical snapshot – Building better brains and sustainable outcomes for children*, Unicef, New York, September 2014, p. 7.

Plus de la moitié des enfants non scolarisés en âge de fréquenter l'école primaire vivaient en Afrique subsaharienne[80].

Sur le Bénin on pourra utilement consulter une étude socioanthropologique de 2014 sur *Les Enfants hors école* : 928 entretiens ont été réalisés dans 10 communes. Le rapport pose une typologie détaillée des enfants : les enfants talibés ; les petites filles et petits garçons des madrasas ; les enfants de la rue ; les enfants bouviers ; les filles victimes de grossesse en milieu scolaire ; les enfants sollicités en tant qu'aide aux activités parentales ; les enfants en apprentissage précoce aux métiers d'artisanat ; les enfants orphelins ou vulnérables (maladie, ou abandon) ; les filles mineures prostituées.

Les facteurs de la non-scolarisation ou de la déscolarisation sont, selon les termes mêmes du rapport :

> « Une organisation sociale peu favorable à l'école ; les mariages forcés et précoces, la valorisation de l'aide familiale dans la production des ressources ; les perceptions de l'école formelle comme un secteur à investissement long et incertain ; le désenchantement des figures traditionnelles de réussite sociale ; la valorisation d'institutions concurrentes de l'école formelle ; enfin des comportements d'enseignants peu vertueux (harcèlement sexuel, absentéisme, refus de résider dans les villages qui abritent l'école, voire refus de rejoindre le poste[81]). »

5.1. Le contexte institutionnel béninois

Le Rapport national rappelle que :

> « Au Bénin, le droit à l'éducation est constitutionnel. En effet, la Constitution béninoise énonce en son article 12 que : "L'État et les collectivités publiques garantissent l'éducation des enfants et créent les conditions favorables à cette fin" (*Journal officiel de la République du Bénin*[82], 1991). Pour contribuer efficacement à l'édification de cette démocratie scolaire, l'école béninoise devra désormais :
>
> — être un moyen de transformation globale de la société permettant à tous les niveaux une éducation et une formation permanentes ainsi qu'une spécialisation continue pour tous ;
>
> — former un homme sain, équilibré, éduqué, instruit, cultivé et techniquement compétent ;
>
> — produire des hommes sans cesse performants, dotés d'esprit d'initiative, animés par le goût de la recherche, capables de s'auto-employer, de créer des emplois, et

[80] Institut de statistique de l'Unesco, *Un nombre croissant d'enfants et d'adolescents ne sont pas scolarisés, car l'aide n'est pas à la hauteur, document d'orientation 22, fiche d'information 31*, ISU, Montréal, juillet 2015, p. 127. *Ibid.*, p. 4.

[81] Abou-Bakari Imorou, *Les Enfants hors école*, Lasdel, Niamey, décembre 2014, p. 18, p. 25-37.

[82] *Journal officiel de la République du Bénin*, 102e année, n° 1, 1er janvier 1991.

partants, de contribuer efficacement au développement du pays[83] (Unesco, 2006/2007).

Souscrivant à ces engagements, le Gouvernement béninois s'est engagé à apporter sa contribution à la construction d'un monde plus juste parce que mieux éduqué et parfaitement à l'abri de l'ignorance due à l'analphabétisme[84] (ministères en charge de l'Éducation, 2006). Le Bénin s'emploie à mettre en application les grandes résolutions issues des engagements internationaux pris lors de conférences (telles que la Conférence de Jomtien en 1990, la Convention-cadre pour la protection des minorités nationales ou ethniques, religieuses et linguistiques en 1992, la Déclaration universelle des droits linguistiques à Barcelone en 1996, le Cadre d'action de Dakar pour l'Éducation pour tous [EPT] en avril 2000, les Objectifs du Millénaire pour le développement [OMD], la Décennie des Nations unies pour l'alphabétisation [DNUA], l'initiative de l'Unesco Savoir pour pouvoir [LIFE], la Déclaration de Paris sur l'efficacité de l'aide en 2005, etc.), dont les objectifs majeurs sont notamment d'assurer l'éducation primaire pour tous et de promouvoir l'égalité des sexes et l'autonomisation des femmes. Conscients du fait qu'il ne saurait y avoir de développement durable dans les pays où les systèmes scolaires stagnent à un faible niveau, les acteurs de l'éducation mettent en place un dispositif de suivi pour mesurer régulièrement les avancées vers l'atteinte desdits objectifs ratifiés au plan international. »

C'est dans ce contexte institutionnel qu'a été réalisée l'enquête MICS de 2014. Comme elle ne permet pas de quantifier les cercles vicieux et vertueux conceptualisés ci-dessus, cette partie du chapitre s'attache uniquement, et à titre d'exemple, à deux aspects de l'éducation qui conditionnent la réalisation du dividende démographique : l'alphabétisation des femmes et des hommes âgés de 15 à 24 ans, la fréquentation du cycle secondaire. Il s'agit donc de deux conditions minimales du dividende.

5.2. Alphabétisation et inégalité de genre

Les données de l'enquête MICS montrent qu'en matière d'alphabétisation, on observe une nette évolution positive entre les adolescents et les jeunes adultes : les adolescentes sont plus alphabétisées que les jeunes adultes. Le taux d'alphabétisation des jeunes femmes passe de 37,7 % parmi les jeunes adultes à 48,0 % chez les adolescentes. Ce progrès s'explique par l'effort consenti depuis plusieurs années par le gouvernement pour améliorer le niveau d'instruction de la population. Toutefois, il existe des inégalités, notamment selon le milieu de résidence et le niveau de richesse, comme on peut le voir dans les graphiques 3 et 4 (calculs de l'auteur).

Ils mettent en exergue le déficit d'alphabétisation des adolescentes par rapport aux adolescents selon le milieu de résidence et le niveau de pauvreté. Le ratio utilisé est le nombre de filles pour 100 garçons de chaque catégorie.

---

[83] Unesco, 2006/07. *World Data Education*, sixth edition.

[84] Ministères en charge de l'Éducation, 2006. *Plan décennal du développement du secteur de l'éducation 2006-2015.*

On compte 14 filles pour 100 garçons en milieu rural contre 31 en milieu urbain. De même, le déficit de filles diminue quand le niveau de richesse augmente.

Graphiques 3 et 4. Déficit d'alphabétisation des filles selon le milieu de résidence et le quintile de pauvreté

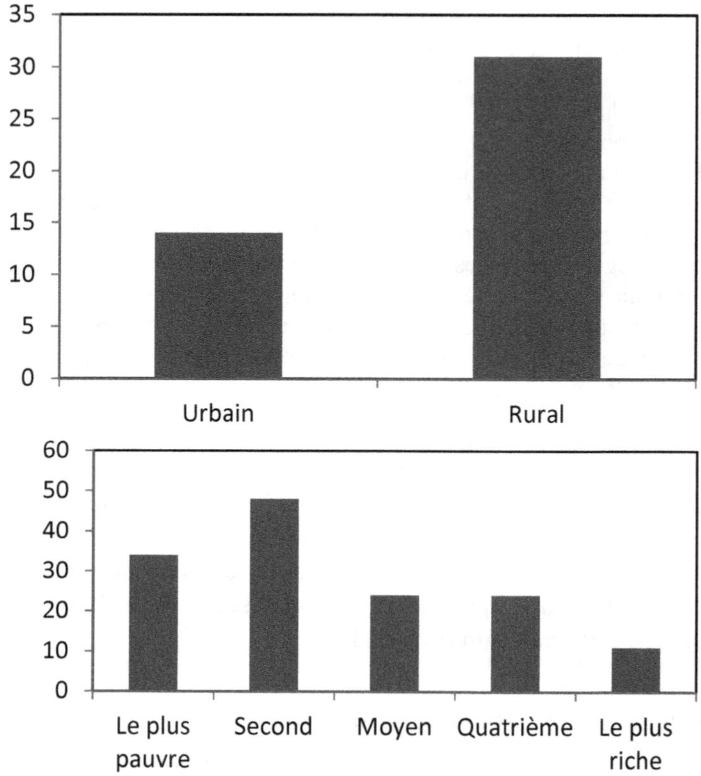

5.3. Cycle secondaire : taux nets de fréquentation

Les données relatives à la fréquentation scolaire chez les adolescents contenues dans le *Rapport national* montrent des différences selon les variables sociodémographiques. Pour les deux sexes, la situation dans l'Alibori, l'Atacora, Borgou et Donga est la moins satisfaisante et de manière prévisible le taux est plus faible en milieu rural et dans les milieux défavorisés (graphiques 5, 6, 7). Selon toute vraisemblance, la faiblesse de l'offre au niveau du secondaire renforce la faiblesse de la demande. L'autre constat majeur est que les deux indicateurs retenus sont moins bons pour les filles que pour les garçons, confirmant leur vulnérabilité.

Graphiques 5, 6, 7. Déficit de scolarisation des filles au niveau du cycle secondaire selon les caractéristiques socio-économiques (Nombre de filles manquantes pour 100 garçons de la catégorie considérée.)

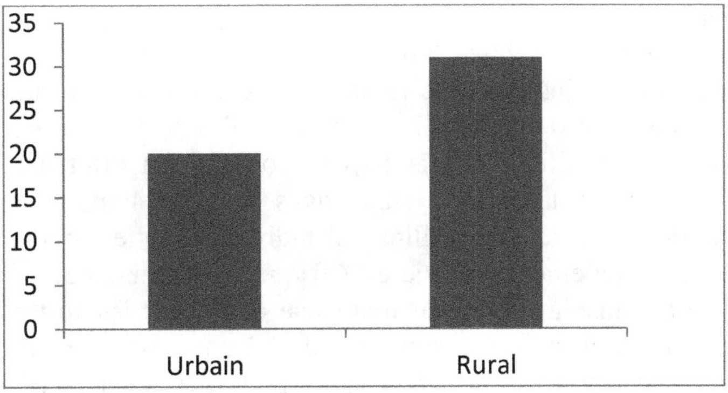

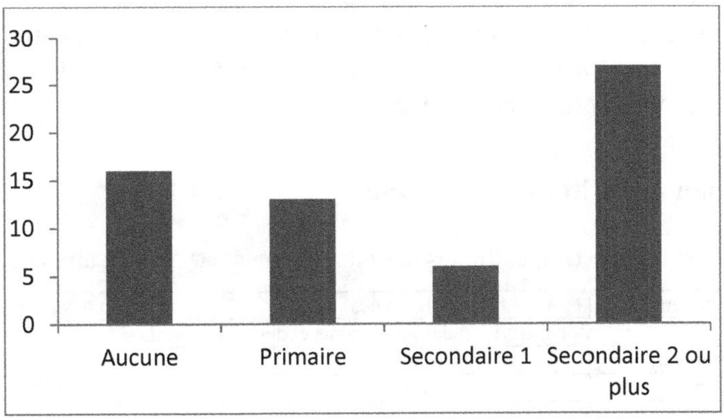

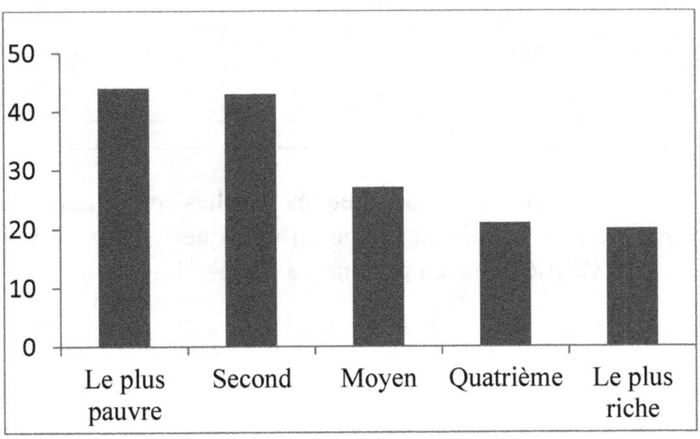

En outre, les écarts sont plus profonds là où la situation est moins bonne. Ainsi, le déficit de scolarisation des filles dans l'Atacora (39 % de filles en moins au niveau secondaire par rapport aux garçons) n'est plus que de 19 % à Cotonou. L'analyse selon le milieu de résidence, l'instruction de l'adolescente et le quintile de bien-être confirme ce constat avec une exception notable ; on observe une brusque remontée au niveau secondaire et supérieur (graphiques précédents). Celle-ci s'explique par le mariage des filles les plus âgées, d'où leur déscolarisation.

Le Département des affaires économiques et sociales des Nations unies et l'Unicef rappellent à juste titre la relation entre carences éducationnelles et pauvreté. L'évolution démographique souligne l'importance d'éduquer tous les enfants, en particulier les laissés-pour-compte. En effet, au cours des 15 prochaines années, la part de jeunes âgés de 15 à 24 ans dans le monde augmentera de près de 100 millions d'individus, cette augmentation se concentrera principalement en Asie en Afrique[85] si la tendance actuelle dure jusqu'en 2030, l'enseignement de mauvaise qualité et les fortes inégalités d'accès à l'éducation qui compromettent déjà les perspectives d'emploi des jeunes et la croissance économique des pays pourraient également menacer la stabilité, la cohésion sociale. En effet, dans de nombreux pays à revenu faible intermédiaire, les inégalités croissantes en matière d'éducation entre différents groupes sociaux ont accru les possibilités de conflit[86]. Dans ses grandes lignes, ce constat est vrai dans le cas du Bénin.

5.5. Bilan quantitatif synthétique

Tableau de synthèse 1. Spécificités des adolescentes par rapport aux jeunes adultes

Facteur de vulnérabilité	Adolescentes	Jeunes adultes
Alphabétisation des adolescents et des jeunes adultes		
Département	Atacora, Borgou	Atacora, Borgou
Résidence	Rural	Rural
Instruction	Non instruite	Non instruite
Pauvreté	les plus pauvres	les plus pauvres
Taux de fréquentation du secondaire		
Département	Alibori, Atacora, Bourgou, Couffo	Alibori, Bourgou, Couffo, Donga
Résidence	Rural	Rural
Instruction	Non instruite	Non instruite
Pauvreté	les plus pauvres	1

Comme les adolescents et les jeunes adultes présentent les mêmes caractéristiques, on en déduit que l'âge en tant que facteur de vulnérabilité relative n'est pas vérifié dans le domaine de l'éducation.

[85] Nations unies, Département des affaires économiques et sociales, « Youth Population Trends and Sustainable Development », n° 2015/1, DAES de l'ONU, New York, mai 2015, p. 1.
[86] Unicef, *The Investment Case for Education and Equity*, New York, janvier 2015.

Tableau de synthèse 2. Profils de vulnérabilité des adolescentes

Département	Résidence	Instruction	Pauvreté
Alphabétisation des adolescentes et des jeunes adultes			
Atacora Alibori	Rural	Non instruite	les plus pauvres
Taux de fréquentation et % de non-scolarisation			
Atacora Alibori	Rural	Non instruite	les plus pauvres

Le profil de vulnérabilité des adolescentes est clairement socioculturel et économique. Les femmes rurales non instruites, pauvres, sont plus souvent analphabètes et corrélativement sont moins présentes dans le cycle secondaire. La régression logistique binaire (tableau 3) appliquée à l'ensemble des femmes montre que le niveau de richesse actuel des ménages enquêtés est le premier facteur qui explique le risque pour une femme entre 15 et 49 ans de ne pas être alphabétisée.

Tableau de synthèse 3. Risque pour une femme de ne pas être alphabétisée (Régression logistique binaire. Femmes, 15-49 ans)

		Significativité	Exp(B)
Département	Alibori (Réf.)	,000	-
	Atacora	,000	,320
	Atlantique	,000	[illegible]
	Borgou	,000	,529
	Collines	,000	,202
	Couffo	,000	,223
	Donga	,000	[illegible]
	Littoral	,000	[illegible]
	Mono	,000	,128
	Ouémé	,000	,322
	Plateau	,000	,234
	Zou	,000	,240
Âge	15-19 ans (Réf.)	0,000	-
	20-24 ans	,000	2,381
	25-29 ans	,000	5,087
	30-34 ans	,000	[illegible]
	35-39 ans	,000	11,069
	40-44 ans	,000	12,340
	45-49 ans	,000	15,281
Indice de richesse	Le plus pauvre (Réf.)	,000	-
	Second	,000	,623
	Moyen	,000	,397
	Quatrième	,000	,206
	Le plus riche	,000	,076
a. Introduction des variables au pas 1 : Indice de richesse.			
b. Introduction des variables au pas 2 : Âge de la femme.			
c. Introduction des variables au pas 3 : Département de résidence.			
d. Introduction des variables au pas 4 : Milieu de résidence.			

Les ménages les moins riches ont plus de chances de compter des femmes non alphabétisées. L'âge est aussi important, plus la femme est âgée, et plus elle a de chances d'être analphabète. Ensuite influent le département et le milieu de résidence.

6. Conclusion

Au Bénin, le niveau de fécondité actuel n'est pas *a priori* un indicateur favorable quant à la possibilité que se réalise le dividende démographique, car elle reste élevée. En effet, à une fécondité élevée sont associés un modèle de famille nombreuse et une pratique contraceptive peu importante, qui sont à leur tour des facteurs de résistance à la baisse de la fécondité. Cependant, la fécondité a déjà baissé en milieu urbain et parmi les femmes instruites. Dans ces conditions, le dividende démographique se réalisera d'autant plus facilement que ce comportement de réduction de la fécondité se diffusera parmi l'ensemble des femmes. Cette possibilité est tributaire de l'impact des politiques publiques en matière de population et de développement, plus particulièrement en ce qui concerne la santé de la reproduction, la planification familiale, la communication pour un changement de comportement de la population, l'éducation, l'autonomisation des femmes et la lutte contre la pauvreté dans le respect des droits humains.

Au même titre que l'éducation — il est crucial de maintenir les adolescentes le plus longtemps possible à l'école —, la lutte contre la pauvreté demeure quant à elle une condition fondamentale sur le chemin du développement. Le manque de ressources financières prive les individus, et surtout les femmes, d'accéder aux services de santé, à la contraception, à l'éducation et à l'emploi. L'instruction constitue un facteur de vulnérabilité pour les femmes, surtout parmi les adolescentes. Elle accroît leur exposition au risque de contamination au VIH et réduit leurs chances d'exercer un emploi bien rémunéré et les expose aux violences. Ainsi, les quatre variables présentées au début de ce chapitre se révèlent essentielles en matière de vulnérabilité des adolescentes et les chiffres qu'elles représentent pour le cas du Bénin repoussent l'opportunité pour le pays de bénéficier du dividende démographique.

Références bibliographiques

Adjahouhoue Laurent, avec la collaboration de Salomé Ahouangonou et de Olive Amadidje, s. d. *Étude sur les enfants hors écoles dans les localités de Ladji et de Vossa à Cotonou.*

Belsky J. *et al.*, 2006. "Socioeconomic Risk, Parenting During the Preschool Years and Child Health Age 6 Years", *European Journal of Public Health,* 17(5), pp. 511–2.

Biaou Alexandre *et al.*, EMICoV-Suivi, 2015. *Note sur la pauvreté au Bénin en 2015.*

Bloom, D., D. Canning, and J. Sevilla, 2003. *The Demographic Dividend: A New Perspective on the Economic Consequences of Population Change*, Santa Monica, CA, RAND Corporation.

Eloundou-Enyegue, Parfait, M., 2013. Dans David Canning, Sangeeta Raja, Abdo S. Yazbeck (eds.) *Africa's Demographic Transition Dividend or Disaster?*
Charbit Yves, 2014. *La Bombe démographique en question,* PUF.
Charbit Yves, Petit Véronique, 2011. "Toward a Comprehensive Demography: Rethinking the Research Agenda on Change and Response", *Population and Development Review* 37(2), pp. 219–239.
CNLS, 2016. *Rapport de suivi de la déclaration de politique sur le VIH/sida au Bénin.* URL : https://www.unaids.org/sites/default/files/BEN_narrative_report_2016.pdf
CNLS, 2017. *Rapport de suivi de la déclaration de politique du Bénin.*
CNLS, *Rapport de suivi de la déclaration de politique sur le VIH/SIDA au Bénin.*
Grantham-McGregor S. *et al.* 2007. Developmental Potential in the First 5 Years for Children in Developing Countries. *The Lancet,* 369, pp. 60–70.
Darroch J. E. *et al.*, 2016. *Adding It Up: Costs and Benefits of Meeting the Contraceptive Needs of Adolescents,* New York, Guttmacher Institute.
Institut de statistique de l'Unesco, 2015. « *Un nombre croissant d'enfants et d'adolescents ne sont pas scolarisés, car l'aide n'est pas à la hauteur »,* Document d'orientation 22, fiche d'information 31, ISU, Montréal, juillet.
Institut national de la statistique et de l'analyse économique (INSAE) et ICF International, 2013. *Enquête démographique et de Santé du Bénin 2011-2012.* Calverton, Maryland, USA, INSAE et ICF International.
Imorou Abou-Bakari, 2014, *Les enfants hors école,* Lasdel, Niamey, p. 18,25-37.
Jensen Robert, Thornton Rebecca, 2003. "Early Female Marriage in the Developing World", *Gender and Development*, Vol. 11, No. 2, pp. 9–19.
Ministère en charge de l'Éducation, 2006. *Plan décennal du développement du secteur de l'éducation 2006-2015.*
Nations unies, Département des affaires économiques et sociales, 2015. « Youth Population Trends and Sustainable Development », n° 2015/1, DAES de l'ONU, New York.
Organization for Economic Cooperation and Development, 2014. *Fragile States 2014: Domestic Revenue mobilization in fragile states*, Paris.
Organisation internationale du Travail, 2015. *Tendances mondiales de l'emploi des jeunes 2015 : accroître les investissements dans l'emploi décent pour les jeunes*, OIT, Genève.
Organisation mondiale de la santé, 2014. *Adolescent pregnancy, Fact Sheet* n° 364 (mise à jour septembre 2014).
O'Malley Jeffrey *et al.*, 2014. "Africa's child demographics and the world's future", *Lancet* Published online August 12.
République du Bénin, 1991. *Journal officiel de la République du Bénin,* 102e année, n° 1, 1er janvier 1991.
Russell M. Viner, Elizabeth M. Ozer, Simon Denny, Michael Marmot, Michael Resnick, Adesegun Fatusi, Candace Currie, 2012. "Adolescent

Health 2 Adolescence and the social determinants of health", *Lancet*, Vol. 379, April 28.

Shonkoff J., Phillips D. (eds), 2000. *From neurons to neighborhoods: the science of early childhood development.* Committee on Integrating the Science of Early Childhood Development, National Research Council.

Unesco Institute for Statistics, 2015. *A Growing Number of Children and Adolescents Are Out of School as Aid Fails to Meet the Mark,* Policy Paper 22, Fact Sheet 31, UIS, Montreal, July 2015.

Unicef, 2002. *Un monde digne des enfants*, adopté par l'Assemblée générale des Nations unies à la 27e Session spéciale, le 10 mai 2002.

Unicef, 2012. *Développement du jeune enfant : les iniquités. Ce que révèlent les données.* Faits mis en évidence par les enquêtes par grappes à indicateurs multiples. New York.

Unicef, 2014. *Committing to Child Survival: A Promise Renewed – Progress report 2014*, New York.

Unicef, 2014. *Ending Child Marriage: Progress and prospects*, New York.

Unicef, 2014. *Early Childhood Development: A statistical snapshot – Building better brains and sustainable outcomes for children,* New York.

Unicef, 2014. *Generation 2030|AFRICA. Child demographics in Africa;* New York.

UNICE, 2015. *Committing to Child Survival: A Promise Renewed – Progress report 2015*, New York.

Unicef, 2015. *Child Marriage and Adolescent Pregnancy in Mozambique: Causes and Impact.* Maputo.

Unicef, 2015. *A Profile of Child Marriage in Africa*. New York.

Unicef, 2016. *State of the World's Children 2016. A Fair Chance for Every Child,* New York.

Unicef, 2015. *The Investment Case for Éducation and Equity*, New York.

UNFPA *État de la population mondiale* 2014. *Le pouvoir de 1,8 milliard d'adolescents et la transformation de l'avenir.*

UNFPA, 2016. *État de la population mondiale* 2016, *How our future depends on a girl at this decisive age.*

Unesco, 2006/07. *World Data Éducation*, 6th edition.

Unesco, *Rapport mondial de suivi sur l'EPT 2013/2014 — enseigner et apprendre : atteindre la qualité pour tous*, Paris, 2014, p. 5 et 19.

The World Bank, "International Income Distribution Database (I2D2)", The World Bank, Washington, D. C., 2014. Cité dans Unicef *Génération 2030/Africa.*

WHO, 2014. *Adolescent pregnancy*, Fact Sheet No. 364, Updated September 2014.

WHO, Unicef, UNFPA, The World Bank, 2012. *Trends in Maternal Mortality: 1990–2010*. World Health Organization.

Chapitre X

ANALYSE DES DROITS SEXUELS ET REPRODUCTIFS AU PRISME DES RAPPORTS IMPLIQUANT DES « MAÎTRESSES », ENCEINTES OU AYANT EU UN RETARD DE RÈGLES, ET DES HOMMES MARIÉS AU GABON

Philippe NKOMA NTCHEMANDJI

« Chérie, je veux de toi sans bébé ni mariage »

1. Introduction

La notion de DSSR renvoie à la conception du sujet sanitaire qui opte pour des choix « rationnels » (Capelli, 2017) ou fait des « bons choix ». Autrement dit, l'accès aux DSSR suppose que toutes les femmes réalisent, d'elles-mêmes, des prises de décision cohérentes sur leur vie sexuelle et l'orientation de celle-ci, le nombre d'enfants désirés, le choix du futur partenaire ou conjoint, le respect de l'intégrité corporelle, etc.

Cela est loin d'être le cas dans les rencontres sexuelles et amoureuses non officielles, au sein des villes africaines, selon les travaux décrivant les relations extra-conjugales durables entre des hommes mariés et des femmes « libres » (ou célibataires), désignées comme « maîtresses » (Vidal, 1977, 1979 ; Lacombe, 1987 ; John-Nambo, 2001 ; Kuyu-Mwissa, 2005 ; Amadou Sanni, 2010 ; Nkoma, 2021).

Par relation extra-conjugale durable, nous désignons les rencontres intimes s'inscrivant dans la durée (plusieurs mois, années) et conduisant à l'arrivée d'un enfant ou non entre deux partenaires non officiels, un homme déjà marié et une femme célibataire, à l'insu, au su ou contre le gré des épouses légales. Elles naissent en principe du « droit » des femmes « libres » à choisir le partenaire qui leur convient sexuellement, à opérer un choix sur celui avec lequel elles désirent s'engager dans la vie amoureuse (Vidal, 1979 ; Lacombe, 1987 ; John-Nambo, 2001).

Toutefois, les relations extra-conjugales durables que j'ai investiguées dans les villes du Gabon, au cours de mes recherches ethnographiques entre 2019 et 2022, montrent que les femmes en situation de « maîtresses », enceintes ou ayant eu un retard de règles ou non avec des hommes mariés, ne sont pas toujours en mesure d'opérer des choix autonomes et/ou « rationnels » en matière de DSSR. Et pour cause, ces relations mettent au jour des formes de configuration de la pratique de genre, c'est-à-dire les stigmates de « putains », de « voleuses » de mari, de femmes « légères », ou encore de partenaires sexuelles occasionnelles qui les maintiennent dans un état de pure subordination vis-à-vis de l'agent masculin, au point de les empêcher d'avoir accès aux DSSR.

Dans ce contexte, la sexualité extra-conjugale, inscrite en dehors de la normativité conjugale (c'est-à-dire la légitimation du couple hétérosexuel par le mariage), constitue-t-elle un espace privé intime de « non-droit » ou de « contre-droit » ? C'est-à-dire le lieu de non-respect des droits et de la santé sexuels et reproductifs des femmes ayant consenti à être des « maîtresses ». Ce chapitre montre comment certaines configurations de genre, encastrées dans les relations extra-conjugales durables, semblent vouloir renforcer la stigmatisation des « maîtresses » et, en même temps, occasionner la remise en question des DSSR.

2. Recueil des données : matériels et démarche

J'ai mené deux enquêtes ethnographiques sur les relations sexuelles et amoureuses impliquant des « maîtresses » et des hommes mariés, ou « couples » d'amants, vis-à-vis des DSSR. Le premier corpus d'entretiens est issu d'une enquête ethnographique réalisée, entre 2012 et 2019, dans quatre villes du Gabon (Libreville, Port-Gentil, Franceville, Oyem). Le second corpus a été obtenu à partir d'une enquête ethnographique plus récente réalisée à Libreville en octobre 2022.

Ces corpus contiennent les transcriptions de 17 entretiens semi-directifs, de longueurs variées, enregistrés dans les villes citées. Les thèmes de discussion sont nombreux : la rencontre, la fréquentation, les relations entre les « couples » d'amants et leurs familles, les petits arrangements entre amants, le projet d'enfants et/ou de mariage, pour ne citer que quelques-uns des plus importants. La population étudiée ne se réfère pas à un ethnogroupe particulier, compte tenu du caractère hétérogène des lieux d'enquête (les villes). Les locuteurs, 4 hommes (30-59 ans) et 13 femmes (25-49 ans), sont de divers niveaux d'éducation, situations d'activité et sociales. Seul bémol, la difficulté de pouvoir interviewer un plus grand nombre de « maîtresses » et d'hommes mariés s'explique par le fait que les relations extra-conjugales sont marquées du sceau du secret. Elles ne sont connues que de l'entourage immédiat des « couples » d'amants.

Par ailleurs, la sélection de la population enquêtée à Libreville s'est faite par la technique dite de « boule de neige », qui consiste à identifier, par le biais d'informateurs privilégiés, des hommes et des femmes, insérés directement dans l'extraconjugalité durable, ou à « sélectionner » de manière « aléatoire » dans certains ménages des personnes répondant aux mêmes critères, connues de mon entourage immédiat (milieu familial, quartier, etc.). Pour ce faire, l'immersion sur mon terrain d'enquête, impliquant les couples d'amants, a été méthodique. D'abord, j'ai été mis en contact avec les femmes « libres » et les hommes mariés en relation d'adultère par l'entremise d'informateurs privilégiés, connaissant l'existence de leur relation (parents, amis et connaissances). Puis, avant l'entretien, j'obtenais leur consentement libre et éclairé ; j'expliquais le but de l'enquête pour susciter l'adhésion et la participation. Ensuite, je prenais mes précautions pour ne pas parler d'adultère ou d'infidélité, au vu du caractère stigmatisant de ces notions, mais plutôt des relations intimes entre partenaires non officiels pour désigner l'extraconjugalité. Enfin, une fois sélectionné et interviewé, je demandais à chacun s'il pouvait m'indiquer d'autres répondants au profil semblable. Dans les pages qui suivent, j'analyse uniquement quelques entretiens recueillis auprès des « maîtresses » résidant à Libreville entre 2012 et 2022.

3. Les « maîtresses », confrontées à l'exclusivité sexuelle « imposée » par les hommes mariés

On retiendra des extraits de discours des « maîtresses » présentés ci-dessous que le respect de l'exclusivité sexuelle et/ou relationnelle imposée habilement par des hommes mariés traduit l'idée d'un « amour sacrificiel », c'est-à-dire la « preuve » d'un amour inconditionnel envers ces derniers. En d'autres termes, consentir à avoir un seul homme comme partenaire sexuel et amoureux, bien qu'il soit marié, bloque chez ces femmes le libre choix d'un homme célibataire. Cette situation décrit une configuration de genre marquée par la mise en médiation de deux femmes, l'épouse et la « maîtresse », par un homme ayant déjà convolé en justes noces. Il s'arroge le droit de disposer des corps de ses deux femmes. N.-C. Mathieu (1984, p. 73) observe que *consentir* suppose une prise de conscience de celui ou celle qui est dans une situation d'oppression ou dominé. Mais une « maîtresse » éperdument « amoureuse » d'un homme déjà marié n'est-elle pas doublement opprimée, c'est-à-dire aliénée par le sentiment amoureux qu'elle éprouve, à la fois dominée par l'homme marié qu'elle aime ou prétend aimer ? Ce paradoxe auquel les « maîtresses » font face a été bien appréhendé dans les socialisations secondaires à l'extraconjugalité. M-C. Garcia (2011, p. 55) a utilisé la métaphore de la « cage dorée » pour traduire l'impossibilité des « maîtresses » de se défaire de l'emprise des hommes mariés dont elles sont tombées éperdument amoureuses. Mais si la plupart des « maîtresses » veulent se défaire du lien fusionnel avec leurs amants, celles que j'ai enquêtées à Libreville semblent ne pas prendre conscience de l'oppression des hommes mariés, et donc de l'impossibilité d'opérer des choix « rationnels » en matière de DSSR.

Le cas de Kellina

« Qu'il pleuve ou qu'il neige, le bon monsieur [elle parle de son amant] voulait me voir, être toujours près de moi. Je devais être avenante, même tard dans la nuit. Il me prenait souvent en filature pour savoir si je ne fréquente pas d'hommes ! Monsieur appelait tard dans la nuit pour demander où je suis. Autant dire qu'il voulait contrôler mes faits et gestes, me posséder […]. Quoi à cause de son argent ! Et malgré mon amour pour lui, j'ai commencé à exprimer mon ras-le-bol. Être surveillée à cause de l'argent qu'un homme te donne me rendait nerveuse. Ce qui m'a donné l'envie de rompre la relation, tellement qu'il exagérait… » (Kellina, célibataire, 26 ans, étudiante, 2016, Libreville.)

Comme le pointe P. Tabet (2014, p. 45), « le don [ou offrir de l'argent ou des cadeaux] manifeste sa logique de domination, en récompensant et en valorisant une sexualité requise et imposée comme un service ». Cela laisse à penser que l'amant de Kellina, en lui offrant de l'argent, comme en témoignent ses propos, a cherché à « l'arraisonner » par une surveillance incessante, c'est-à-dire à assujettir son corps pour bénéficier d'une jouissance sexuelle continue et exclusive. Or les manières de faire et d'agir de l'amant commencent à agacer Kellina qui prend conscience de la restriction de sa liberté de mouvement. Et Kellina d'arguer :

« Un jour, il m'a dit : "Tu ne m'en voudras pas que je ne sois pas souvent ici, parce que je serai généralement avec mon épouse. Je serai rarement à tes côtés. Mais je ne peux pas te laisser être avec quelqu'un d'autre […]". Or je suis vraiment tombée amoureuse de lui. Lorsqu'il n'est pas chez moi, je me sens bien triste. Sa présence me manque […]. Certes, je ne l'aime pas beaucoup trop, mais l'amour est rentré de toute façon […] » (Kellina, célibataire, 26 ans, étudiante, 2016, Libreville.)

Visiblement, Kellina s'est attachée sentimentalement à son « partenaire-marié », bien qu'elle s'en défende vigoureusement en voulant rompre la relation. En fait, le déni de l'amour-passion peut s'interpréter par le refus de Kellina ne pas vouloir « appartenir » entièrement à son amant, c'est-à-dire être sa chose, son objet de plaisir. Si elle prend conscience des restrictions de sa liberté de mouvement par son « ras-le-bol » ou agacement, elle semble, par contre, ne pas avoir conscience de l'emprise de son amant sur elle. Car Kellina a un sentiment de vide et devient triste lorsqu'il n'est pas à ses côtés. C'est la preuve de l'attachement affectif dont le corollaire est la dépendance affective, voire l'aliénation amoureuse.

Le cas d'Isa

« Il a libre accès à mon logement [elle évoque ici les arrivées impromptues de son amant chez elle]. Dès qu'il arrive, il exprime aussitôt son désir de faire l'amour par ses attouchements. Je me suis habituée à lui et me suis interdit de fréquenter un autre homme. J'ai été élevée comme ça : avoir un seul et même homme. Cependant il m'a fait savoir que je suis libre d'avoir une relation avec un autre homme. Il ne cesse d'ailleurs de me rappeler qu'il est marié. Curieusement, il

arrive très souvent qu'il m'appelle au téléphone pour demander : "Où est-ce que je me trouve ?" "Qu'est-ce que je fais ?" "Pourquoi ne suis-je pas chez moi ?". Cela m'a tout l'air d'une jalousie [...] » (Isa, célibataire, 26 ans, sans emploi, 2022, Libreville.)

Isa ne se doute pas que la norme sociale de l'exclusivité sexuelle et émotionnelle travaille en profondeur la relation avec son amant, ce qui semble ne pas lui permettre de rencontrer un homme célibataire. En revanche, il semble évident que l'amant déroge à cette norme sociale, du moment qu'il entretient des relations intimes à la fois avec Isa et son épouse, et donc viole le principe de non-partage sexuel, c'est-à-dire être fidèle à son épouse et rompre avec Isa. Selon S. Roubin (2019, p. 6), « le non-respect de l'exclusivité sexuelle est interprété comme l'absence d'un sentiment amoureux ». Mais Isa semble ne pas avoir conscience de cela. Elle pense que son amant l'aime, puisqu'il est « jaloux », comme en attestent les appels téléphoniques incessants. En effet, l'imaginaire gabonais a tendance à penser que la jalousie est un sentiment lié à l'amour. En réalité, l'amant tire profit de l'amour d'Isa, en s'arrogeant le droit de posséder et de disposer de son corps, comme bon lui semble.

Le cas d'Henriette

« Je suis amoureuse de lui [elle parle de son amant]. Au début de notre relation, il a fait savoir qu'il ne veut pas me priver de liberté, car il est marié. De mon côté, je n'avais pas le droit de lui imposer quoi que ce soit ; il a femme et enfants. Raison pour laquelle il n'a cessé de dire : "Je t'accompagne, bien que je sois déjà occupé. Il ne faut pas te gêner si dans ton parcours tu rencontres quelqu'un qui veut vraiment du sérieux avec toi. Tu m'en parles [...]". Mais j'ai constaté qu'il adopte une attitude contraire. Ces appels téléphoniques incessants en disent long : "Je t'appelle, pourquoi ne décroches-tu pas ? Fréquentes-tu quelqu'un d'autre ?" [...]. Un jour de semaine, pendant que nous prenions un verre dans un petit café, j'ai pu constater qu'il écrivait à une tierce personne. Je lui ai demandé avec qui il communique. Et il m'a dit que c'est une ex en me montrant les SMS. J'ai tout de suite réalisé que je n'étais pas la seule avec laquelle il couchait. Nous étions plusieurs [...] » (Henriette, 31 ans, fonctionnaire, 2022, Libreville.)

L'amant d'Henriette lui impose l'exclusivité sexuelle, alors qu'il est marié avec une femme, son épouse légale, tout en s'assurant qu'Henriette ne fréquente aucun autre homme par ses appels téléphoniques quotidiens. Par contre elle ne semble pas bouleversée par ces agissements. Dans l'imaginaire social gabonais, la jalousie d'hommes est interprétée comme une « preuve » d'amour à une femme. Plus il est « jaloux », plus il est amoureux, pourrait-on dire. J.-P. Durif-Varembont (2002, p. 28) écrit : « L'assimilation de la jalousie à l'amour [...] paraît [...] relever plutôt d'une position névrotique [..] qui considère l'amour comme un désir de possession exclusive de la personne aimée. » Autrement dit, l'amant, en s'assurant de la jouissance exclusive sur le corps d'Henriette, lui refuse le droit de choisir un homme non marié.

4. Consentir à devenir mère *vs* refuser d'être père

La demande d'enfant des femmes aux hommes, exprimant leur désir en matière de fécondité, ainsi que leur accès aux services de SSR, révèle leur nature féminine (être capable de donner la vie, être mère, etc.). Selon Marie Carmen Garcia (*op. cit.*), les femmes sont reconnues pour ce qu'elles sont (mère, épouse) par les hommes. Cette reconnaissance masculine du rôle féminin porte en germe la reconnaissance du rôle socialement dévolu à une femme et, donc le pouvoir d'enfanter. Ces normes de genre structurent les rapports entre amants.

Le cas de Kellina :

« Un jour pendant que nous faisions l'amour, il me dit : "Si tu as un enfant de moi, c'est bien qu'il te ressemble. Comme ça, je m'occuperai mieux de toi...". Je vous assure qu'il a réveillé en moi le besoin d'être mère [...] ».

Ainsi, son amant veut faire passer une relation intime, marquée par le sexe et l'argent, à un registre plus affectif, marqué par des rapports plus distendus, mêlés aux sentiments amoureux. Autrement dit, en évoquant l'idée de faire des enfants avec Kellina, il semble vouloir lui offrir l'opportunité d'accéder à la maternité ou de ne plus être qu'une simple partenaire sexuelle. Il s'agit d'un préalable à la négociation des rôles de genre par laquelle le couple d'amants joue au jeu « mari et femme ». Contre toute attente, l'amant de Kellina semble ressentir le désir d'enfant en lui faisant l'amour. Et, donc, comment expliquer le déni de grossesse de l'amant, et donc le déni d'en être le père ?

« Mais bon, voilà je suis maintenant enceinte de lui [elle parle de son amant]. Je constate, depuis un temps, que j'ai un retard de règles et des malaises. Je dors et mange beaucoup [...]. Je lui en ai parlé. Je vois qu'il me fuit depuis plusieurs jours. Il ne vient plus à la maison. [Elle sort son portable de son sac pour me montrer un message écrit par l'amant] Tenez voici le SMS qu'il m'a envoyé [je le lis] : "Il faudra suivre cela de près [c'est-à-dire le retard de règles]. Je ne suis pas pour que cela arrive [ou avoir un enfant] ; je risque gros [...]" ».

C'est moins l'adhésion à « l'idéologie familialiste », que la peur d'être sous le coup de la loi pour « adultère » qui explique le refus de l'amant d'être père, et donc de permettre à Kellina d'avoir un enfant de lui. Pour autant, il se plaisait à l'idée qu'elle lui offre son corps sans avoir d'enfants. Tout laisse à penser que la demande d'enfant exprimée par le partenaire-marié de Kellina, vivace lors des ébats sexuels, a fini par tarir avec le temps. Bien que le désir d'enfant soit essentiellement féminin (M. Gauchet, 2004, p. 98), dans les couples d'amants, il est en tension avec la normativité conjugale. Autrement dit, l'amant *« risque gros »* — selon ses dires —, c'est-à-dire être passible d'une condamnation, d'une pénalité sévère pour cause d'adultère, s'il accepte la grossesse de Kellina. L'interruption de celle-ci apparaît alors comme seul recours envisagé par son amant.

Le cas d'Isa

« Il ne voulait ni entendre parler d'enfants ni subvenir à mes besoins. Lorsque nous avions des rapports intimes, il n'éjacule pas dans mon sexe. Il préfère pratiquer le coït interrompu. Or lorsqu'il arrive chez moi, il ne pense qu'à me caresser pour faire l'amour. Je lui en ai parlé plusieurs fois pour voir comment il réagirait : "J'ai envie de faire un enfant, une fille." Et à lui de répondre : "Pourquoi es-tu si pressée ? Pour le moment, j'ai un crédit à la banque. C'est difficile pour moi, car j'ai des enfants scolarisés à l'étranger [...]. Je ne voudrais pas que l'arrivée d'un autre enfant avec toi puisse souffrir [...]" »

La demande d'enfant d'Isa à son amant se voit opposer une fin de non-recevoir, sous le seul prétexte d'être confronté à des difficultés économiques. Or le refus d'être le père d'un enfant issu d'une relation non formelle cantonne Isa au seul rôle de partenaire sexuelle. Selon C. Détrez et A. Simon (2005, p. 15), « la femme se trouve toujours associée à la sexualité et à la chair », en attestent les prestations sexuelles d'Isa que son amant semble aduler. En fait, dans ce couple d'amants, il s'opère une objectivation sexuelle. Isa devient comme un objet de plaisir, plutôt qu'une future mère.

Le cas d'Henriette

« Lors d'un échange avec mon ami [ou son amant], je lui ai dit : "Je veux avoir un enfant de toi". Et lui de répondre : "Ah bon, c'est tôt." Pour renchérir, je lui ai dit : "Qu'est-ce qui est tôt ? Un enfant peut passer en quelques secondes le même jour pendant qu'on couche ensemble. Si une femme a des rapports sexuels avec un homme, l'enfant passe [ou, autrement dit, si l'amant éjacule dans le sexe d'Henriette, elle peut avoir un retard de règles, comme premier signe d'une grossesse]." Il m'a répondu : "C'est compliqué !" Et moi de lui faire entendre raison : "Qu'est-ce qui est compliqué ? Ne dois-je pas avoir un enfant de toi ? Ne suis-je pas une femme désirable ?" Il me répondra de la façon suivante : "Là n'est pas le problème ! Comment vais-je annoncer à ma femme que j'ai eu un enfant après mariage ?" Je lui ai dit finalement que : "Si j'ai un retard de règle je ne compte pas avorter." »

À l'instar du « couple » composé de Kellina et son amant, où le projet d'enfant n'a pas droit de cité, le partenaire d'Henriette adhère à l'idéologie du « familialisme », il préserve sa relation avec son épouse et ses enfants coûte que coûte, plutôt que d'avoir un enfant né hors mariage. L'idéologie familialiste veut que l'enfant soit issu d'un couple légalement constitué par le mariage, et non le contraire. C'est pourquoi l'amant d'Henriette ne veut pas avoir un enfant d'elle, ou adultérin, et il s'efforce par des moyens subtils de mettre à l'abri son épouse du désordre conjugal qu'il a lui-même occasionné. Car le droit gabonais reconnaît à l'enfant né dans le mariage légal, ou légitime, les mêmes droits que celui conçu dans le cadre d'une relation adultère, ce qui risque de compromettre le partage égal des biens du père entre les enfants légitimes. Par contre, Henriette, visiblement éprise de son amant, est privée d'une chance d'avoir un enfant.

5. Consentir à « seconde épouse » ou l'impossibilité des hommes mariés de concrétiser le projet d'un mariage civil

Au Gabon, l'officialisation d'une relation extra-conjugale par les groupes de parenté, fondée sur les lignages, passe souvent par le versement d'une *dot*, mais sans célébration d'un mariage civil, suite au refus opposé par l'épouse (N. Nkoma, 2021, p. 186). C'est ce que montre le récit de Rita, « maîtresse » d'un homme marié depuis 3 ans.

> *« Mon copain me disait : "On va commencer par la dot". Et moi de lui répondre : "Il n'y aura pas de dot sans mariage civil". Il était vraiment prêt à me marier coutumièrement, mais j'ai dit "non !" J'ai fait savoir à mon copain qu'il vienne me doter, certes, ce n'est pas un problème. Il doit communiquer la date du mariage civil à mes parents. Il n'a rien dit ni fait cas [...]. Il voulait juste me doter, pour me prendre comme sa seconde femme, sans aucune garantie juridique [...]. Son épouse ne voulait pas entendre parler de mariage civil avec une autre femme. Elle a catégoriquement refusé de donner son consentement pour que son mari m'épouse à la polygamie. Elle me disait au téléphone pour me narguer : "Il va te doter, certes, mais tu n'auras rien." Elle va répéter la même chose à son mari : "Je ne peux jamais t'accorder ça" [c'est-à-dire de se marier civilement avec Rita pour en faire une rivale] »* (Rita, 38 ans, diplômée de l'enseignement supérieur, 2016, Libreville).

Bien qu'ayant accepté de son plein gré d'être en relation avec un homme déjà marié, Rita ne peut prétendre jouir des droits d'épouse légitime par le mariage civil. Le stigmate de « voleuses » de mari dont elle est victime exacerbe la rivalité avec l'épouse de l'amant. La compensation matrimoniale, ou *dot*, promise par l'amant, donne seulement droit à une reconnaissance sociale, voire établit la présomption d'un état de couple. En revanche, convoler en justes noces par le mariage civil, permettra à Rita d'être la seconde épouse, et donc une rivale potentielle. L'épouse légitime, en s'opposant au projet de mariage en bonne et due forme de son mari, dénie donc à Rita le droit de l'épouser civilement.

6. Discussion et conclusion

Les droits sexuels et reproductifs sont considérés comme faisant partie des droits humains fondamentaux. Pourtant l'affirmation des DSSR au sein des relations extra-conjugales durables à Libreville au Gabon ne va pas de soi. Plusieurs obstacles l'expliquent. D'abord, le poids de la violence structurelle se manifeste dans la construction d'une relation extra-conjugale dissymétrique impliquant un homme déjà marié et une femme « libre ». Ensuite, les configurations de genre (stigmates de « putains », de « voleuses » de maris) mettent les femmes en situation de « maîtresses » dans la posture classique de soumission et les hommes mariés dans le rôle d'agent dominant. C'est dire combien les « couples » d'amants fonctionnent de manière asymétrique.

Autrement dit, les liens qu'entretiennent un homme marié et sa « maîtresse » s'inscrivent dans une relation qui amplifie les inégalités de genre, et affectent les DSSR. En effet, dans les configurations extra-conjugales que j'ai étudiées, les hommes dénient à ces dernières le droit d'avoir des enfants, de garder la grossesse, ou encore de se marier civilement, et pas seulement par le versement de la *dot*. En revanche, les hommes mariés s'arrogent le droit de disposer du corps de leurs « maîtresses », certes, en faisant preuve d'ingéniosité, afin qu'elles ne fréquentent pas d'autres hommes célibataires ; ils leur imposent la norme d'exclusivité sexuelle sans divorcer d'avec leurs épouses. Il s'agit ni plus ni moins d'une violence symbolique au sens bourdieusien, avec des lieux de prédilection, des pratiques et des formes de rencontres sexuelles : motels et chambres de passe. Violence symbolique qui traduit le processus de soumission par lequel les dominés, ici les « maîtresses », perçoivent l'exclusivité sexuelle et amoureuse imposée par les dominants, ou leurs amants, comme légitime. I. Ngondo Apitshandenge (1992, p. 59) écrit à juste titre : « Certaines maîtresses patentées peuvent, paradoxalement, ne pas avoir de logement, de sorte que le seul lieu d'intimité reste une chambre d'hôtel ou le logement d'un ami. » C'est bien là tout le problème. Elles ne bénéficient que des rapports sexuels irréguliers qui s'apparentent à des relations de type prostitutionnel, renforçant ainsi le stigmate de la « putain ».

Par ailleurs, le stigmate de « voleuses » de maris qui frappe les « maîtresses » influence les manifestations de la violence symbolique. En effet, le refus opposé par les épouses légales aux désirs des maris de faire de leurs « maîtresses » des potentielles rivales tient à la force de ce stigmate qui les afflige sans distinction, et à celle de l'idéologie familialiste qui les met en marge de la conjugalité légale. En clair, la menace des stigmates de « putains » et de « voleuses » de maris agit « comme un fouet qui maintient [les "maîtresses"] dans un état de pure subordination [vis-à-vis de leurs amants]. Tant que durera la brûlure de ce fouet [leur] libération [...] sera un échec. » (G. Pheterson, cité par P. Tabet, 2004, p. 8.) Pire, « la subordination des femmes à l'intérieur de l'hétérosexualité institutionnalisée » (S. Jackson, 1996, p. 16) a laissé des stigmates dans l'imaginaire social collectif, tels que : « la femme de la maison ou d'intérieur » (l'épouse, la partenaire officielle) et « la femme d'extérieur ou de dehors » (l'amante, la « maîtresse ») dans la conscience collective des Gabonaises. Or cette opposition des rôles et statuts féminins conduit à différencier la « sexualité légitime », c'est-à-dire celle orientée vers la procréation, à laquelle l'épouse aurait droit, et la sexualité « par plaisir » à laquelle la « maîtresse » serait assujettie. Cette dichotomisation des rôles genrés des femmes exacerbe les préjugés sur les « maîtresses ».

Mais à bien des égards la force et l'ampleur du stigmate de « voleuses » de maris qui est généralement attribué aux « maîtresses » produisent l'effet contraire. I. Ngondo Apitshandenge (*op. cit.*, p. 59) écrit : « Pour certaines [le statut de maîtresse] est perçu comme une situation d'attente avant une promotion éventuelle. » Autrement dit, lorsqu'elles sont conscientes de certaines turbulences dans le ménage de leurs amants, elles s'efforceront toujours d'être un havre de paix pour ces derniers, dans l'espoir secret de succéder à l'épouse légale en cas de divorce. Ce renversement de situation permet-il aux « maîtresses » de jouir du droit d'avoir le contrôle et de décider librement sur les questions liées à leur sexualité et leur maternité ?

En guise de conclusion, les relations extra-conjugales investiguées à Libreville mettent en lumière l'importance déterminante des rapports de pouvoir entre les sexes qui donnent forme à une relation durable entre amants et le coût psychologique qu'elle a pour les « maîtresses » : déni d'être mère, inclination à la norme d'exclusivité sexuelle, interdiction de se marier à l'état civil, etc. Cependant, les droits de la santé sexuelle et reproductive, pour ne citer que le désir d'enfants et/ou le choix délibéré d'avoir pour partenaire un homme marié ou non, peuvent permettre aux « maîtresses » de sortir du stigmate de la « putain voleuse de mari » ou encore de celui de « femme légère », qui occasionnent des souffrances atroces et constituent des obstacles majeurs à l'accès aux DSSR.

Références bibliographiques

Mouftaou Amadou Sanni, 2010. « La Polygamie au Bénin : résistance au changement ou diversification des formes de conjugalité ? », *Chaire Quételet*, en ligne : http ://www.uclouvain.be/350257.html

Capelli Irène, 2017. « Les enjeux et les déclinaisons de la notion de santé sexuelle et reproductive au Maroc. Réflexions à partir du cas des grossesses hors mariage », *L'année du Maghreb*, p. 83-89, en ligne : https://journals.openedition.org/anneemaghreb/3191?lang=en_(consulté le 10 octobre 2022).

Detrez Christine, Anne Simon, 2005. « L'idéologie du familialisme chez les romancières contemporaines », *Revue des littératures de l'Union européenne*/1, p. 15-28.

Durif-Varembont Jean-Pierre, 2002. « Les maladies de l'amour. La passion de la jalousie, maladie d'amour ? », *Cahiers de psychologie clinique*/2, n° 19, p. 27-38.

Garcia Marie-Carmen, 2011. « Les maîtresses d'hommes mariés. Raison et sentiments des amours adultères au prisme du genre », *Ex aequo, Ediçoes Afrontamiento*, n° 23, p. 53-66.

Garcia Marie-Carmen et Philippe Nkoma Ntchemandji, 2019, « Le prix de la transgression. Mises en dettes réciproques dans les relations extra-conjugales en France et au Gabon », *Journal des anthropologues*/1-2, n° 156-157, p. 61-81.

Gauchet Marcel, 2004. « L'enfant du désir », *Le Débat*, n° 132, p. 98-121.

Jackson Stevi, 1996. « Récents débats sur l'hétérosexualité : une approche féministe ». *Nouvelles questions féministes*, vol. 17, n° 3, p. 5-26.

Kuyu Mwissa Camille, 2005. *Parenté et famille dans les cultures africaines*, Paris, Karthala, 173 p.
Lacombe Bernard, 1987. « Les unions informelles en Afrique. L'exemple du deuxième bureau congolais », *Gennaio-Giugno*, vol. XLIII, p. 151-163.
Tabet Paola, 2004a. *La grande arnaque. Sexualité des femmes et échange économico-sexuel*, Paris, L'Harmattan, 207 p.
Tabet Paola, 2014b. « Échange économico-sexuel et continuum », dans Broqua Christophe et Catherine Deschamps (dir.), *L'échange économico-sexuel.* Paris, Éditions de l'École des hautes études en sciences sociales, p. 19-60.
Mathieu Nicole-Claude, 1984. « De la conscience dominée des femmes », *Les Cahiers du GRIF*, n° 29, p. 73-75.
Nambo-John Joseph, 2001. « Le droit et ses pratiques au Gabon », dans Kuyu Mwissa Camille (dir.), *Repenser les droits africains pour le XXIe siècle*, Paris, Menaibuc, coll. « Bibliothèque de l'Académie Africaine de Théorie du Droit », p. 89-104.
Ngondo Apitshandenge Iman, 1994. « Les mutations culturelles en matière de mariage et de sexualité en Afrique subsaharienne : est-ce le début d'une transition démographique ? », *AIDELF*, Paris, n° 6, PUF, p. 55-64.
Nkoma Ntchemandji Philippe, 2021. « "*L'autre femme de mon mari" ou la conjugalité dédoublée au Gabon : Socio-anthropologie de l'extraconjugalité durable* ». Paris, L'Harmattan, 362 p.
Roubin Sandra, 2019. *Le polyamour : un mode de relation féministe ?* Paris, CVFE — Publications, en ligne https://www.cvfe.be/images/blog/analyses-etudes/2019/EP-2019-3-le_polyamour_un_mode_de_relation_feministe-SR-.pdf (consulté le 1er mars 2023).
Vidal Claudine, 1977. « Guerre des sexes à Abidjan. Masculin, féminin, CFA », *Cahiers d'études africaines*, vol. 17, n° 65, p. 121-153.
Vidal Claudine, 1979. « L'Argent fini, l'amour est envolé ». *L'Homme*, vol. 19, n° 3, p. 141-158.

Chapitre XI

LE HARCÈLEMENT SEXUEL AU CENTRE UNIVERSITAIRE DE LOKOSSA

Sessiwêdé Florence AHOTON-AGBOGNI,
Armelle Sabine Yélignan HOUNKPATIN KOUASSI

1. Introduction

Les violences basées sur le genre sont caractéristiques de tous les pays à l'échelle mondiale. Elles constituent l'une des manifestations dégradantes de la discrimination entre les sexes, un handicap majeur pour la promotion de l'égalité des sexes, voire une violation des droits humains (Leach *et al.*, 2013). Ces violences représentent des phénomènes graves, présents dans toutes les sphères de la société, auxquels le monde universitaire n'échappe pas (Bureau de coopération interuniversitaire, 2017).

En effet, les universités sont non seulement en proie à de nombreux comportements en déphasage avec l'éthique, mais font également l'objet de violences basées sur le genre, dont spécifiquement le harcèlement sexuel. Il importe de préciser que les femmes sont généralement les premières victimes de harcèlement sexuel, et les hommes les premiers agresseurs (Bayers, 2019). Dans les pays développés, des enquêtes sont diligentées pour faire le point sur ces situations aux fins de prendre des mesures adéquates. C'est le cas de l'enquête ESSIMU (Enquête sexualité, sécurité et interactions en milieu universitaire) faite dans les universités québécoises aux termes de laquelle la situation du harcèlement sexuel a été vue comme alarmante dans ces universités (Bergeron *et al.*, 2016). En Afrique, peu de travaux essaient de fournir des chiffres significatifs sur ce fléau, même si des situations de harcèlement sont souvent citées. Au Bénin, le milieu universitaire est marqué par le phénomène du harcèlement sexuel ciblant généralement le sexe féminin. La situation a été si préoccupante qu'une loi a été votée et qu'un Institut national de la femme (INF) a été créé pour réguler le fléau. Autrefois sujet tabou, le harcèlement sexuel au sein du monde universitaire est de plus en plus décrié par les instances à divers niveaux, au regard de son ampleur et de ses conséquences néfastes sur la performance académique et le bien-être psychosocial des victimes. Il s'agit d'un phénomène qui ruine progressivement les étudiantes victimes, sape leurs études et hypothèque leur avenir avec à la clé des séquelles psychologiques, psychiques et morales parfois incurables (Kinmahou, 2021). En réalité, les constats établis dans certaines universités publiques du Bénin montrent que certains enseignants, dont la principale mission est de transmettre des savoirs et connaissances, infligent des chocs psychologiques aux étudiantes au moyen de sanctions disciplinaires, d'injures, de mauvaises notes puis de harcèlements sexuels. C'est dire que certains enseignants semblent exercer leur métier uniquement pour leur revenu et ont des pratiques peu recommandables, oubliant par ricochet leur vocation, celle d'enseigner, de transmettre le savoir et de servir de référence à la jeune génération. En outre, le mode vestimentaire des étudiantes, souvent extravagant et sexy, incite certains enseignants à adopter un comportement de harceleur. Ce comportement au départ individuel, car étant le résultat d'une production psychologique, affecte le comportement de l'étudiante, qui se trouve dans l'obligation d'accepter ou de s'opposer aux avances de l'enseignant (Miyouna, 2011).

Dans l'optique d'endiguer l'ampleur du harcèlement sexuel dans le milieu éducatif, les autorités béninoises ont institué la loi n° 2021-11 du 20 décembre 2021 portant dispositions spéciales de répression des infractions commises à raison du sexe des personnes et de protection de la femme en République du Bénin. L'article 551 de cette loi criminalise le harcèlement sexuel en milieu éducatif en stipulant que :

> « Lorsque le harcèlement sexuel est commis par un ascendant légitime, naturel ou adoptif de la victime, ou par un enseignant ou un formateur sur son apprenant ou commis sur un mineur, l'auteur est puni d'un emprisonnement de trois ans à cinq ans et d'une amende d'un million à cinq millions de francs CFA. »

En sus, le harcèlement commis par un enseignant sur son apprenant est aussi criminalisé et relève désormais de la compétence de la Cour de répression des infractions économiques et du terrorisme.

Cependant, en dépit du renforcement de l'arsenal juridique par les autorités béninoises pour pallier ce phénomène dramatique ces dernières années, force est de noter que le harcèlement sexuel est prégnant dans le centre universitaire de Lokossa. Et pourtant, reconnues comme l'une des institutions éducatives par excellence, les universités en tant que lieux où se façonnent et se modulent les présents et les futurs cadres de la République, doivent être des espaces publics servant à la promotion des valeurs cardinales de la citoyenneté, en évitant toutes attitudes et tous comportements dégradants pour la dignité humaine et, en l'occurrence, ceux relatifs au harcèlement sexuel (Telquel, 2022). Dès lors, face à la peur, au mutisme des victimes, impuissantes à dénoncer cette forme de violence basée sur le genre qui amplifie sa persistance, avec pour corollaire des séquelles mentales, psychiques, psychologiques et des abandons du cursus universitaire, il est urgent d'analyser le harcèlement sexuel dans le centre universitaire de Lokossa afin de suggérer des mesures palliatives. C'est dans cette optique que s'inscrit la présente recherche intitulée : « harcèlement sexuel au centre universitaire de Lokossa : état des lieux, enjeux et perspectives ». Elle a pour objectifs spécifiques :

- de décrire les manifestations du harcèlement au centre universitaire de Lokossa ;
- de déterminer quelques facteurs explicatifs du harcèlement sexuel sur le centre universitaire de Lokossa ;
- d'identifier les conséquences induites par le harcèlement sexuel sur le centre universitaire de Lokossa.

2. Méthodologie

Les données ont été collectées en vue d'une étude portant sur l'état des lieux du harcèlement sexuel réalisée en 2022 sur le centre universitaire de Lokossa. La cible principale est constituée des étudiants du cycle de licence âgés de 17 à 25 ans du centre universitaire de Lokossa auxquels un questionnaire a été administré. Ensuite, des entretiens qualitatifs ont été réalisés auprès du personnel administratif et de service et de personnes-ressources du centre universitaire. Les personnes du centre sont des agents sanitaires et autres personnes choisies comme personnes de confiance dans le centre, dans le cadre du projet NICHE-BEN 239 sur l'Éducation complète sexuelle.

Au total, 100 étudiants ont été sélectionnés au hasard. L'analyse des données quantitatives porte sur les étudiants interrogés par le questionnaire, qui est l'outil de collecte des données utilisé au niveau du principal groupe cible.

Les étudiants ont été soumis à un questionnaire axé sur les caractéristiques sociodémographiques, la connaissance ou non du harcèlement sexuel, les manifestations du harcèlement sexuel, les facteurs explicatifs du harcèlement sexuel, les conséquences du harcèlement sexuel, puis les approches de solutions idoines pour lutter contre le harcèlement sexuel dans le centre universitaire de Lokossa. L'ensemble des entretiens a été réalisé après obtention du consentement volontaire des répondants.

Une étude qualitative a été réalisée auprès des agents du personnel administratif et de service et des personnes-ressources (dont 13 femmes) à travers un guide d'entretien adapté à leurs profils respectifs. Le personnel administratif a tenu compte des enseignants qui sont aux postes de responsabilité (chef de département, chef d'entité, chef division, etc.). En effet, ils sont vus comme assez représentatifs du personnel enseignant. Les agents ont donc été sélectionnés de façon raisonnée grâce à la connaissance de leur profil professionnel d'acteurs du centre universitaire de Lokossa. La taille de l'échantillon concernant le volet qualitatif est déterminée sur la base des principes de saturation et de triangulation. En effet, dès que les informateurs fournissent des réponses similaires aux différentes questions posées, le principe de saturation est appliqué.

Les diverses informations recueillies ont fait l'objet d'une analyse du contenu articulée essentiellement autour de la connaissance du harcèlement sexuel, des manifestations du harcèlement sexuel, des déterminants à l'origine du harcèlement sexuel, des conséquences induites par le harcèlement sexuel sur les victimes, puis des approches de solutions pour le limiter dans le centre universitaire de Lokossa.

3. Résultats

Les tableaux 1 et 2 rassemblent l'essentiel des résultats obtenus après nos enquêtes. Sur 100 questionnés, 93 ont répondu. Le tableau 1 présente les résultats obtenus après enquête auprès des personnes résidant sur le site universitaire de Lokossa.

Tableau 1. Distribution des répondants selon quelques caractéristiques sociodémographiques

Variables	Modalités	Effectif	%
Entité	ENSET	52	55,91
	INSTI	41	44,09
Milieu de résidence	Interne	36	38,70
	Externe	57	61,30
Âge	15 à 18 ans	17	18,28
	19 à 25 ans	76	81,72
Sexe	Homme	29	31,18
	Femme	64	68,82
Niveau d'étude	2e année	61	65,60
	3e année	32	34,40

Source : Enquête de terrain, Ahoton *et al.* (2022).

Tableau 2. Perceptions du harcèlement sexuel

Variables	Modalités	Effectif	%
Connaissance du harcèlement	Oui	78	83, 87
	Non	15	16,13
Lieu de manifestation du harcèlement	Université	56	60,21
	Rue	8	8,6
	Réseaux sociaux	10	10,75
	Transport en commun	4	4,3
	Environnement professionnel	15	16,14
Victime de harcèlement	Oui	36	38,71
	Non	57	61,29
Identification d'un acte de harcèlement sexuel	Oui	62	66,67
	Non	31	33,33
Connaissance de la loi sur le harcèlement	Oui	85	91,4
	Non	8	8,6
Nécessité de mise en place des mesures de prévention	Oui	74	79,6
	Non	19	20,4

Comme l'indiquent les tableaux 1 et 2, dans l'ensemble, les étudiants interrogés étaient du cycle licence, âgés de 15 à 25 ans, du centre universitaire de Lokossa. La majorité était en deuxième année (65,6 contre 34,4 % en 3e année) du cycle licence. Un peu plus de la moitié (55,91 %) fréquentait l'ENSET et l'autre fréquentait l'INSTI. Deux étudiants sur trois (61 3 %) vivaient à l'extérieur du centre universitaire, environ le tiers (38,7 %) vivait à l'intérieur du centre universitaire de Lokossa. La plupart des étudiants sont des femmes (68,2 %).

Les deux tiers des répondantes (83,87 %) ont une connaissance du harcèlement tandis que plus du tiers (16,13) n'a aucune connaissance du phénomène. Les résultats révèlent également que 38,71 % des enquêtées ont déjà été victimes du harcèlement. Dans l'ensemble, la majorité des étudiants (66,67 %) arrivent à identifier un acte de harcèlement ; or 33,3 % n'y arrivent pas. Néanmoins, presque la totalité des répondantes (91,4 %) a une connaissance de la loi sur ce phénomène et le reste (8,6 %) en est ignorant. En outre, la majorité des répondantes (79,6 %) désire la mise en place de mesures de prévention contre ce phénomène. Enfin, les résultats révèlent que ce phénomène se déroule surtout à l'université (60,21 %) et dans l'environnement professionnel (16,14 %).

4. Discussion

La sexualité et le genre, en se combinant, peuvent changer la vie des individus, les faire passer du bien-être au mal-être, et parfois de la vie à la mort (Ilkkaracan et Jolly, 2007). En effet, les manifestations du harcèlement sont diverses et variées. Les occurrences commencent depuis le processus de recrutement des apprenants pour leur inscription en première année dans l'une quelconque des deux entités du campus universitaire de Lokossa. Elles continuent tout au long du parcours dans les deux entités et prennent fin au terme de la formation lors des examens divers (inspections, soutenances, etc.) et des stages. C'est dans tous ces cas-là qu'a lieu ce que Attanasso (2010) appelle « le marchandage du corps des filles pour des notes sexuellement transmissibles ».

Il convient donc de noter que les causes majeures du harcèlement sexuel découlant des manifestations présentées sont, entre autres : la peur de l'échec universitaire chez les étudiants, le manque de professionnalisme des enseignants, la haine, la convoitise inutile, la perversité, l'abus d'autorité, le mépris de la personnalité de l'autre, le comportement vestimentaire, etc. Partant, ces causes ont des conséquences notables et prennent diverses formes chez les étudiants. La moitié d'entre eux ont fait observer comme conséquences l'anxiété ou l'angoisse, les grossesses non désirées, les avortements, les infections sexuelles transmissibles comme le VIH et autres maladies vénériennes, l'abandon des études par les apprenantes. D'autres conséquences d'importance moindre ont été indiquées, comme l'humiliation, la frustration, la peur, le stress, la baisse de productivité et/ou de résultats, les conséquences sur la carrière, les conditions de travail, la santé psychologique, les risques d'amende et/ou d'emprisonnement (dans le cas du harceleur) et le déshonneur (Bergeron *et al.* 2016 ; Miyouna, 2011).

La majorité des répondants connaissent la définition du harcèlement sexuel. Concernant les différentes formes de ce fléau, la plupart n'ont pas de connaissances à ce sujet, mais plutôt sur les lois relatives au harcèlement sexuel en République du Bénin. Il est donc indispensable d'organiser des campagnes de sensibilisation à ce sujet afin de les informer de ces textes. À la question leur demandant si elles ont été harcelées une fois au cours de leur formation à l'ENSET comme à l'INSTI de Lokossa, la majorité a répondu non. Cela témoigne du fait que la sensibilisation joue un grand rôle dans la lutte contre le harcèlement sexuel et de l'importance des cours de l'Éducation sexuelle complète introduits dans les offres de formation. En effet, des affiches de sensibilisation du PROJET NICHE BEN 239 dans la lutte contre le harcèlement sexuel ont été affichées dans presque toutes les salles de cours du centre universitaire de Lokossa. Ces affiches portent entre autres les informations suivantes : « Jeune homme, dis non à la proie facile qui s'offre à toi », « Mon corps est précieux. Je ne suis pas encore prêt(e) », « Je ne m'engage pas dans une activité sexuelle avec les enfants. C'est un abus sexuel. Évitons-le », « La patience est un chemin d'or », « Je suis femme et j'ai les mêmes droits que les hommes », « Mon corps sans mon accord, c'est impossible », « L'abus sexuel est une tache indélébile. Évitons-le ».

Dans certains cas, le harcèlement sexuel et la sexualité transactionnelle se combinent clairement. Le constat de la forte complexité des réalités s'impose nettement. Les recherches de Parkes et Unterhalter (2015) ont montré que le recours à une sexualité transactionnelle se fait souvent en l'absence d'autres choix : une étudiante dont les parents disposent de moyens pour lui payer des cours de soutien n'a pas besoin de se tourner vers de telles pratiques pour réussir ses études ; quand la famille a des moyens pour financer la poursuite des études, l'obtention d'une bourse n'a pas une importance cruciale pour l'étudiante en question, etc.

À la question leur demandant s'il existe dans leur entité une personne de confiance à qui elles peuvent se confier en cas de harcèlement sexuel, la majorité a répondu oui. Les entretiens qualitatifs confirment que la majorité des étudiants harcelés sont des filles qui évitent d'aborder le sujet tant qu'elles en tirent profit. Seuls les cas criants sans bénéfices directs sont rapportés et épinglés. Le harcèlement sexuel dans les milieux universitaires se manifeste par des regards, des insinuations, des propos malsains, des propositions de rencontre, des familiarités indésirables, des plaisanteries déshonorantes, des blagues, voire des agressions sexuelles. Selon les propos d'un agent administratif, la personne de confiance désignée ne l'est pas pour tous les apprenants.

En termes de perspectives, il faut noter que les présentes analyses comportent quelques limites parmi lesquelles figure le caractère déclaratif et transversal de l'étude, qui ne permet pas de mettre en évidence un lien de causalité. À cela s'ajoutent des biais de sélection de répondants, notamment l'absence de données sur des étudiants qui ont été harcelés et qui n'étaient plus dans le système éducatif au moment de la collecte des données. Leurs déclarations auraient pu éclairer davantage le harcèlement sexuel. Par ailleurs, la faible taille de l'échantillon des données quantitatives concernant les étudiants n'a pas permis de faire des analyses explicatives de régression qui pourraient éclairer davantage le phénomène étudié.

Le harcèlement sexuel demeure donc une forme de violence basée sur le genre pratiquée dans le centre universitaire de Lokossa. Cette recherche est un premier diagnostic du fléau sur le campus universitaire de Lokossa. Elle a également contribué à une meilleure connaissance des facteurs associés au harcèlement sexuel et notamment de ses effets néfastes sur les victimes. Ces conséquences ont pour noms : la dépression, le sentiment de honte, de tristesse, de peur, le désintérêt pour le travail, l'échec, l'abandon des cours. De plus, elle a révélé l'insuffisance en matière d'efficacité des dispositifs mis en place pour recueillir les dénonciations liées au harcèlement sexuel. La peur et le mutisme expliquent l'absence de dénonciations. Ainsi, bien que l'arsenal juridique soit renforcé à travers la criminalisation du harcèlement sexuel au Bénin, les victimes ne recourent pas aux procédures judiciaires dans l'optique de permettre à la justice de punir les harceleurs au sein de ce centre universitaire. Nos études futures permettront d'aborder le niveau de connaissance de ces lois par les victimes. Par ricochet, il est vivement souhaitable que le dispositif soit redynamisé afin d'inciter les victimes à dénoncer leurs harceleurs. De même, il importe que des séances de sensibilisation soient organisées périodiquement à l'intention des étudiantes et des autres acteurs de ce centre universitaire relativement aux peines encourues par les auteurs et complices des actes de harcèlement sexuel en vue de limiter leur ampleur.

Références bibliographiques

Attanasso M.-O., 2010. *Prestation efficace des services publics de l'éducation. Une étude de l'AfriMAP et de l'Open Society Initiative for West Africa*, 152 p.

Bayers, L., 2019. *Harcèlement sexuel et intervention de témoins : le rôle du sexisme bienveillant*, Mémoire de master en sciences de la santé publique, à finalité spécialisée en promotion de la santé, faculté de médecine, université de Liège, 82 p.

Bergeron, M., Hébert, M., Ricci, S., Goyer, M.-F., Duhamel, N., Kurtzman, L., Auclair, I., Clennett-Sirois, L., Daigneault, I., Damant, D., Demers, S., Dion, J., Lavoie, F., Paquette, G., S. Parent, 2016. *Violences sexuelles en milieu universitaire au Québec : rapport de recherche de l'enquête ESSIMU*, Montréal, université du Québec à Montréal.

Bureau de coopération interuniversitaire, 2017. *Le harcèlement et les violences à caractère sexuel dans le milieu universitaire*, Rapport du Groupe de travail sur les politiques et procédures en matière de harcèlement sexuel et de violence sexuelle, 170 p.

Hamel C, 2008. « Le traitement du harcèlement sexuel et des discriminations à l'université. La France n'est toujours pas en conformité avec le droit européen ! », *Mouvements*, vol. 3 (n° 55-56), p. 34-45.

Ilkkaracan, Jolly, 2007. *Genre et sexualité : Panorama*, Bridge, Institute of Development Studies, 57 p.

Keane J. Shore, 2003. *Politique d'égalité des chances entre les filles et les garçons, et entre les femmes.*

Kinmahou, F., 2021. « Harcèlement sexuel en milieu estudiantin : un phénomène qui ronge en silence les victimes », *Matin libre*. Consulté sur : https://matinlibre.com/2021/05/12/harcelement-sexuel-en-milieu-estudiantin-un-phenomene-qui-ronge-en-silence-les-victimes/

Le Magueresse C., 2014. « La reconnaissance législative et jurisprudentielle du harcèlement sexuel, une victoire féministe ? (1992-2012) », *Cahiers du genre*, vol. 2 (n° 57), p. 115-138.

Leach, F., Máiréad, D. et Francesca, S., 2013. *Examen mondial des questions et approches actuelles en matière de politiques, de programmation et de mise en œuvre des réponses à la violence sexiste en milieu scolaire pour le secteur de l'éducation de l'Unesco*, université du Sussex

Mangu, A. M. B., Katumumonyi, Évariste T., Shamololo, T. E., Lusamba, J. S., Séraphin, N. a P., et Banza, B. K., 2005. *Universités et libertés académiques en République démocratique du Congo*, Codesria Books Publication System.

Miyouna, P. R., 2011. « Le harcèlement sexuel en milieu universitaire : cas de l'université Marien Ngouabi au Congo-Brazzaville », *Genre, sexualité et vulnérabilité*, 6e Conférence internationale sur la population africaine, 22 p.

Parkes, J., Unterhalter, E., 2015. "Hope and history, Education engagements with poverty, inequality and gender violence", dans Parkes J., *Gender Violence in Poverty Contexts, The educational challenge*, Routledge, London, pp. 11–29.

Telquel, 2022. « La lutte contre le harcèlement en milieu universitaire au centre d'une rencontre à Oujda », journal en ligne consulté sur : https://www.mapoujda.ma/fr/la-lutte-contre-le-harcelement-en-milieu-universitaire-au-centre-dune-rencontre-a-oujda/.

Chapitre XII

REPENSER LA LIBERTÉ REPRODUCTIVE DES ADOLESCENTES ET DES JEUNES FEMMES DE DJOUGOU

Alihonou S. Achille TOKIN,
Mouftaou AMADOU SANNI,
Mensah C. M. André AÏNA

1. Introduction

Conçue comme un droit fondamental, la liberté reproductive renvoie à la libre disposition d'une personne par elle-même dans le domaine de la sexualité et de la fécondité (Gautier, s. d. ; Marques-Pereira, 1996). C'est la meilleure décision qu'elle puisse prendre, sans aucune influence, pour elle-même et pour sa future famille, au sujet du moment et des conditions de l'arrivée d'un enfant. Selon le Center for Reproductive Rights (2016, p. 3), au-delà de la capacité de décider si ou quand l'individu veut avoir un enfant, elle va donc jusqu'à l'absence de contraintes dans les choix procréatifs (S. Dumitru, 2009, p. 4).

Malheureusement, beaucoup de femmes, en particulier les jeunes filles aux conditions de vie défavorables des pays pauvres, n'ont encore pas de pouvoir de décision. Elles tombent enceintes de plus en plus jeunes, ce qui entraîne des complications de santé pour la jeune mère et le bébé (WHO, 2012, p. 1). Les préadolescentes sont les plus exposées au risque de mourir à l'accouchement avec une probabilité quatre fois plus élevée que celle des femmes jeunes et adultes (WHO, 2008, p. 2). On estime que le niveau de la fécondité des adolescentes est encore élevé en Afrique subsaharienne avec une augmentation de la proportion des naissances chez les célibataires (S. Singh, 1998, p. 1). Le risque des grossesses d'adolescentes est accru en situation d'exclusion sociale, de pauvreté, de marginalité et d'inégalité de genre (WHO, 2008b, p. 2). Les premières naissances, les conditions de vie et les inégalités de capacité de gestion de grossesse (M. Temin et R. Levine, 2009, p. 26) semblent jouer, parmi les facteurs déterminants du risque d'accouchement précoce, un rôle plus important que l'âge.

Au Bénin, les adolescentes âgées de 15 à 19 ans sont près de la moitié (48 %) à être sexuellement actives (INSAE & ICF, 2019, p. 64). Elles sont nombreuses à être exposées au risque de grossesse avant leur première union. On estime à 10 % les adolescentes qui accouchent chaque année (A. Hervish et D. Clifton, 2012, p. 30). Le plus souvent, la maternité précoce n'est pas le résultat d'un choix, mais la conséquence de diverses contraintes. Il est donc essentiel de mieux comprendre les motivations de ces comportements pour mieux informer et sensibiliser sur le contrôle de la reproduction (M. J. Goldman et J. S. Little, 2015, p. 767 ; K. Hardee *et al.*, 2014, p. 4). Certains travaux montrent que les choix procréatifs des adolescentes sont motivés par des récompenses sociales que leur apportent l'activité sexuelle et les normes écologiques (M. Templeton *et al.*, 2017, p. 14). Pourtant, on trouve peu d'informations sur le processus par lequel les normes sociales ou écologiques influencent les préférences des adolescentes et sur les moyens qu'elles utilisent pour les dépasser dans leur vie sexuelle et reproductive (Learning Collaborative to Advance Normative Change, 2017, p. 12).

La littérature aborde cependant souvent la liberté reproductive de façon partielle et en référence au contexte socioculturel. En Amérique du Nord, l'accent est mis sur l'efficacité des femmes quant à exprimer, négocier et réaliser leurs désirs en matière de sexualité et de reproduction (Edmeades *et al.*, 2018, p. 28), alors que les études africaines l'appréhendent essentiellement du point de vue du manque de pouvoir de décision des femmes et des contraintes sexuelles. La maternité demeure une obligation sociale, morale et religieuse ; le corps et la sexualité des femmes font souvent l'objet d'un contrôle social, selon des règles culturellement codifiées (CRLP et GREFELS, 2001, p. 11).

Pour capter les compétences décisionnelles des adolescentes et les raisons de leur choix reproductif, ce chapitre montre que l'amélioration du statut des jeunes filles est une solution pour réduire la fécondité à l'adolescence et documente les liens entre les inégalités de ressources et les différences dans les comportements en matière de sexualité, d'utilisation de la contraception et de maternité précoce. L'approche par les capabilités, développée par Amartya Sen et ses collègues (notamment A. Sen 1985, p. 201 ; I. Robeyns *et al*, 2007, p. 3 ; J.-L. Dubois et F. Mahieu, 2009, p. 7) est mobilisée pour structurer l'analyse en mettant l'accent sur les opportunités et leurs déterminants en distinguant les ressources de la capacité à les utiliser (facteurs individuels et collectifs de conversion). Un accent particulier est mis sur la notion centrale de préférences adaptatives, à savoir de choix influencés par les normes sociales. Elles ne reflètent donc pas un épanouissement personnel de base et se construisent souvent dans des conditions injustes (Lemay, 2016, p. 71). Dans quelle mesure les préférences des adolescentes expliquent-elles leurs comportements sexuels et reproductifs et spécifiquement quelles motivations et pressions internes ou externes communes influencent la décision des adolescentes de s'engager dans une activité sexuelle, d'utiliser ou non la contraception et de connaître une maternité précoce ?

2. Méthodes

Cette étude s'est déroulée au Bénin, dans la commune de Djougou, dans le département de la Donga. Il s'agit d'une ville commerciale du nord-ouest du Bénin avec une population estimée à 267 812 habitants en 2013 (INSAE, 2016, p. 3). Située près de la frontière togolaise, elle est considérée comme le troisième centre commercial du Bénin. C'est la deuxième grande ville du Nord Bénin après Parakou, un lieu de croisement des ethnies Yoa, Dendi, Peulh, Pila-Pila, Gourmantché, Somba et Baatonou. On y trouve aussi des Haoussa et des Yoruba. La population est majoritairement musulmane (72,3 %), puis chrétienne (catholique : 8,1 % ; protestante : 2,8 %) ; de religion traditionnelle (6,9 %) et autres (9,9 %) (OIF, 2019, p. 82).

Par sa forte fécondité dans le département (6,8 enfants par femme contre une moyenne nationale estimée à 5,7 enfants) (INSAE et ICF, 2019, p 77), cette commune présente les caractéristiques nécessaires à une étude approfondie du phénomène étudié. Selon les statistiques de la direction départementale des affaires sociales et de la microfinance, il est observé une augmentation du taux de grossesses chez les mineures. En effet, au premier semestre 2020, la Donga a enregistré 14 359 cas d'accouchements de mineures, contre 10 933 en 2019, soit une augmentation de 31 % des naissances ; la commune de Djougou vient en tête pour ces deux années avec respectivement une part relative de 61,2 % des naissances en 2020, alors que ce chiffre était de 37,2 % en 2019.

L'enquête de terrain, essentiellement qualitative, a été réalisée en juillet 2021, par entretiens semi-structurés et observation directe du groupe cible, les adolescentes et les jeunes femmes entre 16 et 25 ans vivant dans la commune de Djougou au moment de l'entretien et ayant connu ou non un événement lié à la fécondité (grossesse, fausse couche, naissance). Les répondantes ont été recrutées en fonction de certaines caractéristiques, de leur disponibilité et de leur volonté de participer à l'étude sans aucune contrainte. L'échantillon a été constitué selon une méthode non probabiliste d'échantillonnage faute d'une liste exhaustive de la population de la commune de Djougou.

L'étude a mobilisé plusieurs techniques, dont l'observation directe, avec une grille d'observation du comportement des adolescentes en soirée et la nuit sur les places publiques, les marchés de nuit, les sorties de mosquée et d'église afin de confronter les observations aux données d'entretien. Lors des entretiens, la technique des « vignettes » (petites histoires) a été utilisée pour aborder les perceptions des causes et conséquences liées à chaque choix opéré en matière de sexualité, d'utilisation de la contraception et de grossesse. Les récits de vie ont été aussi mobilisés comme technique anthropologique à visée plus large et plus complète afin de comprendre :

- Comment les adolescentes gèrent leur sexualité : les réseaux d'influence — famille, pairs, entourage social —, la gestion de la fécondité, le mode de vie et l'environnement de l'adolescente ;

- Leur capacitation et l'influence des normes sociales : autonomie sexuelle, en matière de contraception et de gestion de la grossesse, exercice du choix, auto-efficacité, prise de décision, négociation.

Les données collectées ont été analysées thématiquement.

Au total, 22 jeunes filles ont participé à cette enquête complémentaire aux données des EDS à travers des entretiens individuels approfondis, suivis de l'observation des espaces culturels intimes et secrets de la commune. L'âge moyen des enquêtées est de 20,8 ans, compris entre 16 ans et 24 ans. Parmi elles, on dénombre 15 femmes mariées et 7 célibataires. Elles ont déjà connu en moyenne plus d'une grossesse avec la gestité[87] la plus élevée qui est de 3. Pour des raisons de grossesse, 5 ont été déscolarisées lorsqu'elles avaient atteint le niveau primaire, et 8 le niveau secondaire ou plus. Parmi les enquêtées, 6 sont des mères adolescentes scolarisées.

3. Pressions économiques et pressions sociales sur les comportements sexuels et reproductifs

Les conditions de vie précaires et l'insécurité économique favorisent les comportements sexuels à risque et le manque de ressources financières est un des principaux facteurs d'entrée dans une relation sexuelle précoce, quel que soit le niveau de scolarisation. Les discours des adolescentes-mères scolarisées révèlent qu'aujourd'hui encore, de nombreuses filles désirent poursuivre un rêve, mais, par manque d'argent, se livrent sexuellement aux élèves garçons. Cet acte posé malgré elles les conduit souvent à une grossesse. Une des victimes s'est confiée à l'enquêtrice en ces termes :

> *« J'ai eu ma première grossesse en ce moment parce que je n'avais plus aucun soutien de ma mère qui nous a abandonnés et j'avais besoin de prendre soin de moi et de mon petit frère, c'est ce qui m'a conduit jusque-là si jeune. »* (Jeune fille de 17 ans mariée, élève de secondaire avec un enfant.)

Le récit de cette adolescente illustre les conditions de vie précaires et l'insécurité économique dans lesquelles vivent certaines adolescentes, bien que scolarisées. Sans aucun soutien ou mécanisme de prise en charge, elles sont susceptibles de commencer une vie sexuelle et reproductive plus tôt que prévu. Les adolescentes affirment qu'elles sont vulnérables économiquement et certains hommes en profitent pour faire d'elles une proie facile. Voici ce qu'elles pensent des relations sociales que les hommes entretiennent avec elles :

> *« C'est l'argent qui fait que certaines filles tombent enceintes rapidement, les hommes leur en donnent en échange de sexe sans leur dire cela directement. »*

[87] La gestité est le nombre des grossesses d'une femme.

(Jeune fille de 19 ans, mariée avec un enfant, déscolarisée, niveau d'instruction secondaire.)

Ces adolescentes, bien que scolarisées, sont conscientes que les ressources financières mises à disposition par les hommes ou les garçons sont comme des appâts et pourtant, elles n'y peuvent rien. Selon une informatrice, *« Quand un homme finance les études d'une femme, ce n'est pas gratuit. Soit la femme donne son corps, soit elle n'est pas soutenue dans ses projets d'avenir. »* (Jeune fille de 22 ans, mariée avec un enfant, déscolarisée, niveau d'instruction secondaire.)

Le corps de la femme ne lui appartient pas toujours ; ses préférences et ses motivations sont conditionnées par ses ressources financières et son incapacité à s'exprimer sur ses intentions et ses perspectives. Une adolescente de 17 ans, mère d'un enfant et déscolarisée, nous confie que le corps de la femme appartient à son mari et que l'abstinence sexuelle ne peut intervenir que pendant la période « d'impureté ». Plusieurs adolescentes, scolarisées ou non, réfléchissent de cette manière. Elles se sont retrouvées enceintes parce qu'un homme leur a offert un cadeau, de l'argent, ou leur a fait des promesses. Une adolescente de 16 ans, célibataire avec un enfant, nous raconte son histoire :

> *« Un jour, j'étais allée au marché et au retour, j'ai rencontré un jeune du quartier qui m'a draguée. Le jeune avait promis de m'aider en me donnant de l'argent et en prenant soin de moi. J'avais aussitôt accepté parce que j'avais souvent faim. Il m'avait donné 500 F ce jour-là. Les jours qui ont suivi, je sortais pour causer avec lui au carrefour non loin de la maison. Un jour, autour de 19 heures, j'étais allée le voir quand mes tuteurs étaient à l'église. Il avait couché avec moi pour la première fois dans une maison en chantier dans le quartier. Après l'acte, il m'avait donné 1 000 F. Deux mois après, je n'avais pas eu mes menstrues. »* (Jeune fille de 16 ans, célibataire avec un enfant, déscolarisée, niveau d'instruction primaire.)

Sa décision d'avoir les rapports sexuels à cet âge est non seulement due au manque de ressources économiques, mais aussi au défaut d'information sur la bonne gestion de la sexualité à l'adolescence, observation confirmée par d'autres travaux : le consentement des filles est rarement libre et éclairé dans de pareilles circonstances (N. Mathers, 2021, p. 15), les familles peuvent avoir une influence économique et sociale considérable sur leurs décisions, ce qui limite leur choix, elles peuvent même être poussées par leurs parents à sortir chercher de l'argent à cause de la pauvreté.

Sur le plan social, surtout familial, l'absence de soutien et de contrôle parental influence les comportements des adolescentes en matière de sexualité. Certaines, aussi bien scolarisées que déscolarisées, y voient l'effet de l'éducation et non de l'instruction. Pour elles, *« la grossesse que contractent les jeunes filles est conditionnée par l'éducation que donnent les parents »* (Jeune de fille de 23 ans, mariée avec deux enfants, déscolarisée, niveau d'instruction secondaire). Cette éducation est aussi en conflit avec l'instruction et le rôle que jouent les pairs dans les choix valorisés. Ainsi, les adolescentes ayant atteint le niveau d'instruction universitaire trouvent que trop de liberté accordée et le manque de confiance en soi à cet âge favorisent l'entrée précoce dans la vie sexuelle et reproductive. En témoigne le discours d'une enquêtée : *« Moi, à cause de mon éducation... je suis surveillée à la maison. Je n'ose pas sortir sans permission... Je n'ose pas suivre les clubs. La solution est que chaque fille prenne conscience de ses études et de sa vie. »* (Jeune fille de 19 ans, célibataire sans enfant, scolarisée, niveau d'instruction universitaire.)

Par contre, les adolescentes non scolarisées ou déscolarisées mentionnent aussi que les pressions familiales jouent un rôle important dans les choix matrimoniaux. Parmi elles, certaines ont commencé une vie sexuelle et reproductive par obéissance aux parents. Les propos ci-dessous illustrent les thématiques abordées lors du dialogue parent-enfant : *« Mon papa a dit que j'allais me marier, je lui ai dit d'attendre quand j'aurai le bac ; il a refusé. Donc pour ne pas être impolie, j'ai accepté. On s'est mariés. »* (Jeune fille de 19 ans, mariée avec un enfant, déscolarisée, niveau d'instruction secondaire.) Pour d'autres adolescentes, ce dialogue est moralisateur et suggère que les filles adolescentes seraient considérées comme une garantie pour l'amélioration de leur condition de vie instable. L'importance de ce discours est évocatrice de leur vulnérabilité économique : *« Mon papa ne me donnait plus de petit-déjeuner. Il me disait toujours que les filles de mon âge sont mariées et ce sont leurs maris qui s'occupent d'elles et de leur famille. J'étais restée à la maison pendant trois mois. Au cours des trois mois, un monsieur est venu me faire la cour. J'ai accepté. Le mois suivant, il avait amené la dot et ensuite le mariage musulman [...] »* (Jeune fille de 17 ans, mariée avec un enfant, non scolarisée.) L'expérience vécue par cette adolescente peut s'expliquer par la recherche d'un moyen d'échapper à un environnement familial économiquement vulnérable ou socialement contraignant (A. Y. Taylor *et al.*, 2019).

L'expression du défaut de capacité s'observe chez les adolescentes, y compris scolarisées, à travers un manque de ressources financières, mais aussi de connaissance suffisante pour reporter les premières naissances. Souvent, les adolescentes recherchent des biens matériels qu'elles n'ont pas chez elles, mais qu'elles trouvent chez des hommes des générations anciennes, et parfois auprès de plusieurs hommes (S. Petroni *et al.*, 2017, p. 6).

Dans un contexte de nuptialité précoce, les pressions économiques peuvent conduire les parents à démissionner et à ne plus assumer les dépenses liées à la charge et à l'éducation des adolescentes, qui sont de ce fait encouragées à devenir un symbole de prestige social (F. M. Muchomba, 2021, p. 10). Dans la zone d'étude, les mères jouent un rôle important dans ce processus, car elles doivent transmettre certaines valeurs sociales aux adolescentes. Le discours des enquêtées témoigne d'une désapprobation des comportements des mères vis-à-vis de leurs filles. L'une des enquêtées ayant connu cette situation pendant l'adolescence déclare : *« Certaines mamans poussent les filles à sortir chercher de l'argent. Où vont-elles l'avoir facilement si ce n'est la prostitution ? Ou bien les parents ne sont pas là et les enfants sont livrés à eux-mêmes, cela peut causer les grossesses et la vie sexuelle non contrôlée... »* (Jeune fille de 23 ans, mariée avec un enfant, sans instruction.)

Les choix sexuels et reproductifs opérés par les adolescentes sont étroitement liés à la pauvreté des membres du ménage d'une part et à l'influence des pairs d'autre part. Les motivations de ces choix sont aussi orientées par le mimétisme. À ce titre, une mère ayant connu sa première naissance précocement témoigne : *« Ce que les amis ont, moi-même je le veux, voilà que mes parents n'ont pas les moyens de me donner puis les hommes en profitent. »* (Jeune fille de 24 ans, mariée avec trois enfants, déscolarisée, niveau secondaire.) Pour d'autres adolescentes déscolarisées, c'est plutôt leur position sociale qui est la cause de leur incapacité à prendre des décisions qui valorisent leur choix procréatif. Cette position les maintient dans une situation de vulnérabilité et d'absence de perspective dans leur communauté. C'est du moins ce que renseigne le discours de certaines enquêtées qui indiquent que dans une situation « d'enfant placé » ou domestique, l'adolescente est plus susceptible de commencer sa vie sexuelle et reproductive précocement, en l'absence de soutien de ses parents, de son tuteur ou de sa tutrice. Elle est considérée comme une charge pour son géniteur qui préfère l'exposer à la fécondité précocement plutôt que d'investir dans son bien-être. Une adolescente célibataire déscolarisée illustre les circonstances de l'apparition de sa grossesse :

> *« J'ai été placée chez un tuteur comme domestique ici à Djougou. Tout allait mal avec la femme de mon tuteur, elle me battait à tout moment. À peine je mangeais à la maison. À un moment donné, je ne supportais plus la souffrance infligée par ma tutrice. J'ai donc fui pour rentrer chez moi à Kèrou. Une fois en famille à Kèrou, mes parents n'étaient pas contents de moi. Ils m'ont donc demandé de me marier pour diminuer leur charge. »* (Jeune fille de 16 ans, célibataire avec un enfant, déscolarisée, niveau d'instruction primaire.)

Ces discours révèlent l'importance des contraintes financières. Plus largement, les pressions et l'éducation donnée par les parents jouent un rôle central, quel que soit le niveau d'instruction.

4. Rôle des ressources dans l'entrée dans la vie sexuelle et reproductive

Les ressources désignent ici l'étendue du capital personnel, social ou financier, ainsi que des biens et des services qui peuvent être mobilisés dans un processus d'émancipation des libertés de l'individu. Elles sont déterminantes dans le choix procréatif des adolescentes ainsi que dans les rapports qu'elles entretiennent avec leurs partenaires en ce qui concerne la sexualité et la fécondité. La capacité à mobiliser des ressources et à les convertir pour aboutir à de meilleures décisions est donc essentielle pour une personne qui désire générer des possibilités réelles et faire ce qu'elle aimerait accomplir à partir des biens et services à sa disposition (Robeyns *et al.*, 2007, p. 4).

L'instruction, la religion, l'accès à l'information sur la planification familiale, les réseaux sociaux et le statut matrimonial sont des facteurs qui médiatisent l'influence attribuable aux ressources chez les adolescentes. C'est en cela que la conversion des ressources s'inscrit dans une logique culturelle et économique. Pour certaines adolescentes, l'activité sexuelle est comme une « arme » dont le but est de manipuler. Elles peuvent exprimer leur envie sexuelle avec leurs partenaires comme un échange de service :

> *« Je peux dire à mon mari que j'ai envie de lui quand j'ai besoin de lui demander quelque chose d'important, car après le sexe il est généralement plus content, aussi lorsque je le sens fâché contre moi pour demander pardon, je le fais aussi ou bien s'il me surprend avec un cadeau je peux demander à faire l'amour avec lui... Je refuse les rapports sexuels à mon mari quand il m'énerve. »* (Jeune fille de 17 ans, mariée avec un enfant, élève de secondaire.)

La marge de liberté reproductive, à savoir la possibilité de refuser un rapport sexuel ou d'utiliser la contraception, ainsi que le rôle de l'instruction et de la religion à cet égard sont faibles dans cette circonstance. Par contre, d'autres adolescentes sont conscientes et ambitieuses. Elles sont capables de prendre des précautions pour éviter les grossesses. Pour certaines, cette capacité est due au fait qu'elles reçoivent un soutien social des services éducatifs qu'elles estiment important dans le sens où cela facilite leur capacité à planifier les naissances et à bien gérer leur sexualité. Mais en présence de la religion, elles sont moins positives :

> *« Le soutien social des services éducatifs est important pour moi dans ce sens qu'il m'aide à savoir que je peux planifier mes naissances et gérer autrement ma sexualité... Mais la religion peut m'empêcher, car chez les musulmans, il faut laisser les enfants venir d'eux-mêmes à tout moment. »* (Jeune fille de 24 ans, mariée avec trois enfants, niveau d'instruction secondaire ; déscolarisée.)

Le statut scolaire influence peu la capacité des adolescentes dans la négociation des relations sexuelles avec leurs partenaires. Mais, quels que soient le niveau d'instruction ou les ressources que les adolescentes ont pu mobiliser dans leur parcours de vie, le niveau de confiance personnelle sur les choix en matière d'utilisation de la contraception est encore faible, faute d'information sur les produits contraceptifs et sur leurs effets secondaires. Contre toute attente, à la question de savoir si elles envisagent d'utiliser la contraception, les adolescentes scolarisées répondent qu'elles sont méfiantes : *« Je n'ai plus confiance aux méthodes. Il faut peut-être qu'on trouve un moyen d'adapter une femme à une méthode [...] »* (Jeune fille de 19 ans, célibataire sans enfant en terminale, niveau d'instruction secondaire, scolarisée.) Pour cette catégorie d'adolescentes, le choix d'utiliser un moyen de contraception est fonction du risque qu'elles sont capables de prendre. Leur réticence s'explique par les rumeurs sur les effets non désirables de la contraception :

« Il y a toujours un risque dans tout ce qu'on fait. Tout médicament consommé a un effet secondaire désirable ou indésirable. Et aussi, les rumeurs sur les effets non désirables font que la confiance est complètement basse en matière des méthodes contraceptives modernes. » (Jeune fille de 19 ans, célibataire sans enfant, niveau d'instruction universitaire, scolarisée.)

Par ailleurs, la scolarisation exerce un effet positif sur l'évolution des mentalités des enquêtées. Celles qui sont scolarisées au second cycle (11 années d'études au moins) sont plus autonomes dans leur choix en matière de vie sexuelle et reproductive ; elles ont de meilleures perspectives pour leur vie et nourrissent un projet personnel. Alors qu'en général elles disent ne pas avoir la possibilité d'éviter une grossesse, certaines se démarquent, et se projettent dans le futur :

« Avec mon âge, j'ajoute 5 ans. Ce qui me fera 24 ans. À cet âge, je serai encore plus mature physiquement et mentalement. Dans 5 ans, je serai loin dans mes études. J'aurai déjà ma licence et peut-être que je serai déjà en fonction. En bref, je serai prête à assumer les conséquences d'un acte sexuel ou prendre en charge un enfant... Je suis encore très jeune pour faire des enfants. Je limiterai mes naissances dans le futur parce que la vie devient de plus en plus chère... la maternité, c'est qui peut le vivre. On ne se lève pas un beau jour et décider de vivre la maternité. » (Jeune fille de 19 ans, célibataire sans enfant, niveau d'instruction universitaire, scolarisée.)

Les adolescentes qui aimeraient accomplir un projet personnel n'ont pas encore commencé une vie sexuelle et reproductive, car elles veulent continuer leur cursus jusqu'à l'université avant de penser aux enfants. Pour elles, le mariage vient avant la naissance et n'est que la conséquence de l'incapacité des filles à progresser dans les études :

« Je veux attendre 10 ans. Pendant dix ans, mon petit ami et moi aurions déjà terminé nos études supérieures. Dans 10 ans, déjà notre job et nous aurions déjà planifié la venue de nos enfants. J'attends parce que je ne suis pas prête pour ça. Je suis encore très jeune et j'ai toute la vie devant moi. » (Jeune fille de 17 ans, célibataire sans enfant scolarisée en classe de première.)

La capacité d'agir ou de choisir une vie qui a du sens pour les adolescentes dépend du mode de vie et des ressources de l'environnement, mais aussi de la volonté d'être une femme « responsable », « imposante », ce qui leur donne une certaine fierté. Être une femme propriétaire d'une voiture les motive à progresser dans la vie. Ces raisons changent leur perception sur les moments opportuns pour commencer une vie sexuelle et reproductive. Certaines adolescentes se lancent le défi d'atteindre cet objectif. Pour y parvenir, elles mobilisent alors la scolarisation comme ressource :

« Quand je vois une femme subvenir aux besoins de ses enfants sans quémander, je me donne le défi d'être ce genre de mère. Quand je vois une fille-mère très jeune et [qui] fait le job de bornage pour satisfaire ses besoins, je me dis que je ne passerai pas par-là. » (Jeune fille de 17 ans, célibataire sans enfant scolarisée en classe de première.)

La réalisation des rêves — et non l'expérience de l'activité sexuelle précoce — est le mécanisme en jeu chez les adolescentes scolarisées, alors que les choix procréatifs des adolescentes déscolarisées et non scolarisées résultent beaucoup plus des normes sociales et des croyances que de l'estime de soi, de la capacité d'agir et d'influencer sa destinée. Pour elles, les longues études constituent des obstacles, alors qu'à un âge donné il est nécessaire pour une femme de devenir mère afin d'éviter les critiques des membres de l'environnement immédiat : *« [..] à un âge donné, il faut faire des enfants pour ne pas être critiqué par les autres »* (jeune fille de 19 ans, célibataire avec deux enfants, niveau d'instruction primaire, déscolarisée).

D'autres facteurs entrent en ligne de compte. À situation socio-économique égale, l'instruction ne fait aucune différence dans les choix procréatifs et dans la libre disposition des adolescentes en présence des croyances. C'est plutôt « Dieu » et « son œuvre » qui font la différence et bien entendu le manque d'information sur la gestion de la sexualité et de la fécondité. Aussi bien les adolescentes scolarisées que les déscolarisées n'ayant pas dépassé le niveau d'instruction primaire font souvent référence à la différence d'éducation et à la croyance en Dieu comme le régulateur des choix. Pour cette catégorie d'enquêtées, l'entrée en vie féconde est l'œuvre de « Dieu » :

> *« Quand l'heure de Dieu sonne, on ne peut pas faire le contraire. On peut avoir les mêmes situations économiques et ne pas avoir les mêmes éducations. Je dirai que c'est Dieu qui permet toutes choses. Toute chose qui arrive est l'œuvre de Dieu. Si nous avons la même situation économique, nous n'avons pas forcément le même destin. Chaque personne a son destin. »* (Jeune fille de 20 ans, célibataire sans enfant, niveau d'instruction universitaire, scolarisée.)

Pourtant, les déclarations des leaders religieux indiquent une primauté des croyances et de l'expérience des aînés dans le choix de vie des nouvelles générations. Ils expliquent la situation sociale difficile des adolescentes par le fait qu'elles ont commis le « péché de sexe » sans le mettre en lien avec les inégalités dont elles sont victimes. Un pasteur de niveau d'instruction secondaire déclare qu'il est regrettable de voir une adolescente dans une situation déplorable pour raison de sexe. Selon ce dernier : *« Les filles aujourd'hui se donnent très tôt au plaisir du monde et se retrouvent très tôt misérables. »* (Pasteur, 45 ans, instruction secondaire.)

Son homologue musulman confirme : *« Je dirais que c'est bien fait pour ces filles. Cela leur servira de leçons. C'est un mérite parce que c'est la moisson de leur semence.* » (Imam, 42 ans, instruction universitaire.)

Cependant, les leaders trouvent que les situations sociales difficiles des adolescentes qui les amènent à une fécondité précoce s'expliquent aussi par la démission des parents et de la communauté en ce qui concerne l'éducation des enfants. Selon eux, chacun doit jouer son rôle et les parents doivent prendre leurs responsabilités, surtout les mères :

« [...] quand une femme veut quelque chose, elle l'obtient. Malheureusement, on constate que ce sont les mères qui encouragent les filles à vite se donner au sexe. Elles sont souvent complices avec leurs filles. » (Imam, 42 ans, instruction universitaire.)

Pour ceux qui sont détenteurs de pouvoir dans les communautés, les éducateurs à divers niveaux doivent sensibiliser sur les dangers « d'aller au sexe sans mariage ». Car selon leur expérience, *« les jeunes sont moins informés sur les conséquences négatives de la sexualité hors du mariage »* (pasteur, 45 ans, instruction secondaire). Ces différences en fonction des ressources mobilisées soulèvent la question de l'agentivité des adolescentes, à savoir de leur capacité à agir dans un tel environnement socioculturel. Si les adolescentes ont souvent un degré donné de capacité d'agir, certains travaux révèlent que cette capacité est variable en fonction des lieux et des conditions sociales (S. Mühlbacher et F. Sutterlüty, 2019, p. 8). En raison du manque d'options, les adolescentes considérées comme des enfants ont une capacité de décision et d'agir très limitée en matière d'entrée en vie féconde (E. Murphy-Graham et G. Leal, 2015, p. 24).

5. Les stratégies d'adaptation des jeunes filles aux construits sociaux

Du point de vue sociologique, une stratégie d'adaptation est une série de réponses à une situation sociale critique, la façon pour un individu d'affronter un événement perçu comme significatif et difficile. Il s'agit d'un processus qui intervient dans les situations ou la transaction entre l'individu et son environnement est déséquilibrée. Dans ce contexte, les individus se contentent souvent de ce qu'ils ont, et ne désirent que ce qui leur paraît accessible ; leurs préférences sont donc adaptatives (J. Elster, 1998, p. 65).

L'analyse réalisée dans cette étude montre que le schéma de fécondité valorisé est modulé par les croyances des adolescentes concernant ce qu'elles considèrent comme « meilleure » façon de se conduire, de se comporter pour être conformes aux règles prédéfinies au sein de leur communauté appelées normes injonctives ou descriptives lorsque l'attitude qu'elles ont choisi d'adopter est conditionnée par leur croyance (M. K. Lapinski et R. Rimal, 2005, p. 5). Leurs considérations varient selon les niveaux : collectif ou individuel. Au niveau individuel, les normes descriptives se rapportent à la perception qu'ont les individus de la prévalence du comportement en question, alors que les normes injonctives résultent des pressions que les individus perçoivent et qui les incitent à se conformer. Dans la majorité des cas, l'adolescente n'a pas de choix face à ces normes, surtout lorsqu'il s'agit du moment du mariage et des circonstances dans lesquelles cela doit se tenir :

« On a souvent peur de ce que les parents ou les amis vont dire sur nous. Si tu veux utiliser le planning, il vaut mieux ne rien dire à personne parce que les amis

vont te décourager en disant que les méthodes contraceptives donnent des maladies... Un jour, j'ai abordé le sujet avec mon mari, il m'a dit que ce sont les femmes infidèles qui se planifient. » (Jeune fille de 23 ans, mariée avec deux enfants, niveau d'instruction primaire, déscolarisée.)

Quant à leurs perspectives au regard de la fécondité et de l'utilisation de la planification familiale, il est observé que la peur des membres de l'entourage influence l'utilisation de la contraception. Dans le discours de certaines adolescentes, l'influence des normes prescriptives est claire : elles ne doivent pas l'utiliser parce que les autres ne l'utilisent pas. Une adolescente se confie : « *Quand tu es jeune et tu te planifies, on pense que tu veux te prostituer.* » (Jeune fille de 23 ans, mariée avec 2 enfants, niveau d'instruction primaire, déscolarisée.) Le choix de la planification des naissances n'est pas sans contrainte :

> « *Si je devais choisir, j'irais attendre jusqu'à l'âge de 18 ans au moins avant d'avoir mon premier rapport sexuel. Si cela dépend de moi, j'allais attendre jusqu'à avoir ma licence pour mon prochain enfant... Ce choix ne dépend pas de moi, car j'ai des parents à qui je dois obéissance et respect.* » (Jeune fille de 20 ans, célibataire sans enfant, niveau d'instruction universitaire-étudiante, scolarisée.)

La pauvreté des parents est aussi un facteur qui amène l'adolescente à accepter un mariage précoce. En absence des moyens d'existence au niveau familial, la maternité précoce prouvée est envisagée par les parents comme moyen de pression pour que le futur gendre assume la prise en charge de leur fille. Cette dernière sacrifie ses projets personnels pour répondre aux attentes des parents, quel que soit son niveau scolaire. Elle n'a souvent pas le pouvoir de s'exprimer sur son choix et de refuser les propositions de l'entourage. Elle a donc intériorisé les normes sociales.

> « *J'ai accepté de me marier pour contenter mes parents et pour être libre dans ma tête. Je n'ai plus continué l'apprentissage, car mon partenaire dit qu'une femme ne travaillera pas sous son toit. Je suis donc une femme ménagère. Je lui dois le respect total... Aujourd'hui, même si je veux me planifier, je ne peux pas, car mon mari a le dernier mot sur mes décisions.* » (Jeune fille de 17 ans, mariée avec un enfant, sans instruction, non scolarisée.)

Pour d'autres, à la pauvreté s'ajoute le sentiment de redevabilité. Elles sont fières de proclamer leur reconnaissance en ces termes :

> « *Avec mon mari, on n'a pas parlé de quand arrêter d'avoir les enfants et d'après tout ce qu'il fait pour moi, même s'il faut vider mes enfants du ventre je le ferai sans hésiter avec plaisir.* » (Jeune fille de 17 ans mariée avec un enfant, élève de secondaire, scolarisée.)

Une telle déclaration trouve son sens dans un contexte où cohabitent l'influence des normes qui encouragent la nuptialité précoce, les tabous sur la sexualité et l'accès limité des adolescentes et femmes aux services de santé ainsi qu'à l'éducation à la santé sexuelle et reproductive (M. E. Greene, 2019, p. 17). Bien que scolarisée, une adolescente réplique :

> *« [...] Moi, je suis le seul enfant chez mes parents. Il n'est pas facile pour une femme de vivre sans faire au moins un enfant. Je ne souhaite pas être sans enfant un jour, car ce serait une catastrophe pour moi. La maternité fait l'identité de la femme. C'est la maternité qui fait qu'une est respectée surtout ici en Afrique et chez nous au Bénin. »* (Jeune fille de 17 ans, célibataire sans enfant, scolarisée en classe de première.)

Le but des adolescentes, scolarisées ou non, est d'avoir des enfants dans les cinq prochaines années. À la différence des autres, les adolescentes scolarisées ont un projet de vie qui s'inscrit dans une logique qui met l'autonomie de la femme comme pilier fondamental du report de la grossesse et par ricochet de la primofécondité. La figure 1 montre la trajectoire de vie que les adolescentes ayant au moins un niveau d'instruction secondaire du second cycle valorisent.

Figure 1. Schéma de vie féconde valorisée par les adolescentes et jeunes scolarisées dans la commune de Djougou, Bénin.

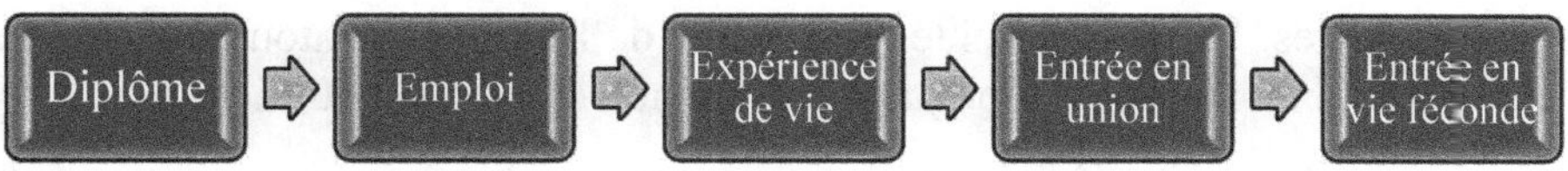
Diplôme
Emploi
Expérience de vie
Entrée en union
Entrée en vie féconde

Elles ont comme perspective de terminer leurs études secondaires et d'avoir une vie professionnelle ainsi qu'une expérience de la vie avant de commencer leur vie reproductive :

> *« Je vais attendre pendant 5 ans. Parce que pour moi, ce n'est pas une chose amusante le fait d'avoir un enfant. Un enfant n'éduque pas un enfant. Il faut une grande préparation mentale et financière avant de rêver à un enfant. Aussi, il faut que je sois sous le toit d'un homme avant de faire un enfant. Je ne veux pas faire un enfant qui sera encore à la charge de mes parents [...] Je vais attendre parce qu'il me faut être autonome au foyer. De plus en plus, une femme qui ne fait rien n'est pas respectée par son mari. Mais quand on est autonome, on s'impose. »* (Jeune fille de 19 ans, célibataire sans enfant, niveau d'instruction universitaire, étudiante.)

Cependant, la majorité d'entre elles ne verront pas ce rêve se réaliser. Elles se résignent à sacrifier leur corps pour satisfaire leur partenaire, leur rêve pour satisfaire la famille, conformément aux normes sociales, en pensant que c'est ce qui est attendu d'elles. Avoir un enfant changera leur statut ainsi que la valeur qui leur est accordée au sein de la société, alors que pour celles qui s'investissent dans les études, elles pourront offrir une meilleure qualité de vie à leur descendance, car elles ne s'imaginent pas sans enfants dans le futur :

> *« Si je n'arrive pas à concevoir, je ne vois pas le sens de ma vie sur la terre. On étudie pour nos enfants. On rêve d'avoir un bon travail après les études afin de*

combler nos enfants. Donc une femme sans enfant reste crispée. » (Jeune fille de 19 ans, célibataire sans enfant, niveau d'instruction universitaire, étudiante.)

À la question « si vous devez choisir, allez-vous attendre et jusqu'à quel âge avant d'avoir votre premier rapport sexuel ou votre premier enfant ? », elles déclarent que si les conditions de vie s'améliorent, elles se marieront et feront des enfants parce que *« faire un enfant demande assez de moyens »* (jeune fille de 20 ans, célibataire sans enfant, niveau d'instruction universitaire, étudiante). Cependant, celles qui sont non scolarisées ou déscolarisées s'inscrivent dans une logique qui pose la valeur de l'enfant comme le pilier fondamental de la fécondité précoce. Avec un enfant, elles seront considérées dans la belle-famille d'une part, mais aussi dans leur entourage :

> *« Ma maman me disait qu'une femme aisée est cette femme-là qui se marie très jeune... Ma motivation, c'est faire un enfant pour que ma belle-famille sache que je ne suis pas stérile. Rien de plus.* » (Jeune fille de 17 ans, mariée avec un enfant, sans instruction.)

À la valeur de l'enfant s'ajoute l'influence du regard des autres sur les choix procréatifs à l'adolescence. Les normes sociales prescriptives sont déterminantes. Une adolescente, consciente de l'effet de l'entourage dans les comportements qu'elle adopte, me confiait au cours d'un entretien que :

> *« Aujourd'hui, c'est l'envie de faire comme les autres qui fait le problème. ... Et aussi à un âge donné, il faut faire des enfants pour ne pas être critiqué par les autres... Une bonne maman veut toujours voir sa fille se marier. Et quand les premières règles apparaissent, elle rêve de te voir sous le toit d'un homme. »* (Jeune fille de 19 ans, célibataire avec deux enfants, niveau d'instruction primaire, déscolarisée.)

À cette période, les pouvoirs publics ont mis en place des dispositifs d'éducation à la santé sexuelle au secondaire, mais au primaire, compte tenu de l'âge des enfants, il est quasi inacceptable aussi bien pour les parents que pour les enseignants de parler de sexualité aux écoliers. Toutefois, la scolarisation ne suffit pas : même celles qui ont fait le secondaire n'ont acquis le pouvoir de négocier les relations ni avec les parents ni avec les hommes. Ainsi, les adolescentes s'inscrivent dans une logique adaptative, font ce qu'elles peuvent faire et abandonnent leurs désirs impossibles à satisfaire (Collombet, s. d.) par manque de moyens ou des ressources pouvant leur procurer une libre disposition à faire des choix sans aucune contrainte. Le comportement des adolescentes est conditionné par le discours que tiennent les mères et belles-mères dans la cellule familiale. Elles soumettent leurs belles-filles à une violence psychologique qui les contraint à reproduire le même schéma de fécondité que les aînées :

> *« Ma belle-mère m'a dit un jour qu'elle a besoin de petits-fils et que si j'étais incapable de lui faire des petits-fils, qu'elle trouvera une autre femme à son fils. Dans le même mois, je suis tombée enceinte juste pour prouver que je suis une*

femme bien éduquée et fertile. » (Jeune fille de 24 ans, mariée avec deux enfants, niveau d'instruction secondaire, déscolarisée.)

Cette influence des aînées pèse aussi sur l'utilisation des méthodes de contraception :

> *« Ma maman m'a toujours dit de ne pas empêcher une vie de venir en vie. Alors, pourquoi utiliser une méthode de planification familiale ? Je ne suis pas intéressée par les méthodes. Je ne suis pas intéressée parce que Dieu n'a jamais dit dans le Coran d'éviter de tomber enceinte. C'est Dieu qui donne les enfants.* » (Jeune fille de 17 ans, mariée avec un enfant, niveau d'instruction primaire, déscolarisée.)

Dans la même logique, d'autres mentionnent l'influence des croyances religieuses ou du partenaire sexuel dans le choix sexuel et reproductif.

6. Conclusion : Contraintes et préférences adaptatives

L'effet des normes sociales dans l'expansion des libertés reproductives est remarquable, l'éducation donnée par les parents joue un rôle plus important que la scolarisation dans les aspirations différentes des adolescentes Les stratégies éducatives des parents reflètent le statut et la place que la société accorde à la fécondité dans les pays africains. En l'absence de maternité, la femme est mise au banc des accusés avec des soupçons. La maternité a une fonction sociale (Y. Knibiehler et C. Fouquet, 1980, p. 5) : « Un contrat social rempli » lorsque la femme épouse et mère atteint la ménopause en conformité avec les systèmes de parenté et les rituels autour de la pratique dans les communautés africaines (A. Hugon, 2005, p. 3).

Par ailleurs, atteindre l'âge de la maturité ne suffit pas pour leur permettre d'exercer leur droit à définir des objectifs personnels en matière de choix sexuel et reproductif. En effet, la primauté des décisions est donnée aux hommes. Les adolescentes ne peuvent que s'adapter, elles sont des opprimées chroniques qui s'habituent à un état de privation si désespéré qu'elles ont l'illusion que ces manquements sont normaux et s'estiment heureuses du peu qu'elles ont (A. Sen, 1985, p. 24). C'est dans de telles situations que se retrouvent beaucoup de femmes, en particulier les adolescentes interviewées ; selon les termes de Sen : « *les femmes et les groupes opprimés échouent souvent à reconnaître leur manque de bien-être, car ils adaptent leurs préférences à ce manque* » (Lemay, 2016, p. 11).

La notion de préférences adaptatives a été au centre de la structuration et les données qualitatives collectées ont été mobilisées pour analyser comment les préférences des adolescentes sont compatibles avec leur fécondité. Les discours des enquêtées montrent que le niveau élevé de la fécondité exprime un code de conduite influencé par les normes sociales qui peuvent être qualifiées de normales pour certaines, et nécessitent l'approbation des aînés pour d'autres. La scolarisation agit sur les projets sexuels et reproductifs des adolescentes. Celles qui sont scolarisées se projettent dans l'avenir et désirent attendre avant de devenir mères. Mais la quasi-absence de dispositifs d'accompagnement en matière de sexualité limite leur connaissance des ressources disponibles dont elles peuvent faire usage pour éviter la maternité précoce. Les facteurs qui influencent la prise de décision autonome dans la gestion de la vie sexuelle et reproductive à l'adolescence sont d'ordre familial, culturel, économique et social.

L'analyse du contenu des discours des adolescentes a montré que s'il existe une relation entre la disponibilité des ressources et l'accès aux opportunités, elle est médiatisée par les facteurs de conversion qui ne sont autres que les mécanismes de soutien ou les obstacles à la réalisation des choix à l'adolescence. Ils s'expliquent par les contraintes familiales et communautaires qui rejoignent l'hypothèse de J.-L. Dubois et F. Mahieu (2009, p. 6) selon laquelle la capacité d'adaptation aux contextes sociaux et familiaux influence les inégalités dont les individus sont victimes (voir aussi A. E. Cudd, 2011, p. 3). Les adolescentes subissent des contraintes concernant leurs droits, leur capacité d'accès (*entitlements*) à la planification familiale et de négociation de la fécondité désirée. Une faible autonomie et un moindre pouvoir d'agir (*agency*) empêchent certaines de mener la vie qu'elles souhaitent, qu'elles estiment acceptable et en correspondance avec leurs aspirations (J.-L. Dubois et F. Mahieu, 2009, p. 6). L'amélioration du statut des adolescentes apparaît donc comme une opportunité pour réduire la fécondité à l'adolescence. Cette amélioration passe par l'affaiblissement des normes de genre qui ont un impact négatif sur leurs perspectives. Il est donc nécessaire que plus de voix soient accordées aux adolescentes lors des initiatives qui visent leur autonomisation. Les interventions devraient cibler des groupes homogènes regroupant les adolescentes ayant des situations comparables, sans considérer uniquement l'âge comme critère de différenciation, comme c'est le cas actuellement. De plus, ces résultats interpellent la politique publique en matière de santé sexuelle et reproductive au Bénin et suggèrent que les mères et belles-mères soient sensibilisées et que par leurs rôles et fonctions, elles deviennent des championnes du changement en communauté en matière de droit à la santé sexuelle et reproductive.

Références bibliographiques

Center for Reproductive Rights, 2016. *Tools of Transformation*, https://reproductiverights.org/es/tools-of-transformation/.

Collombet, Ivan (s. d.). "Adaptation des préférences, capabilités et liberté de choix", chrome-extension://efaidnbmnnnibpcajpcglclefindmkaj/ http://alain.alcouffe.free.fr/fullpapers//d2collombet.pdf.

CRLP, GREFELLS, 2001. « Les droits des femmes en matière de santé reproductive au Sénégal », 26e session du Comité sur les droits économiques, sociaux et culturels, août 2001.

Cudd, Ann E., 2011. "*Review of Serene J. Khader's,* Adaptive Preferences and Women's Empowerment", https://ndpr.nd.edu/reviews/adaptive-preferences-and-women-s-empowerment/.

Dictionnaire-Glossaire de la vie, 2010. *Stratégie d'adaptation : définition et explications.* AquaPortail, https://www.aquaportail.com/definition-6828-strategie-d-adaptation.html

Dubois Jean-Luc, Mahieu François-Régis, 2009. « Sen, liberté et pratiques du développement », *Revue Tiers Monde*, n° 198(2), p. 245-261.

Dumitru Speranta, 2009. « Deux façons de mesurer la liberté de procréation », *Raison publique*, 11, p. 153-167. Hal-01348364.

Edmeades Jeffrey, Mejia Carolina, Parsons Jennifer, Meroji Sebany, 2018. *A Conceptual Framework for Reproductive Empowerment: Empowering Individuals and Couples to Improve their Health,* Washington, D.C., International Center for Research on Women.

Elster Jon, 1998. *Ulysses and the Sirens: Studies in Rationality and Irrationality* (revised, subsequent edition), Cambridge University Press.

Gautier Arlette, 2000. « Les droits reproductifs, une nouvelle génération de droits ? », *Autrepart*, 15, p. 167-180.

Goldman Mara J., Little Jani S., 2015. "Innovative Grassroots NGOS and the Complex Processes of Women's Empowerment: An Empirical Investigation from Northern Tanzania", *World Development*, 66, pp. 762–777, https://doi.org/10.1016/j.worlddev.2014.09.005

Greene Margaret, 2019. *A hidden reality for adolescent girls: Child, early and forced marriages and unions in Latin America and the Caribbean,* Panama, Plan international dans les Amériques et UNFPA.

Hardee Karen, Kumar Jan, Newman Karen, Bakamjian Lynn, Harris Shannon, Rodriguez Mariela, Brown Win, 2014. "Voluntary, Human Rights-Based Family Planning: A Conceptual Framework", *Studies in Family Planning,* 45(1), pp. 1–18, https://doi.org/10.1111/j.1728-4465.2014.00373.x

Hervish Alexandra, & Clifton Donna, 2012. *Le Rapport sur le statut des adolescents et des jeunes en Afrique subsaharienne : Possibilités et enjeux,* UNFPA, Johannesburg.

Hugon Anne, 2005, « L'historiographie de la maternité en Afrique subsaharienne », *Clio. Femmes, Genre, Histoire*, 21, p. 212-229, https://doi.org/10.4000/clio.1466

INSAE, 2016, *Cahier des villages et quartiers de ville du département de la Donga (rgph-4, 2013) (rgph-4, 2013)*, Institut national de la statistique et de l'analyse économique (INSAE), 26 p.

INSAE, & ICF, 2019, *Enquête démographique et de Santé au Bénin, 2017-2018*, Cotonou, Bénin et Rockville, Maryland, USA, INSAE et ICF.

Knibiehler Yvonne, Fouquet Catherine, 1980. *Histoire des mères*, Paris, Montalba.

Lapinski Maria Knight, Rimal Rajiv N., 2005. "An Explication of Social Norms", *Communication Theory*, 15(2), pp. 127–147. https://doi.org/10.1111/j.1468-2885.2005.tb00329.x

Learning Collaborative to Advance Normative Change, 2017. *The Flower for Sustained Health: An integrated socio-ecological framework for normative influence and change: A Working Paper*. Washington, D.C., Institute for Reproductive Health, Georgetown University.

Lemay Marie-Pier, 2016. *Perspectives féministes sur les préférences adaptatives*, université de Montréal, Marie-P201620162016. https://papyrus.bib.umontreal.ca/xmlui/handle/1866/18792.

Marques-Pereira Bérangère, 1996. « Citoyenneté et représentation : Quelques repères utiles à l'analyse comparative », dans Del Re, Heinen (éds), *Quelle citoyenneté pour les femmes ? La crise des États-providence et de la représentation politique en Europe*, Paris, L'Harmattan, p. 65-74.

Nicholas, 2021. *Les Transferts monétaires et la fin du mariage des enfants, revue et synthèses. Filles, pas épouses*, 64 p.

Muchomba Felix, 2021. "Parents' assets and child marriage: Are mother's assets more protective than a father's assets?", *World Development*, 138, 105226. https://doi.org/10.1016/j.worlddev.2020.105226

Mühlbacher Sarah, Sutterlüty Ferdinand, 2019. "The principle of child autonomy: a rationale for the normative agenda of childhood studies", *Global Studies of Childhood*, 9(3), pp. 249–260. https://doi.org/10.1177/2043610619860999

Murphy-Graham Erin, Leal Graciela, 2015. "Child Marriage, Agency, and Schooling in Rural Honduras", *Comparative Education Review*, 59(1), pp. 24–49, https://doi.org/10.1086/679013

Organisation internationale de la Francophonie, 2019. *La langue française dans le monde 2015-2018,* Paris, Gallimard, 370 p

Paille Pierre, Mucchielli Alex, 2016. *L'Analyse qualitative en sciences humaines et sociales* (quatrième édition). Paris, Armand Colin.

Petroni Suzane, Steinhaus Mara, Fenn Natacha Stevanovic, Stoebenau Kirsten, Gregowski, Amy, 2017. "New Findings on Child Marriage in Sub-Saharan Africa", *Annals of Global Health*, 83(5-6), pp. 781-790, https://doi.org/10.1016/j.aogh.2017.09.001

Projet BaSES, Université de Lausanne (s. d.). *Amartya Sen et les capabilités. Projet BaSES.* https://wp.unil.ch/bases/2013/07/amartya-sen-et-les-capabilites/.

Quivy Raymond, Van Campenhoudt Luc, 1995. *Manuel de recherche en sciences sociales.* Paris, Dunod.

Robeyns Ingrid, Boissenin Florence, Gillioz Lucienne, 2007. « Le concept de capabilité d'Amartya Sen est-il utile pour l'économie féministe ? » *Nouvelles Questions féministes,* 26(2), p. 45-59.

Sen Armatya, 1981. *Poverty and Famines: An Essay on Entitlement and Deprivation.* Clarendon Press, http://www.amazon.com/Poverty-Famines-Essay-Entitlement-Deprivation/dp/0198284632/ref=sr_1_1?s=books&ie=UTF8&qid=1310678684&sr=1-1

Sen Armatya, 1985. "Well-Being, Agency and Freedom: The Dewey Lectures 1984", The *Journal of Philosophy*, 82(4), pp. 169–221. https://doi.org/10.2307/2026184.

Singh Sharda, 1998. "Adolescent childbearing in developing countries: A global review", *Stud Fam Plann.* Jun 29(2), pp. 117–36.

Taylor Alice. Y., Murphy-Graham Erin., Van Horn Julia., Vaitla Bapu., Del Valle Ángel, Cislaghi Beniamino, 2019. "Child Marriages and Unions in Latin America: Understanding the Roles of Agency and Social Norms", *Journal of Adolescent Health*, 64(4), pp. 45–51, https://doi.org/10.1016/j.jadohealth.2018.12.017.

Temin Miriam, Levine Ruth, 2009. *Start with a Girl: A new agenda for global health.* Center for Global Development. www.cgdev.org/content/publications/detail/1422899.

Templeton Michelle, Lohan Maria, Kelly Carmel, Lundy Laura, 2017. "A systematic review and qualitative synthesis of adolescents' views of sexual readiness", *Journal of Advanced Nursing*, 73(6), pp. 1288–1301. https://doi.org/10.1111/jan.13207

World Health Organization, 2008b. *Why is giving special attention to adolescents important for achieving Millennium Development Goal 5?*, https://www.heart-resources.org/doc_lib/giving-special-attention-adolescents-important-achieving-millennium-development-goal-5/.

WHO, 2012. *Adolescent Pregnancy*, www.who.int/maternal_child_adolescent/topics/maternal/adolescent_pregnancy/en/index.html.

Young Iris Marion, 2011. *Justice and the Politics of Difference*, Princeton University Press, https://press.princeton.edu/books/paperback/9780691152622/justice-and-the-politics-of-difference, 295 p.

Chapitre XIII

INFLUENCE DES FACTEURS SOCIOCULTURELS SUR L'ÉDUCATION SEXUELLE DES ADOLESCENTS DANS LA COMMUNE DE SAKÉTÉ

Christiane Satingo SOMEHE

1. Introduction

La situation de la sexualité des adolescents devient de plus en plus préoccupante et interpelle.

D'après l'OMS, près de 16 millions d'adolescentes de 15 à 19 ans et 2 millions d'adolescentes de moins de 15 ans accouchent chaque année (OMS, 2014, p. 2). Dans le monde, environ 14 millions d'adolescentes deviennent mères chaque année et près de 90 % de celles-ci vivent dans les pays en voie de développement (Renynolds *et al.*, 2006) ; les pays d'Afrique subsaharienne ont les taux de maternité d'adolescentes les plus élevés au monde. Diverses explications sont avancées par les chercheurs : mariages précoces, besoin de prouver sa fertilité, ignorance, acceptation réduite des méthodes contraceptives « modernes », rareté des services de planning familial, séduction des « sugar dadies ». Les grossesses chez des filles qui n'ont pas achevé leur développement physiologique et physique ont des répercussions sur la santé de la mère et de l'enfant, mais aussi des conséquences sociales ; si elle est scolarisée, l'adolescente est parfois obligée d'interrompre son cursus scolaire, ce qui réduit ses perspectives d'avenir, notamment celle de trouver un emploi stable.

Le sujet est quelquefois traité dans les cours de biologie, mais les adolescents n'y trouvent pas les informations pouvant véritablement leur permettre de comprendre leurs émotions, les mécanismes de la sexualité, et de prévenir les grossesses, les IST et le sida (Barker et Rich, 1992). Selon Amuyunzu-Nyamongo *et al.*, 2005, pour la majorité d'entre eux, les pairs, les films et les magazines, dont les documents pornographiques, sont les principales sources d'information des adolescents. Dans une étude menée au Ghana, les jeunes ont indiqué qu'ils obtenaient l'information de quatre sources principales : les médias (la radio était évoquée comme source majeure et privilégiée) ; les écoles ou les maîtres ; les personnels de santé ; la famille et les amis. Les ONG, les centres de jeunes, les clubs de jeunes, les leaders religieux ne sont pas à négliger. Le comportement sexuel des adolescents est aussi déterminé par les constructions sociales de la masculinité et de la féminité, ce que Wood *et al.* (1998), Varga (2003), Eaton *et al.* (2003) ont bien montré pour l'Afrique du Sud.

D'après l'EDSB V, 37,5 % des adolescents du Bénin ont eu des rapports sexuels avant l'âge de 15 ans et 77,5 % ont eu des rapports sexuels avec un partenaire plus âgé d'au moins 10 ans, et 8,3 % de cette même tranche d'âge sont dans le multipartenariat sexuel.

En ce qui concerne la commune de Sakété, et d'après les statistiques du SIDoFFE-NG (Système intégré des données relatives à la famille, la femme et l'enfant nouvelle génération), plus de 80 cas d'inceste ont été enregistrés dans le courant des années 2021 et 2022, et un nombre très réduit fréquente le centre de promotion sociale. Il faut préciser que dans la même période, seuls 31 adolescents et jeunes ont adopté une méthode moderne de contraception, et plus de 89 cas de violence basée sur le genre ont été enregistrés, les grossesses en milieu scolaire et dans les centres professionnels des jeunes et adolescents ne sont pas en reste.

Pour comprendre l'éducation sexuelle, il faut donc bien cerner le terme « sexualité ». Selon Brenot (2007), la sexualité est un aspect central de la personne humaine tout au long de la vie et comprend le sexe biologique, l'identité et le rôle sexuel, l'orientation sexuelle, l'érotisme, le plaisir, l'intimité et la reproduction. Elle est vécue sous forme de pensées, de fantasmes, de désirs, de croyances, d'attitudes, de valeurs, de comportements, de pratiques, de rôles et de relations. Elle permet d'approcher les situations vécues par les hommes et les femmes dans les relations interpersonnelles, familiales, sociales.

Les analyses ont examiné la situation d'éducation sexuelle des adolescents de Sakété, une ville culturellement riche, avec des réalités socioculturelles très particulières.

2. Méthodologie

2.1. Données

Les données proviennent d'une étude portant sur l'éducation sexuelle des adolescents en cours de réalisation (année 2022) dans la commune de Sakété. Une approche transversale mixte a été retenue pour atteindre les objectifs assignés à l'étude : (i) analyser le niveau et les canaux d'accès à l'information en matière d'éducation sexuelle. (ii) identifier les différents facteurs socioculturels qui influencent l'éducation sexuelle des adolescents (iii) analyser les liens qui existent entre les facteurs socioculturels et l'éducation sexuelle des adolescents. La cible est constituée principalement d'adolescents instruits de 12 à 19 ans, auxquels un questionnaire a été administré. Ensuite, des entretiens qualitatifs ont été réalisés auprès de personnes-ressources comme les autorités locales, les acteurs de l'éducation, les professionnels de santé et d'ONG, ainsi que quelques autorités locales.

Les exigences de l'approche mixte ont été satisfaites, ce qui a permis d'effectuer une enquête à deux volets. L'échantillonnage de volet quantitatif résulte d'un sondage à deux degrés. Au premier degré, un choix raisonné a été effectué en fonction des objectifs de cette étude pour sélectionner les établissements à enquêter. Au second degré, les adolescents ont été sélectionnés et questionnés de façon aléatoire au niveau des trois ordres de l'enseignement, notamment le centre universitaire de Sakété, le collège d'enseignement général de Sakété 1 et l'école primaire et publique de Sakété 2. Au total, 85 adolescents ont été sélectionnés. L'analyse des données quantitatives porte sur les adolescents sexuellement actifs à partir de leur déclaration de l'échantillonnage, 60 au total, interrogés par questionnaire. L'ensemble des entretiens a été réalisé après obtention du consentement volontaire des répondants.

Les données qualitatives, constituées de dix entretiens réalisés auprès des responsables d'ONG (02), des éducateurs (03), des autorités locales (03), d'un (01) dignitaire religieux, ont été collectées à travers un guide d'entretien adapté à leur profil respectif (quelques thèmes débattus : connaissances, attitudes et perception sur l'éducation sexuelle des adolescents, expériences et rôles en matière d'éducation sexuelle des adolescents, apport culturel pour l'éducation sexuelle des adolescents). Ces personnes ont été sélectionnées de façon raisonnée avec l'implication des facilitateurs, qui connaissent assez bien leur rôle professionnel. Le principe de saturation informationnelle a été également respecté dans le processus de validation des données qualitatives. Il convient de rappeler que les données qualitatives ont été enregistrées sur des supports magnétiques à la suite du consentement volontaire des répondants. Quelquefois, en accord avec le répondant, une prise de notes sur support a été faite.

2.2. Méthodes

Les données d'enquêtes collectées sur le terrain ont été triées et classifiées selon les variables et les thématiques définies dans les questionnaires. Les analyses descriptives univariées et bivariées ont été effectuées. Le profil des victimes de grossesses et d'un premier rapport sexuel précoce a fait l'objet de l'analyse factorielle des correspondances multiples (AFCM). Elle a été utilisée pour décrire et ressortir les liens de convergence et de divergence existant entre les facteurs socioculturels et les différentes sous-populations composant l'échantillon. Elle a permis de dénicher et d'analyser les similitudes entre les différentes modalités d'une même variable. Dans le cas d'espèce, la variable d'étude est composée de deux modalités : les répondants adolescents (enceintes ou qui ont enceinté) et l'âge au premier rapport sexuel. Les données qualitatives ont été transcrites et regroupées selon les centres d'intérêt qu'elles présentent.

3. Résultats : caractéristiques sociodémographiques des enquêtés, attitudes et comportement à l'égard des parents au sujet de la sexualité

Comme nous pouvons le constater au niveau des deux tableaux ci-dessous, les adolescents interrogés avaient en moyenne 18 ans (46,66 %), la majorité était en première année universitaire (86,66 %), et huit sur 10 (83,33 %) vivaient loin des parents et en milieu rural à Sakété. La plupart de ces adolescents venaient des groupes ethniques Fon (16,66 %), Nago (13,33 %), Goun (13,33 %) et Adja (13,33 %).

Tableau 1. Distribution des répondants selon quelques caractéristiques sociodémographiques

Variables	Modalités	%	Effectif
Âge	12 à 18 ans	46,66	28
	18 ans et plus	53,33	32
Milieu de résidence	Urbain	16,66	10
	Rural	83,33	50
Ethnie	Nago	13,33	08
	Fon	16,66	10
	Adja	13,33	08
	Bariba	6,66	04
	Mina	6,66	04
	Mahi	6,66	04
	Tori	10	06
	Pédha	6,66	04
	Dendi	6,66	04
	Goun	13,33	08
Religion	Christianisme	70	42
	Musulman	13,33	08
	Sans réponse	16,66	10
Niveau d'études des adolescents.	Second cycle	13,33	08
	Universitaire	86,66	52
Total		100 %	60

Source : données de terrain, novembre 2022.

Plus de la moitié des répondants étaient chrétiens (70 %) et le reste représentait les 30 %.

Tableau 2. Répartition des répondants selon leurs attitudes et comportements avec leurs parents et leur environnement en matière de sexualité

Variables	Modalités	Effectif	%
Statut matrimonial de la famille de provenance	Monogame Polygame Sans réponse	26 11 23	43,3 18,3 38,3
Source d'information en matière de sexualité	Père Mère Amis/camarades Enseignant	14 17 14 10	23,3 28,3 23,3 16,7
Niveau de connaissance en termes de DSSR	Faible Élevé	35 25	28,3 41,7
Dialogue avec les parents en matière de sexualité	Oui Non	20 40	33,3 66,7
Fréquentation des assistances sociales à Sakété	Faible Forte Neutre	20 30 10	33,3 50 16,7
Âge au premier rapport sexuel	15 ans 16 ans 17 ans 18 ans Pas encore Sans réponse	– 02 – 05 34 19	0 % 3,3 8,3 56,7 31,7
Total		60	100,0

Source : données de terrain, novembre 2022.

Selon ce tableau, le dialogue entre les apprenants et les parents est moins représentatif, seulement 2 sur 6 (33,33 %) échangent librement à propos de sexe avec leurs parents. En termes de droit de la santé sexuelle et reproductive, plus de la moitié (35 %) des répondants a une faible connaissance des DSSR. En matière d'information relative à leur vie sexuelle, la plupart des apprenants tiennent leurs connaissances de leurs parents (28,33 % et 23,33 %) et de leurs amis/camarades (23,33 %). Le constat est que ceux qui sont déjà sexuellement actifs sont parmi ceux qui échangent plus avec leurs pairs. Parmi ceux-ci, il y en a qui ont enceinté et d'autres qui sont tombées enceintes en pleine année scolaire, en ce qui concerne les adolescentes. Considérant les entretiens réalisés avec les responsables administratifs de ces apprenantes, il nous a été confié que plusieurs parmi les étudiantes qui sont tombées enceintes et qui n'ont pas voulu se prononcer ont connu beaucoup de difficultés pour évoluer dans leurs études, et n'eût été l'assistance de l'administration, elles auraient gâché leur avenir.

Graphique 1. Répartition des enquêtés en fonction de leur source d'information

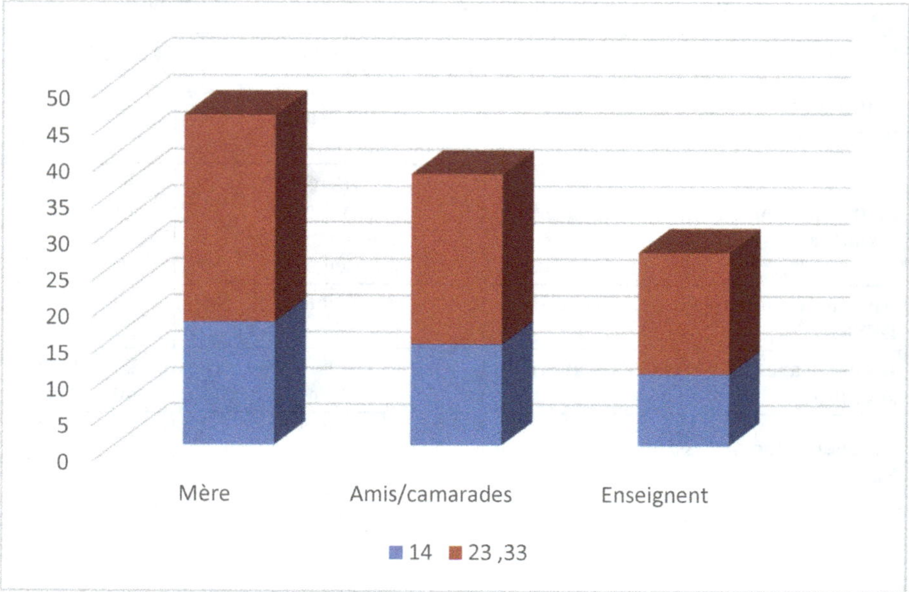

Source : données de terrain, novembre 2022.

Graphique 2. Répartition des enquêtés en fonction de leur relation et dialogue en matière de sexualité

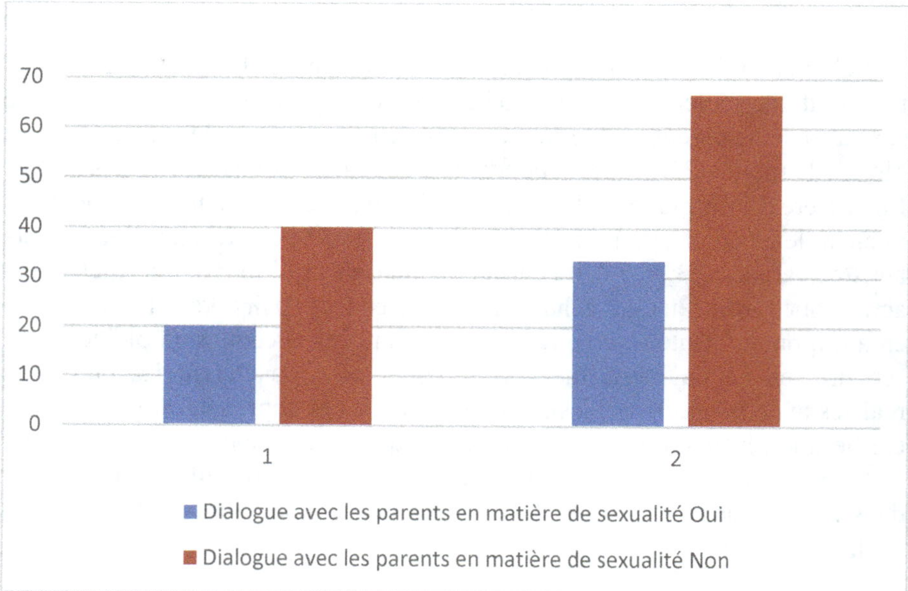

Source : Données de terrain, novembre 2022.

4. Discussion

Les déviances sexuelles, c'est-à-dire l'ensemble des comportements éloignés du comportement commun ou majoritairement accepté par la société et observé dans le commun des situations et de façon répétitive, sont généralement la résultante d'une éducation sexuelle de base ratée, suivie de comportements sexuels à risques. Cela concerne les enfants, garçons et filles, de cette tranche d'âge. Cette étude révèle que le statut matrimonial de provenance de ces adolescents constitue aussi un obstacle dans le processus d'éducation, où chaque mère s'occupe de ses enfants autant qu'elle le peut et où les pères n'ont pas assez de temps pour discuter de ce sujet avec chaque enfant ou avec tous les enfants. Le sujet de la sexualité est relégué au second rang et continue d'être vu comme tabou et peu opportun dans le cercle de la famille. Du fait que les mères n'ont pas le monopole de la parole et dépendent largement des décisions du père, qui est le chef de la famille, elles sont limitées dans leur rôle de mère. Elles estiment même ne pas avoir le droit de parler de ce sujet avec leurs enfants, qui devraient le faire avec le père. Il faut noter que le sujet de la sexualité est perçu différemment dans le milieu urbain et dans le milieu rural.

Dans la commune de Sakété, les pesanteurs socioculturelles constituent véritablement des blocages au processus d'une éducation sexuelle ouverte et aisée. Les interdits culturels et ceux de la religion ne permettent pas de s'adonner librement à la pratique de l'éducation sexuelle. Alors, certains parents attachés à la culture refusent catégoriquement d'en débattre et estiment que c'est un sujet réservé aux grandes personnes. Selon les propos d'une autorité locale, le culte oro ou egoungoun, par exemple, a sa manière de sensibiliser les jeunes sur le sujet de la sexualité au travers des compositions de chants spéciaux pour mettre publiquement à l'index une jeune fille ou un jeune homme qui commet des erreurs sexuelles ou qui se livre à des pratiques sexuelles déshonorant sa famille et ses parents. Mais *a priori,* rien n'est officiellement fait pour anticiper sur ces faits et prévenir l'activité sexuelle précoce chez ces adolescents. Considérant les religions modernes, quand bien même les sensibilisations sont organisées à l'intention de ces adolescents, le contenu des communications est limité aux sermons et conseils. Certains parents ont même tendance à croire que c'est un péché de parler du sexe avec leur enfant. En outre, la perception sociale qu'ont certaines personnes du sujet ne leur permet pas d'en parler librement. Le peu de parents qui sont obligés d'en parler compte tenu de leur position politique dans la société le font avec réserve et avouent qu'ils n'ont pas assez d'éléments ou ne disposent pas de la matière pour offrir aux adolescents autre chose et davantage que de leur prodiguer des conseils.

Par ailleurs, l'analphabétisme chez certains acteurs de la chaîne éducative constitue un frein à l'encadrement convenable des adolescents en matière d'éducation sexuelle. Et faute d'être des sources d'information fiables pour ces adolescents, ils constituent des menaces et font preuve de rejet envers ces derniers. Dans ces conditions, les enfants sont livrés à eux-mêmes et s'accrochent aux conseils des pairs, s'inspirent des informations malsaines provenant des réseaux sociaux, qui pour la plupart conduisent à la débauche et à des échecs répétés en matière de vie et de santé sexuelle. Un responsable administratif nous révélait lors des entretiens que l'absence d'infrastructure de loisirs et d'attraction dans ces milieux ruraux occasionnerait le réflexe de s'adonner précocement à l'activité sexuelle. En outre, les fréquentations du centre social des adolescents sont réduites et très rares. Considérant le tableau 2 et les deux graphes, bon nombre des répondants (23,33 %) s'informent auprès de leurs pairs pour des questions de sexualités. Il est vrai que les pouvoirs publics s'efforcent, dans leur démarche de prévention des IST et d'autres maux connexes, de mettre des préservatifs à la disposition de ces adolescents, mais cela ne résout pas encore le problème. Il faudra procéder à de multiples séances de sensibilisation et de formation à l'endroit des parents et ensuite des autres acteurs censés intervenir dans la procédure (à préciser : un encadreur de l'enseignement supérieur). Les parents ne doivent pas limiter leur rôle aux traditions, mœurs et culture, mais plutôt s'investir dans le dialogue parent-enfant en matière d'éducation sexuelle.

D'après F. Duquet, sexologue spécialisée dans l'éducation à la sexualité, il y a une banalisation et une surenchère sexuelle, notamment dans les médias, qui peuvent être inquiétantes quant à la représentation que les enfants et les jeunes se font de l'expression de la sexualité. Sur d'autres plans, A. G. Gbaguidi et P. Akplogan (2007) diront dans leur article « Éducation sexuelle des adolescents à Avrankou au Bénin et responsabilité parentale » que l'éducation sexuelle est un levier préventif et qu'en matière d'éducation sexuelle, la meilleure stratégie consiste à entamer tôt un dialogue sur la sexualité et à maintenir ce dialogue au fur et à mesure que votre enfant grandit. Ainsi, les parents n'ont pas à donner à leur enfant un long, et souvent pénible, discours seulement lorsqu'il a atteint l'adolescence (et qu'il a déjà obtenu les informations, bonnes et mauvaises, de ses amis). Ces conversations sont plus simples lorsqu'elles sont inspirées d'expériences de vie, comme de croiser une femme enceinte ou un bébé. Lorsque les parents parlent de sexe avec leurs enfants, ils peuvent s'assurer que leurs enfants obtiennent la bonne information. Les parents devraient être la première source d'information pour un enfant au sujet de la sexualité. En dehors des parents, qui ont la lourde responsabilité de le faire, les agents de santé, les enseignants, les responsables d'ONG ou de centre social, et quelques leaders d'opinion et autorités locales sont aussi appelés à travailler en synergie dans ce sens, pour accompagner les adolescents dans leur croissance et leur vie sexuelle évolutive. En ce qui concerne les enseignants et les agents de santé, ils sont habilités à prodiguer des conseils approfondis aux adolescents, vu leur position et leur influence sur ces derniers.

Les présentes analyses comportent quelques limites, parmi lesquelles figurent : les caractères déclaratif et transversal de l'étude qui ne permettent pas de mettre en évidence un lien de causalité. À cela s'ajoutent des biais de sélection de répondants, notamment l'absence de données sur des adolescents et adolescentes qui en raison de leur confiance envers les pairs et les réseaux sociaux ont raté leur éducation sexuelle de base et se sont retrouvés dans des situations très difficiles. Leurs déclarations auraient pu être édifiantes sur l'influence des facteurs socioculturels sur l'éducation sexuelle des adolescents. Par ailleurs la faible taille de l'échantillon des données quantitatives concernant les adolescents n'a pas permis de prendre en compte les adolescents d'autres classes sociales et de faire des analyses explicatives afin d'élucider davantage le phénomène étudié.

5. Conclusion

Le présent article visait à identifier les différents facteurs socioculturels qui peuvent influencer l'éducation sexuelle des adolescents dans la commune de Sakété. Les résultats indiquent plusieurs facteurs à mettre en relief pour une éducation sexuelle approuvée et réussie. La situation matrimoniale, le niveau de vie économique de la famille, la culture et la religion, le niveau d'instruction des parents et les fréquentations des pairs influencent d'une manière ou d'une autre la vie sexuelle des adolescents. Face à ces pesanteurs socioculturelles, il serait bon d'instaurer une chaîne de communication depuis la maison et passant par les centres professionnels et d'atteindre l'autre bout de toute relation éventuelle qui pourrait s'établir entre les adolescents et quiconque. Il importe donc d'instaurer un mécanisme permettant de communiquer davantage sur les questions de sexualité en minimisant toutes les menaces et en brisant toutes les barrières possibles.

En termes de perspective il serait intéressant d'instaurer des tables rondes entre les parents, les enfants et d'autres acteurs influents autour de ces questions.

Références bibliographiques

Affo Mingnimon Alphonse, Saizonou Zinsou Jacques, Dansou Justin, Acotcheou Pacôme Evènakpon, Biaou Fidèle, Degbey Comlan Cyriaque et Avakoudjo Josué Dejinnin Georges, 2021. *Filles gestantes en milieu scolaire dans la commune d'Abomey-Calavi au Bénin : Profil et conséquences associées.*

Biaou Fidèle, 2021. Influence de la grossesse sur la vie des élèves dans la commune d'Abomey-Calavi.

Boylan Carole, 2018. Fournir des services de santé mentale aux enfants et aux adolescents 24 heures sur 24 : demande et résultats.

Byrne Patricia, 2018. Fournir des services de santé mentale aux enfants et aux adolescents 24 heures sur 24 : demande et résultats.

Fitzpatrick Carol, 2018. Fournir des services de santé mentale aux enfants et aux adolescents 24 heures sur 24 : demande et résultats.
Gbaguidi G. Arnauld Gabriel et Akplogan Pamela, 2007. « Éducation sexuelle des adolescents à Avrankou au Bénin et responsabilité parentale », *RILLA*, vol. 1, n° 8, p. 196-228.
INSAE et MPD, 2019, *Enquête démographique et de santé au Bénin (EDSB-V)*.
Jqbal Mohammed, 2018. Fournir des services de santé mentale aux enfants et aux adolescents 24 heures sur 24 : demande et résultats.
Kouame Clément Kouadio, 2018. Regard croisés sur les déterminants des risques de survenue des grossesses précoces chez les jeunes filles dans les régions d'Akoupé, *Revue africaine d'Anthropologie, Nyansa-Pô*, n° 27, p. 236-259.
Lejuez W. Carl, 2017, Brève activation comportementale pour la dépression chez les adolescents : une étude pilote au Royaume-Uni.
Margo Aglim, 2018. Fournir des services de santé mentale aux enfants et aux adolescents 24 heures sur 24 : demande et résultats.
OMS, 2014. La grossesse chez les adolescents, http//www.who.int/mediacentre/Pactsheets/fr/]22 février 2018,
Pass Laura, 2017. Brève activation comportementale pour la dépression chez les adolescents : une étude pilote au Royaume-Uni.
Power Lorna, 2018. Fournir des services de santé mentale aux enfants et aux adolescents 24 heures sur 24 : demande et résultats.
Pillow Wanda, 2006. « Grossesse et éducation chez les adolescents : politique de la connaissance, de la recherche et de la pratique », Politique éducative, 20(1), p. 59-84, https :/doi.org/10.1177/0895904805285289
Pillow Wanda, 2007. *La symbolique du dire : Oser se raconter à son enfant.*
Shirley Reynolds, 2017. Brève activation comportementale pour la dépression chez les adolescents : une étude pilote au Royaume-Uni.
SIDoFFE-NG, 2022, Sytème intégré des données relatives à la famille, https://sidoffe-ng.social.gouv.bj.
Tantchou Yakam Josiane Carine, 2009. « Santé reproductive des adolescents en Afrique : pour une approche globale », *Natures Sciences Sociétés*, vol. 17, n° 1, p. 18-28

Chapitre XIV

ANALYSE DES COMPORTEMENTS INFORMATIONNELS DES JEUNES EN MATIÈRE DE SANTÉ SEXUELLE ET REPRODUCTIVE DANS LE CONTEXTE DES MÉDIAS SOCIAUX NUMÉRIQUES À COTONOU

Wenceslas MAHOUSSI

1. Introduction

L'objectif général de cette étude est d'analyser les comportements informationnels des jeunes en matière de santé sexuelle et reproductive dans le contexte des médias sociaux numériques à Cotonou. Le premier objectif spécifique qui en découle est de décrire les comportements des jeunes de Cotonou en matière d'utilisation des médias sociaux numériques pour accéder à des informations sur leur santé sexuelle et reproductive ; le second est d'examiner les défis et obstacles spécifiques auxquels ils sont confrontés dans leur utilisation des médias sociaux pour accéder à des informations sur leur santé sexuelle et reproductive.

La santé sexuelle et reproductive est en effet un enjeu majeur pour les jeunes du monde entier. Avec l'avènement des médias sociaux numériques, la façon dont les jeunes cherchent et obtiennent des informations à ce sujet a considérablement changé. C'est pourquoi plusieurs auteurs ont souligné l'importance de promouvoir les droits et la santé sexuels et reproductifs chez les jeunes pour garantir leur santé, leur bien-être et l'égalité des genres (Z. Bhutta *et al.*, 2021 ; Unesco, 2020 ; WHO, 2020). D'autres auteurs ont également souligné l'importance de comprendre les comportements informationnels des jeunes en matière de santé sexuelle et reproductive et les obstacles à l'accès aux services de santé sexuelle et reproductive pour les jeunes en Afrique subsaharienne (A. Kågesten *et al.*, 2016 ; K. N. Mmari *et al.*, 2017) ou encore ont examiné les comportements sexuels et les connaissances liées à la santé sexuelle et reproductive chez les adolescents.

Par conséquent, les questions de cette recherche sont les suivantes. Comment les jeunes de Cotonou interagissent-ils avec les médias sociaux numériques pour accéder à l'information en matière de santé sexuelle et reproductive ? Quels sont les comportements des jeunes en matière d'utilisation des médias sociaux pour accéder à des informations sur leur santé sexuelle et reproductive à Cotonou ? Quels sont les défis et obstacles spécifiques auxquels ils sont confrontés dans leur utilisation des médias sociaux pour accéder à des informations sur leur santé sexuelle et reproductive ? L'hypothèse générale de cette recherche s'énonce comme suit : l'accessibilité et la facilité d'utilisation des médias sociaux numériques agissent sur les comportements informationnels des jeunes de Cotonou en ce qui concerne leur santé sexuelle et reproductive. Lorsqu'ils utilisent les médias sociaux numériques pour accéder à des informations sur leur santé sexuelle et reproductive, ils ont des comportements spécifiques qui sont influencés par des facteurs tels que l'âge, le sexe, le niveau d'éducation et l'expérience antérieure. Ensuite, toujours lorsqu'ils utilisent les médias sociaux pour obtenir des informations sur leur santé sexuelle et reproductive, les jeunes de Cotonou font face à des obstacles, tels que la fiabilité de l'information, les préjugés sociaux et la stigmatisation.

En raison de l'impossibilité d'atteindre tous les jeunes de la commune de Cotonou, un échantillon probabiliste aléatoire de 165 jeunes âgés de 18 à 30 ans a été sélectionné et un questionnaire leur a été soumis. Les données ont été collectées en août 2022 et analysées à l'aide de la théorie de D. Cardon (2019) sur le numérique, selon laquelle « l'entrée du numérique dans les sociétés occidentales contemporaines fait plutôt penser à la révolution provoquée par l'invention de l'imprimerie au XVe siècle ». Pour se démarquer des théories parfois très mal élaborées existant sur le numérique, il explore les « lignes de force [des] transformations » des sociétés numérisées : l'augmentation du pouvoir des individus par le numérique ; l'apparition de formes collectives nouvelles et originales, que ce soient des communautés auto-organisées ou des plateformes d'échange court-circuitant les marchés traditionnels ; la redistribution du pouvoir et de la valeur. Cette théorie identifie les transformations majeures induites par l'entrée du numérique dans les sociétés occidentales contemporaines, notamment l'augmentation du pouvoir des individus, l'apparition de nouvelles formes collectives et la redistribution du pouvoir et de la valeur. Elle a permis de mettre en évidence les comportements informationnels des jeunes en lien avec leur santé sexuelle et reproductive à Cotonou, au Bénin.

2. Présentation des résultats

Cette partie de la recherche présente les résultats obtenus à l'issue de l'enquête sur les pratiques informationnelles des jeunes de Cotonou en rapport avec leur santé sexuelle et reproductive à l'ère du numérique.

Tableau 1. Taux de difficulté ou de facilité d'accès à l'Internet

Difficulté d'accès	Facilité d'accès
50,9	49,1

Source : Enquête, août 2022.

Le tableau 1 montre que la moitié des répondants ont des difficultés d'accès à Internet.

Tableau 2. Moyen de connectivité à Internet

Moyen	Téléphone portable	Ordinateur
Taux en %	**81,81**	**18,19**

Source : Enquête, août 2022.

Le tableau 2 présente les moyens de connectivité à Internet : 81,8 % des jeunes utilisent leur téléphone portable pour se connecter à Internet, tandis que 18,2 % utilisent un ordinateur.

Tableau 3. Temps de navigation en ligne par enquêté en moyenne dans une journée

Temps	30 min	40 min	1 h	1 h-30 min	2 h	3 h	4 h	5 h et plus
Taux en %	0,61	0,61	4,85	1,21	9,7	15,5	8,5	59,4

Source : Enquête, août 2022.

Le tableau 3 montre le temps de navigation en ligne par enquêté. Les catégories de temps sont données en tranches allant de 30 minutes à 5 heures ou plus, et chaque tranche a un taux correspondant qui indique la proportion de jeunes qui ont déclaré passer ce temps en ligne en moyenne chaque jour. La majorité des jeunes enquêtés (59,49 %) ont déclaré passer cinq heures ou plus en ligne chaque jour. Ensuite, les taux les plus élevés après cette tranche sont pour trois heures (15,15 %) et deux heures (9,7 %). Les tranches de temps inférieures à deux heures ont des taux plus bas, avec seulement 4,85 % des enquêtés déclarant passer une heure en ligne et moins de 1 % passant 30 minutes ou moins en ligne.

Tableau 4. Taux d'utilisation des médias sociaux par les jeunes pour l'obtention des informations sur la santé sexuelle et reproductive

Médias sociaux	**Taux d'utilisation en %**
Facebook	89,7
WhatsApp	70,3
Twitter	17,5
Snapchat	7,3
TikTok	20,6
LinkedIn	11,5
Instagram	13,3
Messenger	5,4
YouTube	24,4
Telegram	20
Google	18,8

Source : Enquête, août 2022.

Le tableau 4 montre le taux d'utilisation de chacun des médias sociaux par les jeunes pour l'obtention des informations sur la santé sexuelle et reproductive. Facebook est la plateforme de médias sociaux la plus utilisée par les jeunes, avec un taux d'utilisation de 89,7 %. WhatsApp arrive en deuxième position avec un taux d'utilisation de 70,3 %, suivi de YouTube avec un taux de 24,2 %. Les autres plateformes ont des taux d'utilisation plus faibles, avec Twitter à 17,5 %, TikTok à 20,6 %, LinkedIn à 11,5 %, Instagram à 13,3 %, Messenger à 5,4 %, Telegram à 20 %, et Google à 18,8 %. Ces résultats indiquent que les jeunes utilisent une variété de plateformes de médias sociaux, mais que certaines sont plus populaires que d'autres. Facebook est la plateforme la plus utilisée, tandis que les plateformes de messagerie, telles que WhatsApp et Messenger, sont également populaires. Les plateformes de partage de vidéos, telles que YouTube et TikTok, sont également utilisées par une proportion importante de jeunes.

Tableau 5. Sujets de recherche des jeunes en rapport avec les SSR

Sujets de recherche	**Taux en %**
Prévention des infections sexuellement transmissibles (IST) et du VIH/SIDA	84,8
Dysfonction érectile et autres problèmes de santé sexuelle chez les hommes	63,0
Grossesse chez les adolescentes	81,2
Orientation sexuelle et identité de genre	73,3
Planification familiale	67,3
Expérience des jeunes LGBTQ+ en matière de santé sexuelle et reproductive	62,4
Droits sexuels et reproductifs des jeunes	86,7
Méthodes de contraception naturelles	86,1
La contraception et ses effets secondaires	81,2
Santé mentale et bien-être en lien avec la sexualité	54,5

Source : Enquête, août 2022.

Le tableau 5 présente les sujets de recherche des jeunes en rapport avec la santé sexuelle et reproductive ainsi que leur taux en pourcentage. La prévention des infections sexuellement transmissibles (IST) et du VIH/SIDA est le sujet de recherche le plus fréquent parmi les jeunes, avec un taux de 84,8 %.

Les autres sujets de recherche fréquents comprennent les droits sexuels et reproductifs des jeunes (86,7 %), les méthodes de contraception naturelles (86,1 %), la contraception et ses effets secondaires (81,2 %), la grossesse chez les adolescentes (81,2 %) et l'orientation sexuelle et l'identité de genre (73,3 %).

D'autres sujets de recherche, tels que la planification familiale (67,3 %), l'expérience des jeunes LGBTQ+ en matière de santé sexuelle et reproductive (62,4 %) et les problèmes de santé sexuelle chez les hommes (63,0 %) sont également considérés comme importants par les jeunes. En revanche, la santé mentale et le bien-être en lien avec la sexualité ont été moins recherchés par les jeunes, avec un taux de seulement 54,5 %.

Ainsi, les jeunes sont concernés par de nombreux sujets de santé sexuelle et reproductive, mais certains sujets, tels que la prévention des IST et du VIH/SIDA, les droits sexuels et reproductifs et les méthodes de contraception naturelles, sont considérés comme particulièrement importants.

Tableau 6. Source des informations sur la SSR consultées en ligne

Sources d'information	**Taux en %**
Pages des organisations de la société civile	86,1
Influenceurs	80,0
Pages des centres de santé	40,6
Autres	42,0

Source : Enquête, août 2022.

La majorité des personnes interrogées (86,1 %) consultent les informations sur la SSR à partir des pages des organisations de la société civile (tableau 5). Ensuite, les influenceurs en ligne constituent la deuxième source d'information la plus populaire, avec un taux de 80,0 %. Les pages des centres de santé sont la troisième source, la moins utilisée avec seulement 40,6 % des personnes interrogées qui les consultent pour des informations sur la SSR. Finalement, 42,0 % des personnes interrogées consultent d'autres sources d'information.

Les jeunes ont une préférence pour les sources d'information en ligne qui sont facilement accessibles, telles que les organisations de la société civile et les influenceurs en ligne, alors que les centres de santé ne sont pas une source d'information populaire. Le taux élevé de jeunes consultant les informations issues des influenceurs est inquiétant, car ils n'ont pas toujours la bonne expertise.

Tableau 7. Usage des médias sociaux pour partager des informations sur la DSSR

Oui	Non
63.0 %	37,0 %

Source : Enquête, août 2022.

L'usage des médias sociaux numériques par les jeunes pour partager des informations sur la SSR (tableau 7) est élevé : 6 sur 10 utilisent les médias sociaux pour partager des informations sur la santé sexuelle et reproductive. Ils sont une plateforme importante pour partager des informations sur la SSR. Néanmoins, il est également possible que les jeunes qui n'utilisent pas les médias sociaux pour partager des informations sur la SSR préfèrent d'autres moyens de communication ou qu'ils ne soient pas intéressés par ce sujet en particulier.

Tableau 8. Difficultés que rencontrent parfois les jeunes par rapport à l'utilisation des médias sociaux comme source d'information sur la SSR

Difficultés	Taux en %
Fausses informations	69,1
Barrières linguistiques	28,5
Stigmatisation	58,2
Confidentialité	42,0
Autres	41,8

Source : Enquête, août 2022.

Le tableau 8 présente les difficultés que les jeunes peuvent rencontrer lors de l'utilisation des médias sociaux comme source d'information sur la SSR. La fausse information est la difficulté la plus fréquente avec un taux de 69,1 %, suivie par la stigmatisation avec un taux de 58,2 %. Les autres difficultés incluent les barrières linguistiques, la confidentialité et d'autres problèmes non spécifiés, avec des taux respectifs de 28,5 %, 42,0 % et 41,8 %. Tels sont les défis auxquels les jeunes peuvent être confrontés lors de la recherche d'informations précises et fiables sur la SSR en utilisant les médias sociaux comme source d'information.

3. Conclusion

Nés de la démocratisation de l'Internet, les médias sociaux subjuguent toutes les couches sociales de par leurs caractéristiques presque magiques. Mais que désignent les médias sociaux ? C'est l'ensemble des services permettant de développer des conversations et des interactions sociales sur Internet. Selon A. Jantsch (2008, p. 17), on parle de médias sociaux lorsqu'il s'agit de « l'utilisation de la technologie dans l'objectif d'établir et d'entretenir des relations sociales pour créer ou co-créer des valeurs communes. » Au nombre des couches sociales les utilisant figurent les jeunes, qui en font une utilisation abondante. C'est ce que confirment les résultats de cette recherche : les jeunes de Cotonou les utilisent largement pour s'informer sur la santé sexuelle et reproductive. La plateforme Facebook est la plus utilisée pour cette fin, suivie de WhatsApp et YouTube. Les jeunes passent également beaucoup de temps en ligne, 6 sur 10 déclarant passer cinq heures ou plus en ligne chaque jour. Même constat dans une étude menée au Royaume-Uni (R. Swanton *et al.*, 2020) et par W. S. Choudhury *et al.* (2019) en Inde. Les sujets de recherche des jeunes de Cotonou en lien avec la SSR sont riches et variés en fonction des besoins de chacun, mais tous sont particulièrement préoccupés par les questions de santé sexuelle et reproductive et cherchent activement des informations à ce sujet, comme l'indique aussi une étude menée en 2019 par l'Organisation mondiale de la santé (OMS) dans 12 pays d'Afrique subsaharienne et une autre menée en 2020 par l'Unicef dans 10 pays d'Afrique de l'Ouest et du Centre. Dans l'ensemble, les médias sociaux numériques sont donc une source importante d'information pour les jeunes de Cotonou en matière de santé sexuelle et reproductive. Dans la perspective de D. Cardon (2019), on peut conclure que le numérique augmente le pouvoir informationnel des jeunes de Cotonou en matière de SSR.

Si notre étude montre que les médias sociaux jouent un rôle important dans la recherche d'informations sur la SSR, elle signale que cela n'est pas exempt de défis et d'obstacles. Les jeunes de Cotonou rencontrent des difficultés d'accès à Internet, ce qui limite l'accessibilité de ces informations, difficulté également soulignée dans d'autres études menées dans des contextes similaires, par exemple à Singapour (Leong *et al.* 2019). En outre, l'utilisation des médias sociaux peut également présenter des risques en raison du caractère non fiable ou non vérifié des informations partagées. Par conséquent, il est important d'encourager les jeunes à chercher des sources d'information fiables et à être conscients des risques liés aux informations non vérifiées sur les médias sociaux. D'où l'importance de développer des stratégies d'éducation et de communication efficaces pour aider les jeunes à naviguer dans les informations sur la SSR disponibles sur les médias sociaux numériques. Cette idée est soutenue par d'autres auteurs, tels que A. Osei-Tutu et D. Agyeman (2020) et K. Alcala et J. Sarmiento (2018), qui ont souligné la nécessité d'élaborer des programmes d'éducation sur la SSR pour aider les jeunes à comprendre l'importance de la santé sexuelle et reproductive, et de continuer à étudier les défis et obstacles auxquels ils sont confrontés afin de les aider à obtenir des informations précises et fiables sur la SSR.

Références bibliographiques

Alcala, Kristin and Sarmiento, Ivy, 2018. "Social media and sexual health education: Exploring the potential of social media platforms to promote and increase sexual health awareness and education among youth", *Sex Education*, 18(4), pp. 420–434.

Bhutta, Zulfiqar, Lassi, Zohra , Pariyo, George, Huicho, Luis, *et al.*, 2021. "Global Standards for Quality Health-Care Services for Adolescents: A Comprehensive Assessment and Call to Action for Health Systems Strengthening", *The Lancet Child & Adolescent Health*, 5(2), pp. 118–137.

Choudhury, Divya, Pal, Sharmistha, Dey, Subhojit, Mukherjee, Arnab, 2019. "Social media for sexual health communication in India: opportunities and pitfalls", *Current Opinion in Psychology*, 31, pp. 57–61, https://doi.org/10.1016/j.copsyc.2019.04.006.

Chou, Wen-Ying Sylvia, Oh, April, Klein, William, 2019. "Addressing health-related misinformation on social media", *JAMA*, 321(16), pp. 551–1552. Doi: 10.1001/jama.2019.1686.

Leong, Jasmine Yin-Yin, Ong, Juey Ann, Lim, Meng-Choon, Ng, Chirk Jenn, 2019. "Use of social media for sexual health knowledge transfer in a sample of Singaporean youth", *Journal of Adolescent Health*, 64(4), pp. 472–480, https://doi.org/10.1016/j.jadohealth.2018.10.013.

Kågesten, Anna, Tunçalp, Özge, Portela, Anayda, Ali, Moazzam, 2016. "Addressing unintended pregnancies and their consequences: priorities for research and action within the Sexual and Reproductive Health and Rights framework", *Reproductive Health*, 13(1), pp. 1–7.

OMS, 2020. Organisation mondiale de la santé, « Constitution de l'OMS : l'OMS demeure fermement attachée aux principes énoncés dans le préambule de sa Constitution » [archive], sur who.int/fr, consulté le 4 novembre 2020.

Mmari, Kesho, Sabherwal, Simona, Astone, Nan & Blum, Robert, 2017. "Sexual behaviors, knowledge and awareness of sexual and reproductive health among adolescents in Tanzania", *International Journal of Adolescence and Youth*, 22(1), pp. 12–25.

Osei-Tutu, Akwasi, Agyeman, David, 2020. "Sexual and reproductive health education in sub-Saharan Africa: A systematic review of the literature", *International Journal of Adolescent Medicine and Health*, 33(4), pp. 291–309.

Swanton, Rosie, Allmark, Peter, Denison-Day, James, McGill, Mark, Bingham, Tim, 2020. "Social media and sexual health: a cross-sectional study exploring the use of sexual health-related social media content among young adults in the UK", *BMJ Open*, 10(10), e041072, https://doi.org/10.1136/bmjopen-2020-041072.

Unesco, 2020. *Comprehensive Sexuality Education: A Global Review*, Paris, Unesco.

Unicef, 2020. *L'utilisation des médias sociaux par les jeunes en Afrique de l'Ouest et du Centre pour l'accès à l'information sur la santé sexuelle et reproductive : étude sur la base des résultats de la recherche de l'Institut Guttmacher et de l'université de New York*, Unicef.

WHO, 2020. *Global Strategy for Women's, Children's and Adolescents' Health (2016–2030)*, Geneva, World Health Organization.

Jantsch, Achim, 2008. *Introducing social technologies. Designing for sociality*. Retrieved fromhttps://www.slideshare.net/achim/introducing-social-technologies-designing-for-sociality-7459959.

Chapitre XV

MÉDIAS SOCIAUX ET INFORMATIQUE, FACTEURS D'ACCÈS À LA MODERNISATION AU NIGER ? OBSTACLES SOCIODÉMOGRAPHIQUES

Yves CHARBIT,
Mamadou TCHIARI

1. Introduction : l'adolescence une nouvelle préoccupation mondiale

Alors que l'enfance a été une priorité au niveau international dès la fin de la Seconde Guerre mondiale, marquée notamment par la création de l'Unicef, l'intérêt pour l'adolescence est plus récent, mais il ne cesse de croître. Ainsi, la 45e session de la Commission sur la population et le développement des Nations unies a accordé une importance particulière à l'adolescence et la jeunesse, tandis que les grandes organisations internationales, en particulier l'Unicef, l'UNFPA, le PNUD, l'Unesco, mais aussi la Banque mondiale, les coopérations bilatérales, des ONG majeures, telles que le Population Council ou le Guttmacher Institute, ou enfin la revue *The Lancet* ont rassemblé une masse d'informations considérable. On dispose aujourd'hui de solides synthèses sur plusieurs aspects des conditions actuelles des adolescents dans les pays en développement et en particulier en Afrique : la santé, la nuptialité et la fécondité, et en particulier les mariages et les grossesses précoces, la contraception, les violences exercées, la prostitution, les inégalités attribuables au genre, les déficits en matière d'éducation, l'exploitation économique, familiale ou pas, l'incidence de la pauvreté, celle de la globalisation enfin[88]. À cela s'ajoute la masse des travaux de recherche

---

[88] Citons à titre d'exemple :
Unicef: *State of the World's Children,* 2016. *A Fair Chance for Every Child,* 2016. *Ending Child Marriage: Progress and prospects*, 2014. *A Profile of Child Marriage in Africa*, 2015. *Generation 2030|AFRICA. Child demographics in Africa*, 2014.
World Health Organization: *Adolescent pregnancy*, Fact Sheet No. 364, Updated September 2014.
Committing to Child Survival: A Promise Renewed – Progress report 2015.

académiques portant sur des pays et des études de cas de nature plus monographique. Il est admis aujourd'hui que les pronostics sur la transition démographique et le dividende démographique, en particulier en Afrique subsaharienne, vont en partie dépendre du comportement des adolescents en tant que groupe sociodémographique.

En outre, l'évolution de l'Afrique subsaharienne va conditionner à moyen terme la stabilisation de la population mondiale. L'importance des effectifs et les perspectives de croissance sont une première donnée majeure : en 2015, 43,7 millions de primoadolescents (10-14 ans) et 36,9 millions d'adolescents (15-19 ans) pour la seule Afrique de l'Ouest. Et selon la projection moyenne des Nations unies, ces deux groupes d'âge constitutifs de l'adolescence vont doubler entre 2015 et 2050. Le rapport de l'Unicef *Generation 2030/AFRICA* souligne qu'en 2100 la moitié des enfants et des adolescents de moins de 18 ans vivront en Afrique et, plus que dans toutes les autres régions du monde, seront « au cœur de la transition démographique et sociale ». Dans cette perspective, la fécondité des adolescentes est un indicateur quantitatif et social attentivement suivi. En effet, la fécondité des adolescentes africaines âgées de 15 à 19 ans est deux fois plus élevée que la moyenne mondiale.

L'adolescence se prête à plusieurs lectures. Celles des sociologues et des anthropologues sont centrées sur l'étude des relations intrafamiliales ; dans les familles nucléaires ou monoparentales des pays développés, sur la transmission des valeurs, les stratégies éducatives. En Afrique, elles privilégient les rites d'initiation et le contrôle des comportements individuels dans tous les domaines des adolescents des deux sexes par le groupe des « mères » et des « pères » (au sens social et non biologique), et le contrôle exercé par les « Anciens » pour la gestion du groupe social, dans lequel doivent s'inscrire les adolescents. La lecture économique explore la préparation ou non à l'entrée sur le marché du travail (dont l'apprentissage) et

---

Who, Unicef, Unfpa, The World Bank, 2012. *Trends in Maternal Mortality: 1990–2010.*

Unfpa : 2014. *État de la population mondiale 2014. Le pouvoir de 1, 8 milliard d'adolescents et la transformation de l'avenir. 2016. État de la population mondiale 2016. How our future depends on a girl at this decisive age.*

Unesco Institute for Statistics, 2015. *A Growing Number of Children and Adolescents Are Out of School as Aid Fails to Meet the Mark, Policy Paper 22, Fact Sheet 31*, UIS, Montreal.

Banque Mondiale et Agence française de Développement : 2015. David Canning, Sangeeta Raja, and Abdo S. Yazbeck, eds., *Africa's Demographic Transition Dividend or Disaster? AFD/World Bank.*

Population Council New York: McCarthy, Katharine, Martha Brady, and Kelly Hallman. 2016. *Investing when it counts: Reviewing the evidence and charting a course of research and action for very young adolescents. Growing Up Global: The Changing Transitions to Adulthood in Developing Countries. The Uncharted Passage: Girls' Adolescence in the Developing World. Brief Series: Promoting Healthy, Safe, and Productive Transitions to Adulthood.*

The Lancet: Viner *et al.*, 2012. *Adolescent Health 2 Adolescence and the social determinants of health, Lancet,* Vol. 379, April 28. O'Malley, *et al. 2014. Africa's child demographics and the world's future Lancet Published online August 12.*

Guttmacher Institute: Darroch *et al.*, 2016 *Adding It Up: Costs and Benefits of Meeting the Contraceptive Needs of Adolescents.*

les modes de consommation. La démographie, dont relève cette étude, a depuis longtemps adopté une définition purement quantitative par l'âge : sont *adolescentes* les personnes âgées de 15 à 19 ans et *préadolescentes* de 11 à 14 ans (10 à 14 ans selon d'autres sources).

Un deuxième élément est la forte prévalence de la pauvreté en Afrique subsaharienne, aggravée par la fragilité des États. Sur les 34 pays classés en 2014 par la Banque mondiale comme fragiles et affectés par des conflits, 20 sont situés en Afrique ; 27 % de la population des moins de 18 ans (143 millions) y vivent[89]. Presque la moitié (26 sur 54) des pays du continent africain sont classés comme étant à faible revenu. En 2014, ils regroupaient 552 millions d'habitants, presque la moitié de la population totale. Bien que les données sur la pauvreté selon le groupe d'âge soient plus rares, le rapport de l'Unicef *Génération 2030* note que selon une estimation de la Banque mondiale portant sur 26 pays d'Afrique subsaharienne, le taux de pauvreté des enfants est supérieur à celui des adultes[90].

Selon les chiffres des Nations unies, les adolescents âgés de 10 à 19 ans[91] représentaient 8 % de la population mondiale en 2020, soit environ 545 millions. L'Afrique est l'unique région du monde où la population des enfants et des adolescents continuera à croître au-delà de 2030, date de référence mondiale pour l'atteinte des Objectifs du développement durable des Nations unies. C'est en Afrique, et plus particulièrement dans la région subsaharienne, que la croissance démographique est la plus rapide du monde (plus de 2 % par an), en raison d'une fécondité élevée. Elle est restée stable dans les deux dernières années (2022 et 2021), mais à un niveau élevé, soit 4,5 enfants par femme.

Au terme de ce très bref panorama, une conclusion s'impose : l'adolescence est devenue un enjeu majeur dans le champ de la démographie du développement, et le présent rapport permet d'élargir la réflexion au-delà de la démographie et de l'épidémiologie strictement quantitatives, et d'ouvrir les analyses sur la sociologie, la psychosociologie, l'économie et la santé publique. Tel est l'objectif des analyses approfondies présentées dans les chapitres suivants dans le cas du Niger. Un fil directeur parcourt tous les chapitres : les déterminants sociaux, économiques et culturels de l'adolescence façonnent de manière décisive leurs attitudes et leurs comportements. Plusieurs problématiques étaient envisageables, mais compte tenu de l'enjeu majeur que constitue la pauvreté en Afrique subsaharienne, nous avons privilégié celle de la vulnérabilité.

---

[89] Organisation for Economic Cooperation and Development: 2014. *Fragile States 2014: Domestic Revenue mobilization in fragile states.*

[90] The World Bank, 2014. International Income Distribution Database (I2D2), The World Bank, Washington, D.C. Cité dans Unicef *Génération 2030/Africa 2015).*

[91] Pour les Nations unies, l'adolescence concerne les individus entre 10 et 19 ans. Alors que les jeunes sont compris entre 15 et 24 ans. Ces définitions peuvent changer d'un pays à un autre.

2. Les quatre dimensions de la vulnérabilité

Précisons la problématique adoptée, celle de la vulnérabilité des adolescents. De manière générale, pour tout être humain, la vulnérabilité est fonction des risques encourus, de son exposition au risque, des moyens matériels dont il dispose et de ses savoirs et compétences pour y faire face et s'y adapter. Dans la perspective du cycle de vie de la femme et de l'homme, les données sociodémographiques démontrent amplement que l'adolescence, comme d'ailleurs la petite enfance et la vieillesse, est une période de forte vulnérabilité et celle-ci est de nature à la fois sociobiologique et socio-économique. Les données de la MICS 2014 permettent d'informer quatre dimensions de la vulnérabilité spécifique de l'adolescence.

L'adolescence est en effet une période de grande vulnérabilité à la fois sociologique et économique. L'analyse se concentrera sur quatre dimensions de la vulnérabilité des adolescents.

- La première dimension est celle de l'âge. Les risques liés à la sexualité avant le mariage sont compliqués par l'insécurité économique. Cette double vulnérabilité est plus faible parmi les jeunes femmes (définies ici par les cohortes 20-24 ans) avec la stabilisation de la vie sexuelle dans le mariage et une plus grande participation au marché du travail.
- La deuxième est l'inégalité entre les sexes. Au même âge, les filles sont plus vulnérables que les garçons en raison de facteurs socioculturels ou socio-économiques, tels que l'importance accrue accordée à l'éducation formelle des garçons par rapport aux filles, ou les risques de violences, en particulier d'exploitation sexuelle des filles.
- La troisième est liée aux conditions socio-économiques du ménage. Une adolescente d'un ménage pauvre est plus vulnérable qu'une autre d'un ménage plus aisé. Cette vulnérabilité se manifeste dans les mariages et les grossesses précoces, en raison des pressions familiales, de l'accès réduit des adolescentes des milieux défavorisés aux services de santé et de leur éducation moins avancée, qui ne favorise pas une santé reproductive adéquate.
- La quatrième dimension de la vulnérabilité est liée à l'urbanisation croissante. L'urbanisation peut être un facteur aggravant de vulnérabilité, avec les risques de comportements déviants des adolescentes et un moindre contrôle des familles, elles-mêmes affaiblies par l'environnement urbain. Au contraire, elle peut la réduire, puisqu'une plus grande proportion de jeunes aura accès à des infrastructures sanitaires et éducatives inexistantes dans les zones rurales.

Ces quatre dimensions de la vulnérabilité sont cruciales du point de vue de l'autonomisation des femmes et constituent donc des conditions de réalisation du dividende démographique.

3. Méthodologie

Les recherches menées ont été possibles grâce à une base de données nationale très riche. Le choix s'est porté sur la base la plus pertinente par rapport à la stratégie proposée, à savoir l'enquête ENAFEME. Néanmoins, nous avons eu aussi recours à l'enquête EDS 2012, seule source pour renseigner les informations relatives au travail des enfants et des préadolescents. Le tableau 1 indique les effectifs enquêtés. Le rapport de *l'Enquête nationale sur la fécondité et la mortalité des enfants de moins de cinq ans* (ENAFEME) réalisée en 2021 indique des taux de refus très faibles (>2 %) pour les ménages, les hommes (1,4 %) et les femmes. L'*Enquête démographique et de santé* de 2012 (EDS-2012) affiche aussi des taux de réponses élevées : 95,8 % pour les femmes et 89,6 % pour les hommes.

Tableau 1. Effectifs enquêtés

ENQUÊTE ENAFEME (2021)	
Ménages	7 811
Femmes en âge de procréer (15-49 ans)	10 344
Dont jeunes femmes (20-24 ans)	1 943
Dont adolescentes (15-19 ans)	2 895
Hommes (15-59 ans)	4 465
Adolescents (15-19 ans)	2 373
ENQUÊTE EDS 2012	
Ménages	10 750
Femmes en âge de procréer (15-49 ans)	11 160
Jeunes femmes (20-24 ans)	1 992
Adolescentes (15-19 ans)	1 830
Enfants 5-11 ans	16 928
Enfants 12-14 ans	22 158

Pour évaluer la spécificité de la vulnérabilité des adolescentes, il faut les comparer aux deux groupes de contrôle qui mettent en exergue l'un le facteur genre, l'autre celui de l'âge. Les deux autres facteurs, pauvreté et urbanisation, étant communs à toutes les femmes, ils ne sont pas retenus. En revanche, on les retrouvera dans les régressions logistiques portant sur les seules adolescentes pour faire la part des quatre facteurs.

Les tableaux 2 et 3 et les graphiques correspondants comparent les proportions d'adolescentes les plus favorisées (instruction secondaire, vivant en ville et vivant dans des ménages du quintile supérieur) à celles des garçons adolescents (15-19 ans) et aux jeunes femmes (20-24 ans) des mêmes caractéristiques.

Tableau 2. Différences sociodémographiques des adolescents selon le genre

Caractéristiques	Adolescentes (15-19 ans)	Adolescents (15-19 ans)
Éducation (secondaire et plus)	34,4	37,3
Résidence (urbain)	29,6	29,5
Niveau économique (quintile le plus élevé)	34,1	34,0

Tableau 3. Différences sociodémographiques entre adolescentes (15-19 ans) et jeunes femmes (20-24 ans)

Caractéristiques	Adolescentes (15-19 ans)	Jeunes femmes (20-24 ans)
Éducation (secondaire et plus)	34,4	27,6
Résidence (urbain)	29,7	31,5
Niveau économique (quintile le plus élevé)	34,1	36,2

Quatre indicateurs des comportements sociodémographiques mesurant la vulnérabilité des adolescentes ont été choisis suivant l'hypothèse que celle-ci est d'abord liée à la vie reproductive :

a. avoir déjà eu au moins un enfant au moment de l'enquête ;
b. utiliser la contraception ;
c. être déjà mariée ;
d. avoir une bonne connaissance du VIH/sida.

La seconde hypothèse est qu'un faible accès à la modernisation est un second facteur de vulnérabilité. La modernisation est mesurée par deux indicateurs attitudinaux :

a. « Être favorable aux violences domestiques » ;
b. « Être favorable à la participation aux décisions au sein du couple ».

Et par deux indicateurs de consommation :

a. l'accès aux technologies de l'information et de la communication (ci-après TIC) :
b. l'utilisation de l'Internet.

Ces deux indicateurs sont particulièrement importants s'agissant des adolescentes, en raison de leur irruption récente dans la société nigérienne, comme ailleurs dans le monde. Elles induisent un comportement nouveau et une fracture par rapport aux générations plus anciennes pour autant que l'accès soit effectif, d'où l'importance du milieu de résidence : à Niamey et dans les villes, l'accès aux TIC et à l'Internet est plus répandu.

Pour ces deux domaines, santé reproductive et modernisation, quatre caractéristiques individuelles ont été retenues :

a) le niveau d'instruction ;
b) le milieu de résidence ;

c) le niveau de revenu du ménage auquel appartient l'adolescente ;

d) la participation à l'activité économique, qu'elle soit formelle ou informelle.

4. Vulnérabilité selon le genre (comparaison avec les adolescents)

Nous formulons l'hypothèse que les adolescentes ont moins accès aux mass médias et utilisent moins Internet que les garçons. La vérification (ou l'invalidation) de cette hypothèse peut utilement être complétée par la prise en compte des variables sociodémographiques indépendantes. Tel est l'objet du tableau 4 et des graphiques 1.a, 1.b, 1.c, 1.d, 1.e, 1.f créés à partir des données du tableau : traiter spécifiquement des différences liées au genre au sein du groupe des adolescents, tout en considérant les caractéristiques sociodémographiques.

Tableau 4. Exposition aux médias et utilisation d'Internet selon le genre et les facteurs de vulnérabilité

	Exposition aux médias		**Utilisation d'Internet**	
	Filles	**Garçons**	**Filles**	**Garçons**
Milieu de résidence				
Urbain	70,4	73,6	39,7	45,2
Rural	21,9	27,7	6,6	11,4
Écart de vulnérabilité (rural/urbain)	0,3	0,4	0,2	0,3
Instruction				
Aucune	20,8	27,2	5,1	7,8
Secondaire et +	60,1	55,6	34,2	37,6
Écart de vulnérabilité (aucun/second. et +)	0,3	0,5	0,1	0,2
Quintile de niveau économique				
Le plus pauvre	17,2	26,9	4,6	7,2
Le plus riche	65,6	69,7	37,5	42,9
Écart de vulnérabilité (très pauvres/très riches)	0,3	0,4	0,1	0,2

Tous les graphiques confirment la forte différence de genre. Quelle que soit la variable considérée, les filles sont toujours moins favorisées dans ces deux aspects de la globalisation que les garçons. Les rares exceptions (niveau d'instruction secondaire ou plus) portent sur de très faibles effectifs, avec des intervalles de confiance très larges.

Graphique 1.a. Accès aux mass médias selon le genre et le milieu de résidence

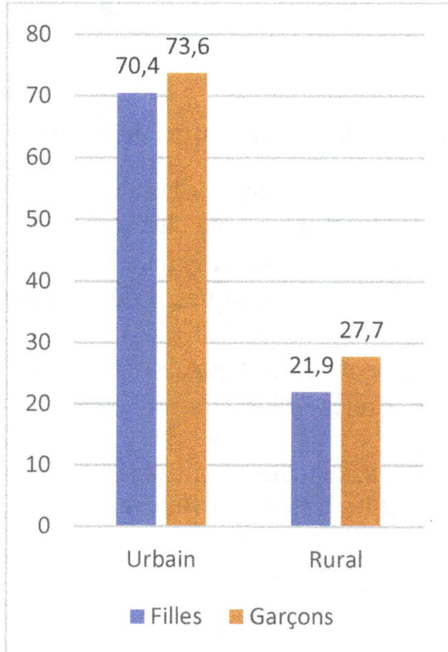

Graphique 1.b. Utilisation d'Internet selon le genre et le milieu de résidence

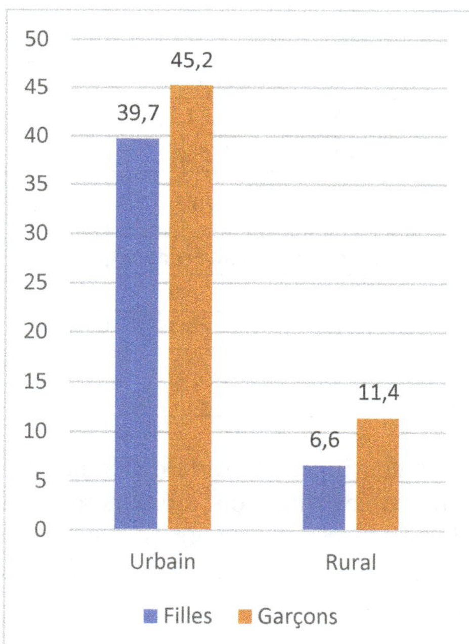

Graphique 1.c. Accès aux mass médias selon le genre et le niveau d'instruction

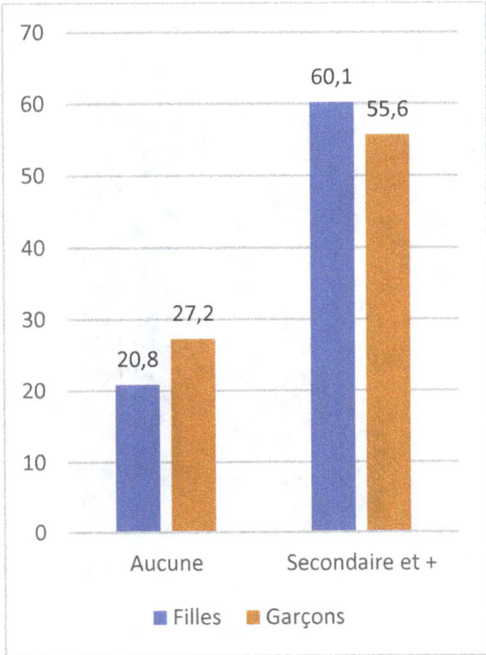

Graphique 1.d. Utilisation d'Internet selon le genre et le niveau d'instruction

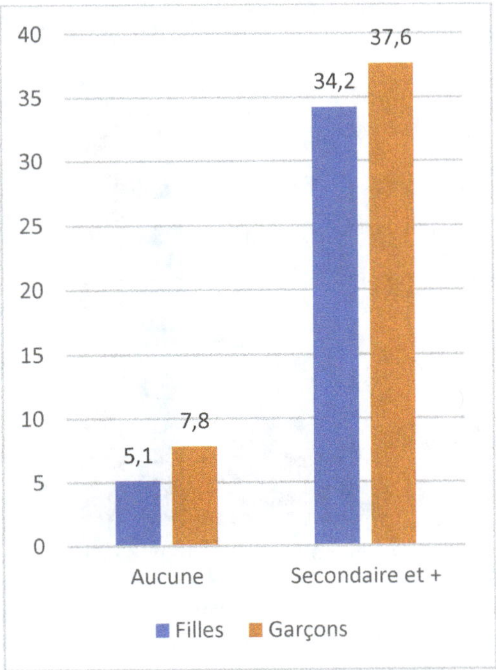

Graphique 1.1e. Accès aux mass médias selon le genre et le niveau de bien-être

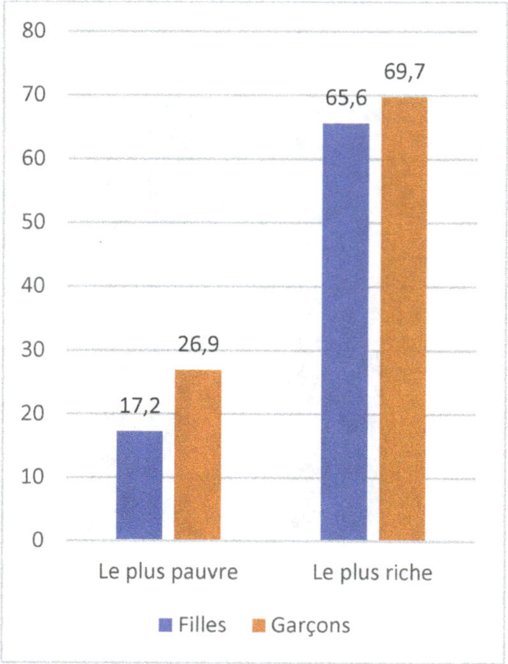

Graphique 1.1f. Utilisation d'Internet selon le genre et le niveau de bien-être

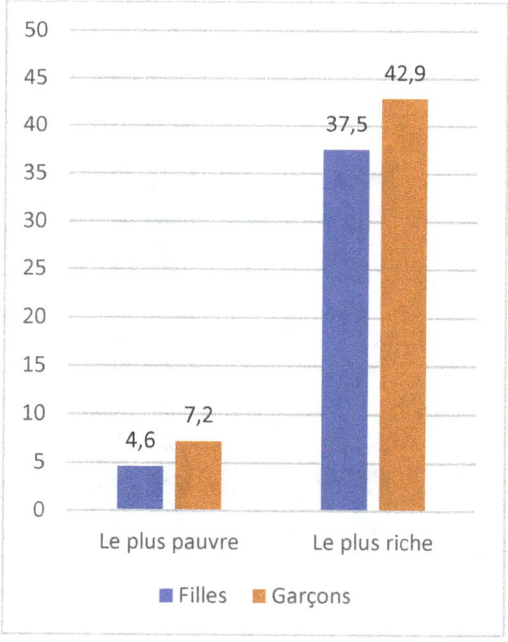

5. Vulnérabilité selon l'âge (comparaison entre adolescentes et jeunes femmes)

Le tableau 5 compare les pourcentages d'adolescentes (15-19 ans) et de jeunes femmes (20-24 ans) exposées à n'importe quel média au moins une fois par semaine et utilisant l'Internet.

Tableau 5. Exposition aux médias et utilisation d'Internet selon l'âge et les facteurs de vulnérabilité

	Exposition aux médias		Utilisation d'Internet	
	15-19	20-24	15-19	20-24
Milieu de résidence				
Urbain	70,4	74,7	39,7	59,3
Rural	21,9	25,3	6,6	8,5
Écart (rural/urbain)	0,3	0,3	0,2	0,1
Instruction				
Aucune	20,8	25,1	5,1	7,7
Secondaire et +	60,1	71,1	34,2	60,3
Écart (aucun/second. et +)	0,3	0,4	0,1	0,1
Quintile de niveau économique				
Le plus pauvre	17,2	19,9	4,6	6,4
Le plus riche	65,6	71,8	37,5	55,1
Écart (très pauvres/très riches)	0,3	0,3	0,1	0,1

Un constat s'impose : les écarts sont presque identiques à ceux observés chez les jeunes femmes (20-24 ans). Il n'existe donc aucune spécificité comportementale des adolescentes. Ce constat s'explique en partie par le fait que l'indicateur retenu couvrait toutes les possibilités d'exposition aux médias si bien que les écarts sont inévitablement réduits. Il s'explique aussi par le fait que l'exposition aux médias est un comportement passif (par exemple selon l'expression courante « on regarde la télévision en famille »), ce qui ne permet pas de détecter un comportement spécifique des adolescents. Pour déceler éventuellement une spécificité comportementale des adolescentes, il aurait fallu que l'enquête traite ce thème en profondeur. Quelles émissions sont suivies par les adolescents ? Combien de DVD visionnent-ils ? Quels types de films regardent-ils ?

6. Influence de l'éducation sur la vulnérabilité des adolescentes

6.1. Éducation, comportements sociodémographiques et de modernisation

Les deux niveaux d'instruction extrêmes ont été retenus :

a. aucune éducation formelle reçue (donc très probablement analphabète)

b. niveau cycle secondaire ou études supérieures (en pratique dans ce groupe d'âge, certaines sont encore scolarisées)

Pour chaque indicateur, on a calculé l'écart entre les % selon le niveau d'éducation, ce qui indique l'ampleur de la vulnérabilité induite par l'éducation (tableaux 1.3 et 1.4 et graphiques 1.2a et 1.2b)

Tableaux 6 et 7. Graphiques 2a et 2b. Influence de l'éducation sur la vulnérabilité sociodémographique et la modernisation des adolescentes

Indicateurs sociodémographiques	
Avoir déjà eu un enfant (%)	
Aucune éducation	25,4
Secondaire et plus	7,4
Écart de vulnérabilité (aucune/sec.)	3,4
Utilisation de la contraception (%)	
Aucune éducation	2,5
Secondaire et plus	1,7
Écart de vulnérabilité (aucune/sec)	**1,5**
Être déjà mariée (%)	
Aucune éducation	50,9
Secondaire et plus	14,9
Écart de vulnérabilité (aucune/sec)	**3,4**
Bonne connaissance du VIH/sida (%)	
Aucune éducation	13,4
Secondaire et plus	31,6
Écart de vulnérabilité (aucune/sec.)	0,4

Indicateurs de modernisation		
Accès aux TIC		
Aucune éducation		41
Secondaire et plus		77
Écart de vulnérabilité (aucune/sec.)		0,
Utilisation d'Internet (%)		
Aucune éducation		5,
Secondaire et plus		34
Écart de vulnérabilité (aucune/sec.)		0,
Favorable aux violences domestiques (%)		
Aucune éducation		11
Secondaire et plus		8,
Écart de vulnérabilité (aucune/sec.)		1,
Favorable à la participation aux décisions de couple (%)		
Aucune éducation		5,
Secondaire et plus		6,
Écart de vulnérabilité ((aucune/sec.)		0,

On s'attendrait à trouver plus d'utilisatrices de la contraception parmi les femmes instruites que les analphabètes, mais ces dernières ayant une nuptialité plus précoce, elles l'utilisent plus. Selon un expert national, ce résultat est pourtant justifié sociologiquement. L'utilisation de la contraception a été estimée chez toutes les adolescentes et non chez les adolescentes mariées. Premièrement, les adolescentes instruites, surtout celles de niveau d'études secondaire et plus se marient plus tardivement que celles qui n'ont pas fréquenté l'école. Au Niger, la coutume ne permet pas l'utilisation de la contraception avant la première naissance. Aussitôt après le mariage, la naissance est attendue et une femme mariée qui n'arrive pas à procréer suscite la réprobation, voire le mépris de sa belle-famille et la belle-mère de l'adolescente impose à son fils le divorce ou le passage à la polygamie afin d'avoir la chance d'assurer la descendance. Il en résulte que si une jeune mariée tarde à avoir la première naissance, même sa propre famille est inquiète, et l'utilisation de la contraception est hors de question. Par contre, les non-instruites, dont la fécondité est plus élevée et plus précoce, peuvent avoir recours à la contraception pour des raisons d'espacement de naissance. La seconde raison est que la sexualité hors mariage n'est pas tolérée dans les coutumes nigériennes. Les femmes non instruites entrant très tôt dans la vie procréative, elles peuvent en toute légitimité utiliser la contraception, contrairement aux femmes instruites, et se procurer des produits contraceptifs.

Le contraste entre les indicateurs est très marqué. Comme le montrent les tableaux 1.3 et 1.4 et les graphiques 1.2a et 1.2b, pour trois des quatre indicateurs de santé reproductive (avoir déjà eu un enfant et être mariée tôt) les indices sont très supérieurs à 1, les analphabètes sont trois fois plus nombreuses à être déjà entrées dans leur vie reproductive, ce qui indique une plus grande vulnérabilité. Corrélativement, la bonne connaissance du VIH et les deux autres indicateurs sont logiquement inférieurs à 1. Elles sont moitié moins nombreuses à avoir une bonne connaissance du VIH. Chez les femmes non instruites, la non-modernisation des comportements est évidente : les indices sont logiquement inférieurs à 1 pour l'accès aux TIC (presque moitié moins que pour les femmes les plus instruites) et l'utilisation d'Internet (plus de 6 fois moins) et dans une moindre mesure pour la participation aux décisions. Tout cela témoigne d'un moindre degré de modernisation. Corrélativement, l'indice est supérieur à 1 pour les attitudes plutôt favorables aux violences domestiques (37 % plus nombreuses).

Graphique 2a. Écart de vulnérabilité socio-démographique (niveaux d'instruction extrêmes)

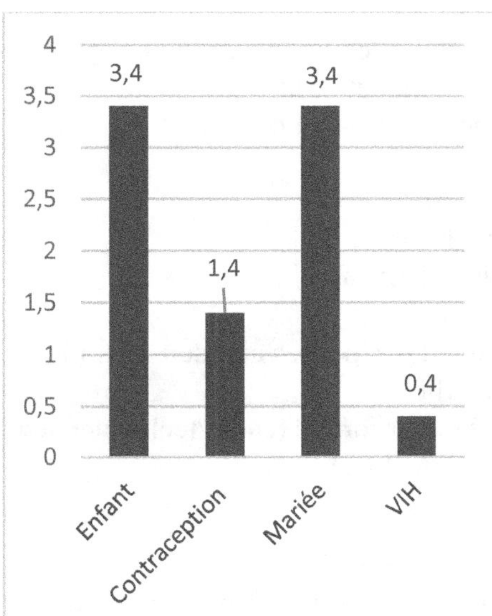

Graphique 2b. Écart de modernisation (niveaux d'instruction extrêmes)

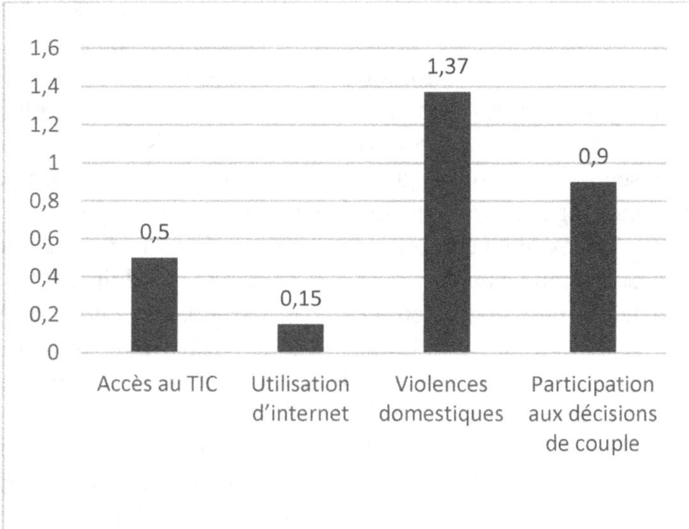

6.2. Éducation et activité économique

Dans l'EDS 2012, la mesure de la participation à la vie économique comprenait deux questions : la femme travaille-t-elle ou non ? Quel est son type d'occupation ?

Sur les 1 830 adolescentes de 15 à 19 ans :

- 15,4 % ont travaillé au cours des 12 mois ayant précédé l'enquête, dont 3,1 % travaillent actuellement,
- 81,6 % n'ont pas travaillé au cours des 12 mois ayant précédé l'enquête[92].

Les emplois occupés par celles d'entre elles ayant travaillé au cours des 12 mois ayant précédé l'enquête sont[93] :

Cadre/technicienne/direction : 4,6 %
Employée : 5,5 %
Ventes et services : 60,7 %
Emploi manuel qualifié : 12,3 %.
Employée de maison : 3,5 %.
Agriculture : 12,0 %.

Nous avons combiné les réponses aux deux questions comme suit :

- N'a jamais travaillé.
- Active dans le secteur formel (cadre/technicienne/direction + employée + emploi manuel qualifié).

[92] On trouvera dans les tableaux 3.5.1 et 3.6.1 du Rapport de l'EDS des données plus détaillées.
[93] *Idem.*

– Active dans le secteur informel (ventes et services + Employée de maison + agriculture).

Faute d'avoir davantage d'informations, il est possible que notre choix comporte des erreurs, mais il ne s'agit que de faibles effectifs.

Tableau 7 et graphique 3. Influence de l'éducation sur l'activité économique de l'adolescente

Indicateurs sociodémographiques	
N'a jamais travaillé (%)	
Aucune éducation	89,1
Secondaire et plus	88,6
Écart de vulnérabilité (aucune/sec.)	1,0
Active dans le secteur formel (%)	
Aucune éducation	1,4
Secondaire et plus	1,2
Écart de vulnérabilité (aucune/sec.)	**1,2**
Active dans le secteur informel (%)	
Aucune éducation	9,5
Secondaire et plus	10,2
Écart de vulnérabilité (aucune/sec.)	0,9

Graphique 3. Écart d'activité économique entre les niveaux d'instruction extrêmes

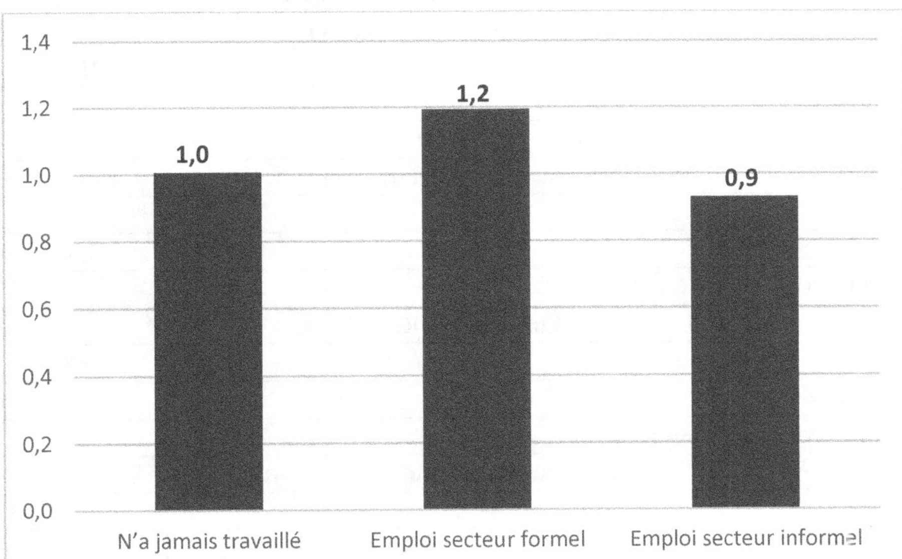

Il est surprenant que les trois indicateurs retenus ne révèlent pas d'écarts très profonds. En réalité ce constat est très fragile : le travail dans le secteur informel est très mal mesuré, alors qu'il est probablement très fréquent chez

les adolescentes sans instruction, notamment au sein de la famille ou à l'occasion de placements à l'extérieur (cas des apprenties et des « petites bonnes »).

7. Influence du milieu de résidence sur la vulnérabilité des adolescentes

7.1. Milieu de résidence, comportements sociodémographiques et de modernisation

Les mêmes quatre indicateurs de comportements de vulnérabilité ont été retenus ;

a. Avoir déjà eu au moins un enfant au moment de l'enquête ;
b. Utiliser la contraception ;
c. Être déjà mariée ;
d. Avoir une bonne connaissance du VIH/sida.

Pour chaque indicateur, on a, comme pour l'éducation, calculé l'écart entre les % selon le milieu de résidence, ce qui indique l'ampleur de la vulnérabilité induite par ce facteur.

Tableaux 8 et 9. Influence du milieu de résidence sur les comportements sociodémographiques et sur la modernisation des comportements

Indicateurs sociodémographiques	
Avoir déjà eu un enfant (%)	
Rural	21,5
Urbain	6,2
Écart de vulnérabilité (rural/urbain)	3,5
Utilisation de la contraception (%)	
Rural	2,4
Urbain	1,6
Écart de vulnérabilité (rural/urbain)	1,5
Être déjà mariée (%)	
Rural	43,8
Urbain	13,0
Écart de vulnérabilité (rural/urbain)	3,4
Bonne connaissance du VIH/sida (%)	
Rural	13,1
Urbain	29,9
Écart de vulnérabilité (rural/urbain)	0,4

Indicateurs de modernisation	
Accès aux TIC	
Rural	44,9
Urbain	84,7
Écart de vulnérabilité (rural/urbain)	0,5
Utilisation d'Internet (%)	
Rural	15,6
Urbain	39,7
Écart de vulnérabilité (rural/urbain)	0,4
Favorable aux violences domestiques (%)	
Rural	12,6
Urbain	11,[illegible]
Écart de vulnérabilité (rural/urbain)	1,1
Favorable à la participation aux décisions de couple (%)	
Rural	4,7
Urbain	14,3
Écart de vulnérabilité (rural/urbain)	0,3

Le tableau 8 fait fortement écho au tableau précédent selon le niveau d'instruction et suggère le même commentaire pour expliquer la plus forte utilisation de la contraception chez les femmes rurales que chez les urbaines. Ajoutons qu'en milieu rural les adolescentes se marient très tôt par rapport aux adolescentes du milieu urbain : l'âge moyen au mariage était de 21,2 ans chez les femmes en milieu urbain contre 16,7 ans chez les femmes en milieu rural au RGPH 2012.

Le parallèle avec l'effet du niveau d'instruction s'impose aussi pour le tableau 1.7. Les écarts de modernisation sont du même ordre, sauf pour la participation aux décisions de couple. S'agissant d'adolescentes, leur pouvoir de négociation est encore plus limité en milieu rural, car l'autorité des hommes (les oncles maternels dans les sociétés matrilinéaires) et des femmes plus âgées (le groupe des « mères ») est bien plus forte qu'en ville.

Graphiques 4a et 4b. Influence du milieu de résidence sur les comportements sociodémographiques et la modernisation des comportements

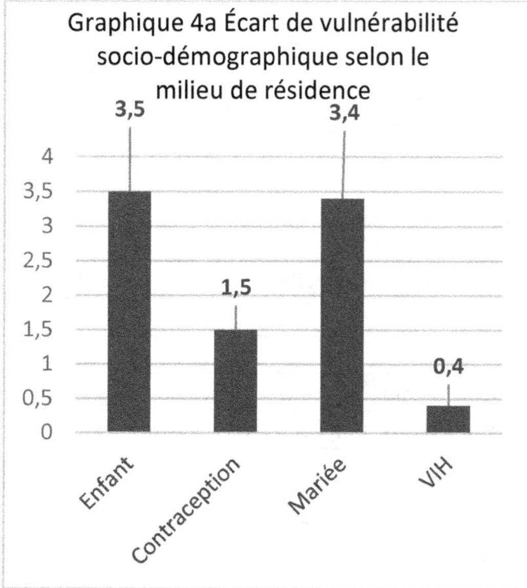

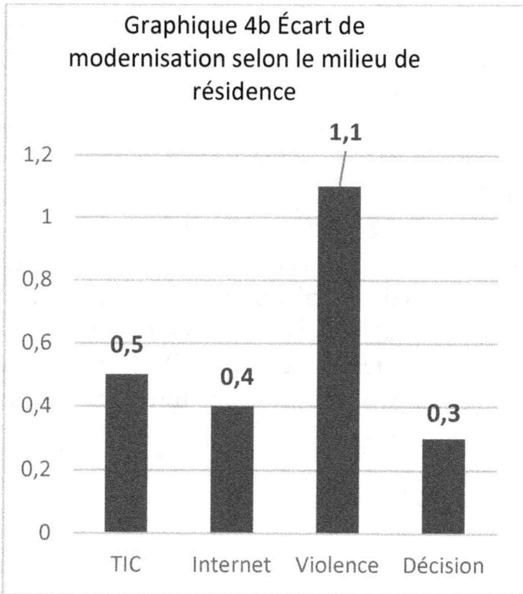

La ressemblance des courbes des deux graphiques est frappante. Les écarts sont du même ordre qu'il s'agisse des indicateurs des comportements sociodémographiques ou de modernisation. Cela suggère que le différentiel rural-urbain lui-même a un puissant effet sociologique sur les individus.

7.2. Milieu de résidence et activité économique

Le constat décrit pour l'éducation s'impose encore davantage : en milieu rural le travail des adolescents est lourdement sous-déclaré.

Tableau 10 et graphique 5. Influence du milieu de résidence sur l'activité économique

Indicateurs sociodémographiques	
N'a jamais travaillé (%)	
Rural	88,18
Urbain	86,17
Écart de vulnérabilité (aucune/sec.)	1,0
Active dans le secteur formel (%)	
Rural	10,64
Urbain	12,26
Écart de vulnérabilité (aucune/sec.)	0,9
Active dans le secteur informel (%)	
Rural	9,5
Urbain	10,2
Écart de vulnérabilité (aucune/sec.)	0,9

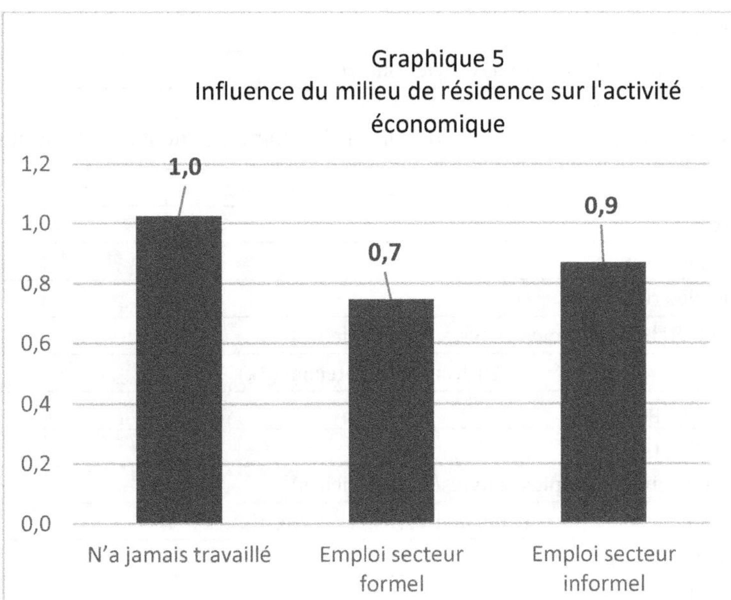

8. Influence du niveau de vie sur les indicateurs sociodémographiques et comportementaux des adolescentes

Tableau 11. Influence du niveau de vie sur les comportements sociodémographiques

Indicateurs sociodémographiques	
Avoir déjà eu un enfant (%)	
Quintile le plus pauvre	19,5
Quintile le plus riche	9,2
Écart de vulnérabilité (les plus pauvres/les plus riches)	2,1
Utilisation de la contraception (%)	
Quintile le plus pauvre	1,2
Quintile le plus riche	2,1
Écart de vulnérabilité (les plus pauvres/les plus riches)	0,5
Être déjà mariée (%)	
Quintile le plus pauvre	42,8
Quintile le plus riche	18,6
Écart de vulnérabilité (les plus pauvres/les plus riches)	2,3
Bonne connaissance du VIH/sida (%)	
Quintile le plus pauvre	9,3
Quintile le plus riche	26,4
Écart de vulnérabilité (les plus pauvres/les plus riches)	0,4

Tableau 12. Influence du niveau de vie sur les comportements de modernisation

Indicateurs de modernisation	
Accès aux TIC	
Quintile le plus pauvre	37,9
Quintile le plus riche	81,8
Écart de vulnérabilité (les plus pauvres/les plus riches)	0,5
Utilisation d'Internet (%)	
Quintile le plus pauvre	4,6
Quintile le plus riche	37,5
Écart de vulnérabilité (les plus pauvres/les plus riches)	0,1
Favorable aux violences domestiques (%)	
Quintile le plus pauvre	14,3
Quintile le plus riche	12,5
Écart de vulnérabilité (les plus pauvres/les plus riches)	1,1
Favorable à la participation aux décisions de couple (%)	
Quintile le plus pauvre	4,5
Quintile le plus riche	3,8
Écart de vulnérabilité (les plus pauvres/les plus riches)	1,2

Graphiques 6a et 6b. Influence du niveau de vie sur les comportements sociodémographiques et la modernisation des comportements

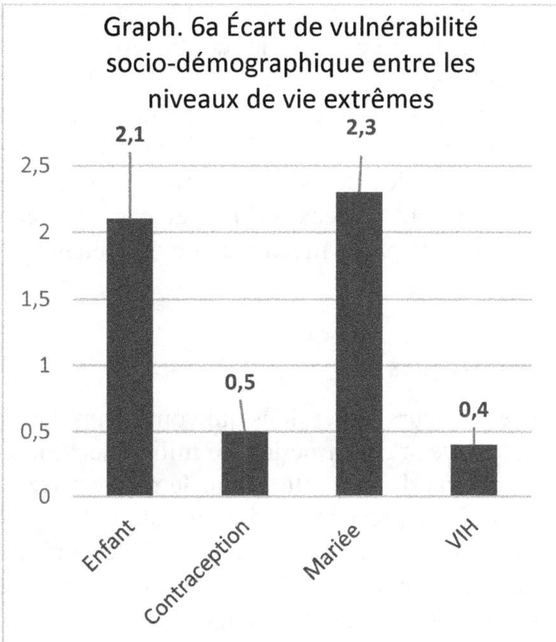

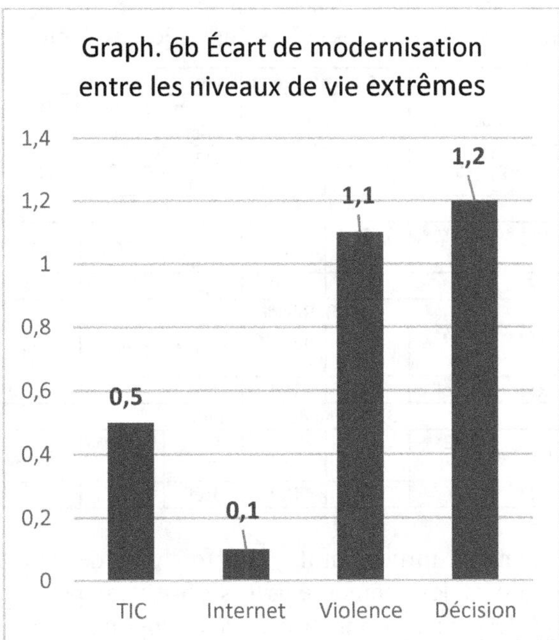

Au Niger, les adolescentes vivant dans les ménages les plus pauvres sont deux fois plus nombreuses à être mariées que celles qui vivent dans les ménages les plus riches. Cette tendance est sensiblement la même en ce qui

concerne la fécondité. Cela explique leur plus fort recours à la contraception pour des raisons d'espacement des naissances, contrairement aux adolescentes qui vivent dans les ménages les plus riches. On l'a dit, dans la plupart des coutumes nigériennes, le recours à la contraception avant la première naissance n'est pas toléré.

S'agissant de la modernisation des comportements, on observe de faibles écarts selon le niveau de vie en termes d'opinion sur la violence conjugale et la participation à la prise des décisions du ménage chez les adolescentes. L'accès aux TIC et surtout l'accès à Internet chez les adolescentes sont beaucoup plus conditionnés par le niveau de vie du ménage.

9. Régressions logistiques

Nous avons testé plusieurs régressions qui vont toutes dans le sens attendu. À titre d'exemple, le niveau d'instruction, le milieu de résidence et dans une moindre mesure le niveau de vie influent sur le risque chez les adolescentes de contracter un mariage précoce et d'avoir un enfant, car au Niger la fécondité précoce est indissociable du mariage précoce. Ainsi, les adolescentes non instruites courent 3,97 fois plus de risques de se marier que celles de niveau secondaire et plus (tableau 5.1).

Tableau 13. Déterminants des comportements sociodémographiques : comparaisons entre adolescentes (15-19 ans) et jeunes femmes (20-24 ans)

Variables	**Comportements sociodémographiques**							
	Enfant déjà né		Déjà mariée		Contraception déjà utilisée		Bonne connaissance du Sida	
	(15-19)	**(20-24)**	**(15-19)**	**(20-24)**	**(15-19)**	**(20-24)**	**(15-19)**	**(20-24)**
1. Éducation								
Aucune	3,00***	4,61***	3,97***	4,89***	1, 41ns	1,16ns	0,44***	0,43***
Secondaire et +	Réf	Réf	Réf	Réf	Réf	Réf	Réf	Réf
2. Résidence								
Rural	3,15***	3,19***	3,68***	4,08***	2,40**	1,28 ns	0,41***	0,60***
Urbain	Réf	Réf	Réf	Réf	Réf	Réf	Réf	Réf
3. Niveau de vie (Quintile)								
Le plus bas	0,66*	0,52***	0,69**	0,60*	0,24**	0,23***	0, 62ns	0,9ns
Le plus élevé	Réf	Réf	Réf	Réf	Réf	Réf	Réf	Réf

Il en est de même en milieu rural : 3,68 fois plus de risques de se marier qu'en milieu urbain et les mêmes écarts s'observent pour la fécondité ; le risque pour les adolescentes non instruites de donner naissance à un enfant est trois fois plus élevé que pour les plus instruites ; et il est 3,15 fois plus élevé en milieu rural qu'en milieu urbain. Les écarts entre les odds ratios relatifs à la connaissance du sida sont moins spectaculaires ; quant au recours à la contraception, certains ne sont pas significatifs. Pour les femmes de 20-24 ans, les écarts entre les odds ratios selon le niveau d'instruction sont encore plus forts : 4,61 contre 3,00 d'avoir un enfant ; 4,89 d'être mariée contre 3,97. Les mêmes constats s'imposent selon le milieu de résidence, mais les choses sont moins nettes selon le niveau de pauvreté.

Étant donné que l'influence du niveau vie sur la fécondité et les mariages des adolescentes n'est pas conclusive, pour mieux comprendre les mécanismes par lesquels le niveau vie influence la fécondité et les mariages chez les adolescentes au Niger, nous avons décidé de faire recours à une régression logistique pas à pas. Celle-ci montre (tableau 5.2) que les adolescentes des ménages très pauvres courent 3,2 fois plus des risques de se marier que celles des ménages très riches (modèle 1). En prenant en compte le niveau d'instruction dans le modèle, la significativité du niveau de vie a baissé (modèle 2) : les adolescentes des ménages très pauvres n'ont que 1,59 fois plus des risques de contracter les mariages que celles des ménages très riches. En prenant en compte simultanément les trois facteurs (modèle global obtenu en ajoutant le milieu de résidence), l'influence du niveau de vie sur les mariages des enfants a davantage baissé, ce qui montre d'une part qu'au Niger le milieu de résidence et le niveau d'instruction influencent plus les mariages des adolescentes que le niveau de vie du ménage et d'autre part que l'ajout du milieu de résidence a changé le sens de l'impact du niveau vie sur les mariages des adolescentes. De ce fait, les adolescentes vivant dans les ménages pauvres ont moins de risques de contracter le mariage, soit 0,3 fois moins de risques que les adolescentes vivant dans un ménage très riche. Ce changement suggère que l'influence du niveau de vie sur les mariages des adolescentes est fonction du milieu de résidence.

Tableau 14. Impact du niveau de vie sur les mariages des adolescentes (modèle pas à pas)

Variables	Modèle 1	Modèle 2	Modèle global
1. Niveau de vie	***	***	**
Quintile le plus bas	3,2***	1,59***	0,67**
Quintile le plus élevé (Réf)	Réf	Réf	Réf
2. Éducation		***	***
Aucune		4,64***	4,04***
Secondaire et plus (Réf)		Réf	Réf
3. Résidence			***
Rural			3,67***
Urbain (Réf)			Réf

10. Conclusion

L'exposition aux mass médias est fonction du milieu de résidence, de l'éducation et du statut socio-économique des adolescentes nigériennes. Les niveaux d'exposition et les différences selon les caractéristiques sont presque identiques parmi les adolescentes et dans le groupe de contrôle des jeunes femmes. Il n'existe donc aucune spécificité comportementale de la population ciblée par cette étude. Enfin, les différences liées au genre sont notables : les adolescents déclarent un niveau plus élevé d'exposition que les adolescentes à tous les types de médias.

L'utilisation d'Internet offre une image différente. Les adolescentes sont deux fois moins nombreuses que les jeunes femmes à avoir utilisé Internet au moins une fois par semaine au cours du mois précédant l'enquête. Pour les adolescentes et les jeunes femmes adultes, l'utilisation d'Internet varie considérablement ; elle est plus élevée en milieu urbain, reflétant l'inégale pénétration de l'offre sur le territoire national (existence ou non de réseaux et de cybercafés). En même temps, l'effet du niveau d'instruction et de bien-être révèle la forte influence de l'appartenance à des milieux sociaux favorisés. Ainsi l'écart entre adolescentes et jeunes femmes adultes est toujours du simple au double pour les plus favorisées. L'effet du milieu social est également frappant, mais on trouve toujours plus d'utilisateurs parmi les garçons adolescents que parmi les adolescentes : une différence liée au genre se superpose au facteur offre. Ainsi, le profil de vulnérabilité des adolescentes est clairement socioculturel et économique : celles qui sont rurales, analphabètes, pauvres sont moins exposées aux mass médias et ont moins accès à Internet, le déficit d'accès étant aussi lié à une couverture inégale du territoire national.

En résumé, l'importance des technologies modernes de communication ne doit pas être sous-estimée dans la mesure où les objectifs du développement durable supposent l'adhésion des populations. Or les données démontrent la faible exposition aux mass médias et l'accès extrêmement limité à Internet, en raison de l'insuffisante couverture du territoire national. Elle révèle également les inégalités socioculturelles économiques, mais aussi de genre.

Une plus grande exposition aux mass médias et un meilleur accès à Internet correspondraient à une généralisation aux diverses couches de la population, alors que pour l'instant seuls les plus favorisés en bénéficient. Ainsi, en dépit de leur faible niveau d'instruction et de leur pauvreté, les milieux sociaux défavorisés, ainsi que les femmes, et en particulier les adolescentes et les jeunes adultes, pourraient être associés plus efficacement au développement. Les applications programmatiques en matière de nouvelles technologies de l'information et de la communication se déduisent de cette situation. Cela appelle une discrimination des méthodes de sensibilisation. Les mass médias pourraient être utilisés pour les zones à accès élevés et les méthodes interpersonnelles pour les zones à accès limité.

Références bibliographiques

Baldwin Wendy, 2011. *Promoting Healthy, Safe, and Productive Transitions to Adulthood*, The Population Council, New York.

Darroch *et al.*, 2016. *Adding It Up: Costs and Benefits of Meeting the Contraceptive Needs of Adolescents*, Guttmacher Institute, New York.

Gazibo Hamani Amadou, 2015. « Différences de scolarisation entre les garçons et les filles », dans *INS Niger : vers le développement social*, Paris, L'Harmattan, p. 185-196.

Canning David, Raja Sangeeta, Yazbeck Abdo (eds), 2015. *Africa's Demographic Transition Dividend or Disaster?*, Banque Mondiale et Agence française de développement.

Lloyd Cynthia, 2004. *Growing Up Global: The Changing Transitions to Adulthood in Developing Countries,* National Research Council, 2005, Washington, DC, The National Academies Press.

McCarthy Katharine, Brady Martha, Hallman Kelly, 2016. *Investing when it counts: Reviewing the evidence and charting a course of research and action for very young adolescents*, Population Council, New York.

Mensch Bernard, 1998. *The Uncharted Passage: Girls' Adolescence in the Developing World*, Population Council, New York.

OCDE, 2014. *Fragile States 2014: Domestic Revenue mobilization in fragile states.*

O'Malley Jeffrey *et al.*, 2014. "Africa's child demographics and the world's future", *Lancet Published online August 12.*

Tchiari Mamadou, 1975. « L'abandon scolaire », dans *INS Niger : vers le développement social*, Paris, L'Harmattan, p. 197-204.

Unesco, Institute for Statistics, 2015. *A Growing Number of Children and Adolescents Are Out of School as Aid Fails to Meet the Mark, Policy Paper 22, Fact Sheet 31*, UIS, Montreal.

UNFPA

2014. *État de la population mondiale 2014. Le pouvoir de 1, 8 milliards d'adolescents et la transformation de l'avenir.*

2016. *État de la population mondiale 2016. How our future depends on a girl at this decisive age.*

Unicef

2014. *Generation 2030|AFRICA. Child demographics in Africa.*

2014. *Ending Child Marriage: Progress and prospects.*

2015. *A Profile of Child Marriage in Africa.*

2016. *State of the World's Children.*

2016. *A Fair Chance for Every Child.*

Viner *et al.*, 2012. "Adolescent Health 2. Adolescence and the social determinants of health", *Lancet,* Vol. 379.

Waidler Jennifer, Ulrike Gilbert Ulrike, Mulokozi Aroldia, Palermo Tia., 2022. "Plus Model for Safe Transitions to Adulthood: Impacts of an Integrated Intervention Layered onto A National Social Protection Program on Sexual Behavior and Health Seeking among Tanzania's Youth", *Studies in Family Planning*, Volume 53, Issue 2, pp. 233–258.

WHO

2014. *Adolescent pregnancy*, Fact Sheet No. 364, Updated September 2014.
2015. *Committing to Child Survival: A Promise Renewed – Progress report 2015*

WHO, Unicef, UNFPA, The World Bank, 2012. *Trends in Maternal Mortality: 1990–2010.*

Wodon Quentin, 2018. "Éducation Budget Savings from Ending Child Marriage and Early Childbirths: The Case of Niger", *Applied Economics Letters*, 25(10), pp. 649–52.

Chapitre XVI

LES ZONES URBAINES ONT-ELLES TOUJOURS DES AVANTAGES PAR RAPPORT AUX ZONES RURALES EN MATIÈRE DE DISCONTINUITÉ DES SOINS PRÉNATALS CHEZ LES JEUNES EN AFRIQUE CENTRALE ?

Franklin Bouba DJOURDEBBE,
Hamidou KONE

1. Introduction

Les questions liées à la santé maternelle demeurent préoccupantes aussi bien dans les pays développés que dans les pays en développement (Alam *et al.*, 2015 ; Bauserman *et al.*, 2015). La mortalité maternelle est classiquement due, à plus de 70 %, à cinq causes obstétricales majeures : les hémorragies (25 %), les infections (15 %), les avortements à risque (13 %), les éclampsies (12 %), les dystocies (8 %) (Liu *et al.*, 2015). La mortalité maternelle est en partie liée à des pathologies comme le paludisme ou le VIH/Sida (Buchmann *et al.*, 2015 ; Kamuliwo *et al.*, 2015). Chaque jour dans le monde, environ 800 femmes meurent pendant la grossesse, l'accouchement ou le post-partum (OMS, 2015). Bien qu'un certain nombre de pays aient réduit de moitié le taux de mortalité maternelle depuis 1990, l'Afrique subsaharienne demeure la région du monde où les risques liés à la grossesse, à l'accouchement et au post-partum sont les plus élevés, avec environ 510 décès pour 100 000 naissances vivantes (WHO, 2014). Au cours des dernières années, les pays africains au sud du Sahara ont réduit leur mortalité maternelle de 41 %. Sur les 44 pays pour lesquels les données relatives à l'Objectif du millénaire pour le développement 5 (OMD-5 qui consistait à réduire de deux tiers le taux de mortalité maternelle) sont disponibles, un seul pays, l'Égypte, a atteint l'OMD-5, deux pays sont sur la voie de l'atteindre, vingt-trois font des progrès dans l'atteinte de l'objectif, neuf ont fait suffisamment de progrès, et neuf autres n'en ont fait aucun (Union africaine, 2013).

L'Afrique subsaharienne est également la région du monde où les femmes fréquentent le moins les services obstétricaux mis en place pour lutter contre la morbidité et la mortalité maternelles. Selon les estimations de l'Organisation mondiale de la santé, le recours aux soins prénatals est de 63 % en Afrique subsaharienne contre 97 % en Europe, 95 % en Amérique du Nord, 73 % en Amérique latine et Caraïbes et 65 % en Asie (WHO, 2014). Entre 1990 et 2000, la proportion de femmes ayant effectué au moins une visite prénatale ne s'est accrue que de 5 % en Afrique subsaharienne contre 31 % en Asie à l'exception de la Chine (Unicef, 2001). Pourtant, la mortalité maternelle peut être sensiblement réduite si les jeunes ont accès à des soins appropriés pendant la grossesse, l'accouchement et la période post-partum.

En Afrique centrale, si une faible proportion des jeunes effectue au moins une visite prénatale, nombre d'entre elles ne respectent pas la continuité des soins prénatals (Beninguisse et Nikiema, 2005 ; Bouba Djourdebbé, 2010). La discontinuité des soins prénatals est un danger pour la santé maternelle, puisque chaque étape de la grossesse comporte son lot de risques avec une culmination à la fin de la grossesse, période à laquelle il est estimé que les deux tiers des décès maternels surviennent (AbouZahr et Boerma, 2005 ; Hill *et al.*, 2007). Les soins prénatals doivent ainsi être reçus à un stade précoce et, surtout, ils doivent se poursuivre avec une certaine régularité jusqu'à l'accouchement pour être efficaces (Beninguisse et Nikiema, 2005). L'OMS recommande au moins quatre visites prénatales à intervalles réguliers tout le long de la grossesse. Compte tenu de la pandémie du VIH/Sida, la discontinuité des soins pendant la grossesse contribue à compromettre la prévention de la transmission mère-enfant du VIH/Sida et du paludisme ainsi que le contrôle des anémies et de la malnutrition (Beninguisse et Nikiema, 2005 ; Bouba Djourdebbé, 2010 ; Bonono et Ongolo-Zogo, 2012). Les visites prénatales sont l'occasion de fournir des services essentiels recommandés pour toute femme enceinte, tels que la vaccination à l'anatoxine tétanique, la prévention de l'anémie par l'éducation à la nutrition et la fourniture de cachets de fer ou d'acide folique. C'est une opportunité par excellence de prévenir et de prendre en charge le paludisme ainsi que d'autres maladies prioritaires qui touchent les gestantes (tension artérielle, anémie, etc.). À défaut de pouvoir atteindre toutes les gestantes jeunes, parvenir à les fidéliser dès le premier contact avec le système de santé pour une continuité de soins le long du processus d'enfantement constituerait une étape importante vers la réduction de la mortalité maternelle (Beninguisse et Nikiema, 2005 ; Bouba Djourdebbé, 2010).

Malgré la littérature abondante sur le recours aux structures sanitaires pendant la grossesse, les déterminants de la discontinuité des soins chez les jeunes de 15 à 24 ans sont encore mal connus et très peu étudiés. En raison d'importantes disparités entre les pays, à l'intérieur d'un même pays et entre les zones urbaines et rurales en termes de santé maternelle, on peut postuler des différences importantes entre les zones urbaines et rurales en matière de discontinuité des soins pendant la grossesse chez les jeunes, de même qu'il pourrait exister des zones urbaines plus exposées à la discontinuité, en liaison à l'hétérogénéité spatiale observée dans de nombreuses villes en Afrique centrale. L'objectif général de ce chapitre est de contribuer à améliorer les connaissances sur la santé maternelle, afin de mettre à la disposition des décideurs des données probantes permettant de guider les politiques de santé en vue de réduire la morbidité chez les gestantes, et par là même la mortalité maternelle.

2. Données et méthodes

Zone d'étude et échantillon

L'étude porte sur les données relatives aux femmes de 15 à 24 ans des dernières enquêtes démographiques et de santé (EDS) réalisées entre 2007 et 2016 dans sept pays d'Afrique centrale (Cameroun, Congo, Gabon, République démocratique du Congo, Rwanda, São Tomé-et-Príncipe et Tchad). Les données EDS ont l'avantage d'être comparables entre les pays, et sont en accès libre. Elles permettent d'analyser les différences entre les zones urbaines et rurales en matière de discontinuité des soins pendant la grossesse, notamment le nombre de visites prénatales, l'âge de la femme, la parité, son niveau d'éducation, l'opportunité de la grossesse, etc. Les données EDS comportent également des variables sur la possession des biens par le ménage et le confort de l'habitat. Dans les sept pays d'Afrique centrale concernés par l'étude, l'échantillon est de 2 398 (Cameroun), 1 930 (Congo), 1 464 (Gabon), 3 088 (Rwanda), 1 248 (RDC), 402 (São Tomé-et-Príncipe), 2 130 (Tchad).

Variables

La discontinuité des soins prénatals est la variable dépendante, définie par l'interruption des consultations prénatales après avoir effectué la première visite. La variable indépendante est le milieu de résidence de la femme (urbain, rural). Les variables de contrôle sont l'âge de la femme, la parité, l'opportunité de la grossesse, le niveau d'éducation de la femme, le sexe du chef de ménage et le niveau de vie du ménage. La prise en compte de ces variables de contrôle, reconnues dans la littérature comme ayant un effet sur la santé maternelle, permet de tenir compte des biais dans l'estimation des effets du milieu de résidence de la femme sur la discontinuité des soins pendant la grossesse (Bouba Djourdebbé, 2010). D'autres variables pertinentes, liées aux caractéristiques socioculturelles de la femme jeune, n'ont pas été prises en compte dans les analyses compte tenu de leur indisponibilité dans la base des données de certains pays. Il s'agit notamment de l'ethnie et du milieu de socialisation.

L'âge est regroupé en deux modalités : 15-19 ans et 20-24 ans. La parité comprend également deux modalités : les primipares et les multipares. L'opportunité de la grossesse est une variable dichotomique (opportune et inopportune). Le niveau d'éducation de la femme est regroupé en trois catégories : sans niveau, primaire, secondaire ou plus.

Nous avons construit l'indicateur de niveau de vie à partir de la possession des biens par le ménage et du confort de l'habitat. Cette approche multidimensionnelle de construction du niveau de vie est la plus indiquée pour les données des EDS. Les modalités des variables utilisées dans la construction de l'indicateur de niveau de vie sont pondérées selon une échelle croissante. Une analyse en composantes principales est ensuite effectuée sur les variables pondérées. La première composante (qui explique la plus grande part de la variance) est enfin retenue comme indicateur de niveau de vie. Pour éviter les faibles effectifs et obtenir des classes homogènes, cette première composante est découpée en deux niveaux : pauvres et non pauvres. La valeur sociale et économique des biens n'étant pas la même en ville et en campagne, le niveau de vie du ménage a été créé séparément pour le milieu urbain et le milieu rural.

Méthodes

Des analyses multivariées basées sur le modèle logit binomial sont effectuées pour estimer les effets du milieu de résidence de la femme sur la discontinuité des soins pendant la grossesse en contrôlant les variables démographiques, socio-économiques et socioculturelles pertinentes pour chaque pays. Pour répondre aux exigences du modèle logit binomial, la variable dépendante a été ainsi recodée en deux modalités comme suit : une valeur 1 a été attribuée aux femmes ayant effectué au moins quatre consultations prénatales comme recommandé par l'OMS, une valeur 0 à celles ayant effectué quatre consultations prénatales ou plus. Les observations manquantes ont été retirées de l'échantillon. Pour s'assurer de la non-sélectivité de ces observations manquantes, des modèles-tests ont été effectués. Ceux-ci ont montré que les données manquantes ne sont pas particulièrement liées à certaines modalités des variables explicatives et de ce fait, ne posent pas de problème de sélectivité. Un calcul des facteurs d'inflation de la variance a été également effectué pour repérer les problèmes de multicolinéarité entre les variables explicatives (les résultats ne sont pas présentés ici). L'obtention d'une moyenne des facteurs d'inflation de la variance autour de 1,5 pour l'ensemble des données suggère que les corrélations sont faibles entre les variables explicatives. Cela dit, étant donné la petite taille de l'échantillon et la probabilité élevée de variation aléatoire intrinsèque de la discontinuité des soins prénatals chez les jeunes à un moment donné, même une multicolinéarité faible peut limiter les chances d'avoir des résultats significatifs. Pour cette raison, les niveaux de significativité de 1 %, 5 % et 10 % ont été retenus dans les analyses. Également, les données seront pondérées avant l'analyse pour une meilleure représentativité des résultats.

Pour chaque pays, une analyse pas à pas a été effectuée pour mieux appréhender comment les variables de contrôle (âge, parité, opportunité de la grossesse, niveau d'éducation, statut matrimonial, sexe du chef de ménage et niveau de vie du ménage) ont une part dans les différences entre milieu urbain et rural (tableaux 3, 4, 5, 6, 7, 8, 9). Des tests de rapport de vraisemblance successifs ont ainsi permis d'aboutir à un modèle complet.

3. Résultats

Effets du milieu de résidence de la femme

Le tableau 1 présente les résultats des analyses multivariées. Les résultats interprétés ici concernent principalement ceux en lien avec le milieu de résidence. Trois situations particulières se dégagent en matière de discontinuité des soins prénatals chez les jeunes en Afrique centrale.

Une première situation (la majorité) observée est celle des pays où on enregistre des différences importantes entre les zones urbaines et rurales en matière de discontinuité des soins prénatals, avec des avantages pour les zones urbaines. Cette situation concerne la majorité des pays (Cameroun, Congo, Gabon, RDC et Tchad). Les jeunes résidant en milieu rural ont, en moyenne, environ deux fois plus de risques de connaître la discontinuité des soins pendant la grossesse. La discontinuité des soins prénatals en zones rurales est relativement plus élevée, particulièrement au Cameroun et au Tchad comparativement aux zones rurales du Gabon, du Congo et de la RDC. Dans ces deux pays (Cameroun et Tchad), les jeunes en milieu rural ont environ deux fois plus de risques de connaître la discontinuité pendant la grossesse que leurs homologues en milieu urbain.

Tableau 1. Effets du milieu de résidence de la femme sur la discontinuité des soins prénatals dans 7 pays d'Afrique centrale (EDS entre 2007 et 2016)

Pays	Sources	Année	Effectifs	Milieu de résidence		Erreur standard	Intervalle de confiance
				Urbain	Rural		
Cameroun	EDS-VI	2011	2398	1,00	2,21***	0,20	[1,84 ; 2,64
Congo	EDS-VI	2011-2012	1930	1,00	1,87***	0,24	[1,44 ; 2,43
Gabon	EDS-VI	2012	1464	1,00	2,04***	0,25	[1,60 ; 2,59
RDC	EDS-VI	2013-2014	3088	1,00	1,72***	0,13	[1,48 ; 2,01
Rwanda	EDS-VII	2014-2015	1248	1,00	0,74**	0,10	[0,57 ; 0,97
São Tomé-et-Príncipe	EDS-V	2008-2009	402	1,00	2,27	0,66	[1,28 ; 4,02
Tchad	EDS-VII	2014-2015	2130	1,00	2,15***	0,21	[1,78 ; 2,61
Note : Données pondérées. *** Significatif à 1 % ; ** Significatif à 5 % ; * Significatif à 10 %.							

Une deuxième situation concerne le cas où on n'observe pas de différences statistiquement significatives entre les zones urbaines et rurales en termes de discontinuité des soins prénatals. C'est le cas de São Tomé-et-Príncipe.

Une troisième situation atypique où la discontinuité des soins prénatals est plus importante en zones urbaines qu'en zones rurales concerne le Rwanda. En d'autres termes, au Rwanda, les femmes vivant en zones rurales ont 26 %

moins de risques de connaître la discontinuité des soins prénatals. Ces résultats sont statistiquement significatifs au seuil de 5 %.

Effets des variables démographiques, socio-économiques et socio-culturelles

Dans la majorité des pays en Afrique centrale, dont le Cameroun, le Congo, le Gabon et la RDC, l'âge de la femme est significativement associé à la discontinuité des soins prénatals. Celle-ci diminue avec l'âge de la femme, plus faible chez les jeunes femmes âgées de 20 à 24 ans que chez celles âgées de 15 à 19 ans (tableau 2). Notamment au Cameroun et au Congo, l'âge de la femme demeure stable et diminue significativement l'effet du milieu de résidence sur la discontinuité des soins pendant la grossesse (tableaux 3 et 4). Pour le Tchad et le Rwanda, les différences entre les jeunes ne sont pas significatives.

Mis à part le Tchad, l'effet de la parité est statistiquement significatif dans la quasi-totalité des pays. De manière générale, la discontinuité des soins pendant la grossesse augmente le nombre d'enfants nés vivants chez la femme. La prise de la parité a, dans les modèles, tendance à réduire l'effet du milieu de résidence sur la discontinuité des soins pendant la grossesse, notamment au Cameroun, au Congo, au Gabon et au São Tomé-et-Príncipe (tableaux 3, 4, 5 et 8).

L'opportunité de la grossesse n'influence significativement la discontinuité des soins prénatals que dans un seul pays en Afrique centrale : le Gabon. La discontinuité des soins est plus élevée lorsque la grossesse est inopportune chez la femme. Les femmes dont la grossesse est inopportune ont près deux fois plus de risques de connaître la discontinuité des soins prénatals (tableau 2). L'effet de l'opportunité de la grossesse sur la discontinuité pendant la grossesse augmente avec le niveau d'éducation et le niveau de vie du ménage.

L'association entre le niveau d'éducation de la femme et la discontinuité des soins pendant la grossesse est significative dans quatre pays en Afrique centrale. Plus le niveau d'éducation de la femme augmente, plus la femme a tendance à consulter un personnel médical pendant la grossesse. Néanmoins, au Congo, au Gabon et au Rwanda, il n'existe pas de différences statistiquement significatives entre les jeunes sans niveau et leurs consœurs ayant le niveau d'éducation primaire (tableau 2).

Le statut matrimonial exerce une influence statistiquement significative sur la discontinuité des soins pendant la grossesse dans la majorité des pays en Afrique centrale. Les femmes mariées ont dans la plupart des cas moins de risques de connaître la discontinuité des soins prénatals (tableau 2).

L'effet statistiquement significatif du sexe du chef de ménage n'est constaté que dans trois pays, le Cameroun, le Gabon et le Rwanda. Toutefois, cet effet ne va pas dans le même sens. Au Cameroun et au Gabon, lorsqu'un chef de ménage est de sexe féminin, la femme connaît moins la discontinuité des soins pendant la grossesse. Tandis qu'au Rwanda, lorsqu'un chef de ménage est de sexe masculin, la femme est moins sujette à la discontinuité des soins prénatals.

Le niveau de vie du ménage influence positivement la prise en charge médicale de la grossesse dans plusieurs pays : la discontinuité des soins est plus élevée parmi les femmes appartenant aux ménages pauvres.

Tableau 2. Effets des variables de contrôle sur la discontinuité des soins pendant la grossesse chez les jeunes de 15 à 24 ans (EDS entre 2007 et 2016)

Variables	Cameroun	Congo	Gabon	RDC	Rwanda	São Tomé-et-Príncipe	Tchad
Milieu de résidence							
Urbain	1,00	1,00	1,00	1,00	1,00	1,00	1,00
Rural	1,60***	1,42***	1,53***	1,48***	0,86*	1,81*	1,89***
Âge							
Jeunes (15-19 ans)	1,00	1,00	1,00	1,00	1,00	1,00	1,00
Jeunes (20-24 ans)	0,54***	0,72*	0,71**	0,85*	0,96	0,86	0,88
Parité							
Moins de 3 enfants	1,00	1,00	1,00	1,00	1,00	1,00	1,00
3 enfants ou plus	1,53***	1,24	1,73***	1,26***	1,74*	2,34**	1,05
Opportunité de la grossesse							
Opportune	1,00	1,00	1,00	1,00	1,00	1,00	1,00
Inopportune	0,87	2,04	1,64*	1,02	0,81	1,02	0,96
Niveau d'éducation							
Sans niveau	1,00	1,00	1,00	1,00	1,00	1,00	1,00
Primaire	0,62***	1,28	1,62	0,77**	0,83	0,58	0,56***
Secondaire et plus	0,33***	0, 80	0,99	0,61***	0,87	0,28**	0,41***
Statut matrimonial							
Célibataires	1,00	1,00	1,00	1,00	1,00	1,00	1,00
Mariées	0,85	1,11	0,99	1,07	0,56***	0,24**	0,52**
Veuves et divorcées	0,96	0,67	0,98	0,76	0,80	1,01	0,52*
Sexe du chef de ménage							
Homme	1,00	1,00	1,00	1,00	1,00	1,00	1,00
Femme	0,87*	1,04	0,85***	1,11	1,22*	1,29	1,01
Niveau de vie du ménage							
Non pauvres	1,00	1,00	1,00	1,00	1,00	1,00	1,00
Pauvres	1,57	1,78**	1,50***	1,52*	0,62*	2,17*	1,36*
Effectifs	**2 398**	**1 930**	**1 464**	**3 088**	**1 248**	**402**	**2 130**
Khi2 (probabilité)	218,31 (0,00)	58,61 (0,00)	80,44 (0,00)	86,85 (0,00)	40,50 (0,00)	27,99 (0,00)	136,28 (0,00)

Tableau 3. Effets des variables de contrôle sur la discontinuité des soins pendant la grossesse chez les jeunes de 15 à 24 ans au Cameroun (EDS, 2011)

Variables	M0	M1	M2	M3	M4	M5	M6	M7
Milieu de résidence								
Urbain	1,00	1,00	1,00	1,00	1,00	1,00	1,00	1,00
Rural	2,21***	2,15***	2,03***	2,03***	1,70***	1,70***	1,69***	1,50***

Âge								
Jeunes (15-19 ans)		1,00	1,00	1,00	1,00	1,00	1,00	1,00
Jeunes (20-24 ans)		0,62***	0,52***	0,52***	0,53***	0,53***	0,54***	0,54***
Parité								
Moins de 3 enfants			1,00	1,00	1,00	1,00	1,00	1,00
3 enfants ou plus			1,89***	1,89***	1,53***	1,55***	1,55***	1,53***
Opportunité de la grossesse								
Opportune				1,00	1,00	1,00	1,00	1,00
Inopportune				0,81	0,62	0,87	0,88	0,87
Niveau d'éducation								
Sans niveau					1,00	1,00	1,00	1,00
Primaire					0,62***	0,61***	0,61***	0,62***
Secondaire et plus					**0,32*****	**0,31*****	**0,32*****	**0,33*****
Statut matrimonial								
Célibataires						1,00	1,00	1,00
Mariées						0,89	0,87	0,85
Veuves et divorcées						1,01	1,01	0,96
Sexe du chef de ménage								
Homme							1,00	1,00
Femme							0,88*	0,87*
Niveau de vie du ménage								
Non pauvres								1,00
Pauvres								1,57
Effectifs	2 398	2 398	2 398	2 398	2 398	2 398	2 398	2 398
Khi2 (probabilité)	78,33 (0,00)	102,40 (0,00)	133,52 (0,00)	134,59 (0,00)	210,79 (0,00)	211,58 (0,00)	212,76 (0,00)	218,31 (0,00)
Note : Données pondérées. *** Significatif à 1 % ; ** Significatif à 5 % ; * Significatif à 10 %.								

Tableau 4. Effets des variables de contrôle sur la discontinuité des soins pendant la grossesse chez les jeunes de 15 à 24 ans au Congo (EDS, 2011-2012)

Variables	M0	M1	M2	M3	M4	M5	M6	M7
Milieu de résidence								
Urbain	1,00	1,00	1,00	1,00	1,00	1,00	1,00	1,00
Rural	1,87***	1,83***	1,80***	1,80***	1,62***	1,64***	1,64***	1,42***
Âge								
Jeunes (15-19 ans)		1,00	1,00	1,00	1,00	1,00	1,00	1,00
Jeunes (20-24 ans)		0,78**	0,72**	0,72**	0,73.*	0,71.*	0,71*	0,72*
Parité								
Moins de 3 enfants			1,00	1,00	1,00	1,00	1,00	1,00
3 enfants ou plus			1,39**	1,37*	1,28	1,26	1,26	1,24
Opportunité de la grossesse								
Opportune				1,00	1,00	1,00	1,00	1,00
Inopportune				1,99	2,06	2,06	2,05	2,04
Niveau d'éducation								
Sans niveau					1,00	1,00	1,00	1,00
Primaire					1,28	1,27	1,28	1,28
Secondaire et plus					0,77	0,77	0,78	0,80
Statut matrimonial								
Célibataires						1,00	1,00	1,00
Mariées						1,11	1,13	1,11
Veuves et divorcées						0,67	0,69	0,67
Sexe du chef de ménage								
Homme							1,00	1,00
Femme							1,05	1,04
Niveau de vie du ménage								
Non pauvres								1,00
Pauvres								0,78**
Effectifs	1 930	1 930	1 930	1 930	1 930	1 930	1 930	1 930
Khi2 (probabilité)	28,15 (0,00)	28,15 (0,00)	31,96 (0,00)	34,19 (0,00)	50,95 (0,00)	51,93 (0,00)	52,08 (0,00)	58,61 (0,00)

Note : Données pondérées. *** Significatif à 1 % ; ** Significatif à 5 % ; * Significatif à 10 %.

Tableau 5. Effets des variables de contrôle sur la discontinuité des soins pendant la grossesse chez les jeunes de 15 à 24 ans au Gabon (EDS, 2012)

Variables	M0	M1	M2	M3	M4	M5	M6	M7
Milieu de résidence								
Urbain	1,00	1,00	1,00	1,00	1,00	1,00	1,00	1,00
Rural	2,04***	2,04***	1,95***	1,95***	1,76***	1,76***	1,76***	1,53***
Âge								
Jeunes (15-19 ans)		1,00	1,00	1,00	1,00	1,00	1,00	1,00
Jeunes (20-24 ans)		0,75**	0,65***	0,65***	0,70***	0,70***	0,70**	0,71**
Parité								
Moins de 3 enfants			1,00	1,00	1,00	1,00	1,00	1,00
3 enfants ou plus			1,90***	1,89***	1,72***	1,75***	1,75***	1,73***
Opportunité de la grossesse								
Opportune				1,00	1,00	1,00	1,00	1,00
Inopportune				1,54*	1,55*	1,63*	1,63*	1,64*
Niveau d'éducation								
Sans niveau					1,00	1,00	1,00	1,00
Primaire					1,81	1,82	1,82	1,62
Secondaire et plus					1,05	1,05	1,05	0,99
Statut matrimonial								
Célibataires						1,00	1,00	1,00
Mariées						0,97	0,98	0,99
Veuves et divorcées						1,01	1,01	0,98
Sexe du chef de ménage								
Homme							1,00	1,00
Femme							0,90***	0,85***
Niveau de vie du ménage								
Non pauvres								1,00
Pauvres								1,50***
Effectifs	1 464	1 464	1 464	1 464	1 464	1 464	1 464	1 464
Statistique de Khi2 (probabilité)	33,26 (0,00)	38,10 (0,00)	53,26 (0,00)	54,75 (0,00)	71,87 (0,00)	72,43 (0,00)	74,06 (0,00)	86,04 (0,00)

Note : Données pondérées. *** Significatif à 1 % ; ** Significatif à 5 % ; * Significatif à 10 %.

Tableau 6. Effets des variables de contrôle sur la discontinuité des soins pendant la grossesse chez les jeunes de 15 à 24 ans en RDC (EDS, 2013-2014)

Variables	M0	M1	M2	M3	M4	M5	M6	M7
Milieu de résidence								
Urbain	1,00	1,00	1,00	1,00	1,00	1,00	1,00	1,00
Rural	1,72***	1,72***	1,71***	1,53***	1,71***	1,53***	1,53***	1 48***
Âge								
Jeunes (15-19 ans)		1,00	1,00	1,00	1,00	1,00	1,00	1,00
Jeunes (20-24 ans)		0,90*	0,85*	0,85*	0,85*	0,85*	0,85*	0,85*
Parité								
Moins de 3 enfants			1,00	1,00	1,00	1,00	1,00	1,00
3 enfants ou plus			1,35***	1,28***	1,28***	1,27***	1,27***	1 26***
Opportunité de la grossesse								
Opportune				1,00	1,00	1,00	1,00	1,00
Inopportune				1,01	1,01	1,03	1,01	1,02
Niveau d'éducation								
Sans niveau					1,00	1,00	1,00	1,00
Primaire					0,77**	0,77**	0,77**	0 77**
Secondaire et plus					0,60***	0,61***	0,61***	0,51***
Statut matrimonial								
Célibataires						1,00	1,00	1,00
Mariées						1,07	1,09	1,07
Veuves et divorcées						0,79	0,78	0,76
Sexe du chef de ménage								
Homme							1,00	1,00
Femme							1,11	1,11
Niveau de vie du ménage								
Non pauvres								1,00
Pauvres								1,52*
Effectifs	**3 088**	**3 088**	**3 088**	**3 088**	**3 088**	**3 088**	**3 088**	**3 088**
Khi2 (probabilité)	**49,28 (0,00)**	**50,67 (0,00)**	**60,78 (0,00)**	**60,79 (0,00)**	**80,38 (0,00)**	**81,85 (0,00)**	**83,16 (0,00)**	**86,85 (0,00)**

Note : Données pondérées. *** Significatif à 1 % ; ** Significatif à 5 % ; * Significatif à 10 %.

Tableau 7. Effets des variables de contrôle sur la discontinuité des soins pendant la grossesse chez les jeunes de 15 à 24 ans au Rwanda (EDS, 2014-2015)

Variables	M0	M1	M2	M3	M4	M5	M6	M7
Milieu de résidence								
Urbain	1,00	1,00	1,00	1,00	1,00	1,00	1,00	1,00
Rural	0,74**	0,74**	0,74**	0,74*	0,76*	0,78*	0,78*	0,86*
Âge								
Jeunes (15-19 ans)		1,00	1,00	1,00	1,00	1,00	1,00	1,00
Jeunes (20-24 ans)		0,81	0,79	0,79	0,79	0,96	0,96	0,96
Parité								
Moins de 3 enfants			1,00	1,00	1,00	1,00	1,00	1,00
3 enfants ou plus			1,59	1,57	1,60	1,73*	1,70*	1,74*
Opportunité de la grossesse								
Opportune				1,00	1,00	1,00	1,00	1,00
Inopportune				1,08	1,07	0,82	0,82	0,81
Niveau d'éducation								
Sans niveau					1,00	1,00	1,00	1,00
Primaire					0,88	0,82	0,83	0,83
Secondaire et plus					1,04	0,91	0,92	0,87
Statut matrimonial								
Célibataires						1,00	1,00	1,00
Mariées						0,51***	0,56***	0,56***
Veuves et divorcées						0,81	0,81	0,80
Sexe du chef de ménage								
Homme							1,00	1,00
Femme							1,21*	1,22*
Niveau de vie du ménage								
Non pauvres								1,00
Pauvres								0,62*
Effectifs	**1 248**	**1 248**	**1 248**	**1 248**	**1 248**	**1 248**	**1 248**	**1 248**
Khi-2 (probabilité)	**4,76 (0,00)**	**6,15 (0,00)**	**8,64 (0,00)**	**8,72 (0,00)**	**10,21 (0,00)**	**34,8 (0,00)**	**36,6 (0,00)**	**40,5 (0,00)**

Note : Données pondérées. *** Significatif à 1 % ; ** Significatif à 5 % ; * Significatif à 10 %.

Tableau 8. Effets des variables de contrôle sur la discontinuité des soins pendant la grossesse chez les jeunes de 15 à 24 ans au São Tomé-et-Príncipe (EDS, 2008-2009)

Variables	**M0**	**M1**	**M2**	**M3**	**M4**	**M5**	**M6**	**M7**
Milieu de résidence								
Urbain	1,00	1,00	1,00	1,00	1,00	1,00	1,00	1,00
Rural	2,27	2,26	1,99	1,99	1,83	1,87	1,89	1,81
Âge								
Jeunes (15-19 ans)		1,00	1,00	1,00	1,00	1,00	1,00	1,00
Jeunes (20-24 ans)		0,97	0,81	0,82	0,77	0,85	0,86	0,86
Parité								
Moins de 3 enfants			1,00	1,00	1,00	1,00	1,00	1,00
3 enfants ou plus			2,40**	2,35**	2,26**	2,26**	2,27**	2,34**
Opportunité de la grossesse								
Opportune				1,00	1,00	1,00	1,00	1,00
Inopportune				1,29	1,35	1,08	1,06	1,02
Niveau d'éducation								
Sans niveau					1,00	1,00	1,00	1,00
Primaire					0,54	0,57	0,58	0,58
Secondaire et plus					0,30**	0,27**	0,26**	0,28**
Statut matrimonial								
Célibataires						1,00	1,00	1,00
Mariées						0,28**	0,29**	0,24**
Veuves et divorcées						1,01	1,01	1,01
Sexe du chef de ménage								
Homme							1,00	1,00
Femme							1,31	1,29
Niveau de vie du ménage								
Non pauvres								1,00
Pauvres								2,17*
Effectifs	**402**	**402**	**402**	**402**	**402**	**402**	**402**	**402**
Khi2 (probabilité)	**8,63 (0,00)**	**8,64 0,00)**	**14,50 (0,00)**	**14,87 (0,00)**	**19,66 (0,00)**	**26,62 (0,00)**	**24,51 (0,00)**	**27,99 (0,00)**

Note : Données pondérées. *** Significatif à 1 % ; ** Significatif à 5 % ; * Significatif à 10 %.

Tableau 9. Effets des variables de contrôle sur la discontinuité des soins au Tchad

Variables	M0	M1	M2	M3	M4	M5	M6	M7
Milieu de résidence								
Urbain	1,00	1,00	1,00	1,00	1,00	1,00	1,00	1,00
Rural	2,15***	2,14***	2,13***	2,13***	2,01***	2,04***	2,04***	1,89***
Âge								
Jeunes (15-19 ans)		1,00	1,00	1,00	1,00	1,00	1,00	1,00
Jeunes (20-24 ans)		0,92	0,88	0,88	0,87	0,88	0,88	0,88
Parité								
Moins de 3 enfants			1,00	1,00	1,00	1,00	1,00	1,00
3 enfants ou plus			1,14	1,14	1,03	1,05	1,05	1,05
Opportunité de la grossesse								
Opportune				1,00	1,00	1,00	1,00	1,00
Inopportune				0,92	1,03	0,99	0,98	0,96
Niveau d'éducation								
Sans niveau					1,00	1,00	1,00	1,00
Primaire					0,57***	0,56***	0,56***	0,56***
Secondaire et plus					0,42***	0,41***	0,41***	0,41***
Statut matrimonial								
Célibataires						1,00	1,00	1,00
Mariées								
Veuves et divorcées						0,52**	0,52**	0,52**
Sexe du chef de ménage						0,52*	0,52*	0,52*
Homme							1,00	1,00
Femme							1,01	1,01
Niveau de vie du ménage								
Non pauvres								1,00
Pauvres								1,36*
Effectifs	**2 130**	**2 130**	**2 130**	**2 130**	**2 130**	**2 130**	**2 130**	**2 130**
Khi2	**64,77 (0,00)**	**65,45 (0,00)**	**67,16 (0,00)**	**67,19 (0,00)**	**127,71 (0,00)**	**133,34 (0,00)**	**133,34 (0,00)**	**136,28 (0,00)**

Note : Données pondérées. *** Significatif à 1 % ; ** Significatif à 5 % ; * Significatif à 10 %.

4. Conclusion

Les questions liées à la santé sexuelle et reproductive demeurent un problème de santé publique préoccupant dans les pays d'Afrique centrale. L'objectif de ce chapitre était d'analyser les différences en matière de discontinuité des soins prénatals chez les jeunes de 15 à 24 ans selon le milieu de résidence. La prise en compte des variables de contrôle reconnues dans la littérature comme ayant un effet sur la santé maternelle a permis de tenir compte des biais dans l'estimation des effets du milieu de résidence sur la discontinuité des soins prénatals.

Les analyses multivariées indiquent de manière générale que les effets du milieu de résidence demeurent stables en présence des variables socio-économiques et démographiques et ne sont pas uniformément répartis entre les pays de l'Afrique centrale. La dichotomie urbain/rural est pertinente en Afrique centrale, à l'avantage des zones urbaines. La discontinuité des soins prénatals en zones rurales est particulièrement plus élevée au Tchad et au Cameroun. Ces résultats corroborent ceux obtenus dans de nombreux travaux sur la santé sexuelle et reproductive dans plusieurs pays et s'expliquent pour la plupart des cas par ce qu'on appelle le biais urbain, se traduisant par la concentration des infrastructures et ressources humaines de qualité en zones urbaines (Beninguisse et Nikiema, 2005 ; Bouba Djourdebbé, 2010 ; Bonono et Ongolo-Zogo, 2012).

Il est difficile de se prononcer sur l'avantage des zones urbaines par rapport aux zones rurales, puisqu'on n'a pas suffisamment de preuves statistiques : les effets du milieu de résidence de la femme ne sont pas statistiquement significatifs. Ce constat pourrait être lié à la définition du concept urbain/rural, variable d'un pays à l'autre (Ouédraogo et Bouvier-Colle, 2008 ; Adjiwanou, 2014). Les critères de définition d'une ville ne sont pas forcément les mêmes pour les pays en Afrique centrale. Dans certains pays, il n'existe pas une démarcation socio-spatiale claire du milieu urbain comparativement au milieu rural. Parfois pour des raisons politiques, une campagne peut être assimilée à une ville, ce qui, en effet, pourrait introduire des biais d'observation dans les résultats de l'étude. Aussi faut-il souligner la situation atypique observée au Rwanda, où ce sont plus plutôt les zones rurales qui se démarquent positivement en matière de continuité des soins prénatals chez les jeunes. Cette situation pourrait s'expliquer par la mise en place d'une véritable politique de développement à travers des services de santé de la reproduction qui fonctionnent bien en zones rurales, ou par des opportunités offertes par ces milieux susceptibles d'avoir des effets favorables sur la santé (Lochner *et al.*, 2003) par le biais des associations féminines qui interviennent notamment dans la santé sexuelle et reproductive (Beck, 2009).

Les résultats contre-intuitifs ne sont pas liés à la qualité des données, puisque l'évaluation des données par plusieurs méthodes graphiques et statistiques[94] confirme leur fiabilité. Ces résultats contre-intuitifs dénotent plutôt la complexité du concept urbain/rural, ce qui suggère la nécessité de considérer l'hétérogénéité spatiale en termes de discontinuité des soins prénatals chez les jeunes en Afrique centrale. Un effort devrait être fait pour mener une étude similaire dans toute l'Afrique subsaharienne et tenir compte de la qualité des services prénatals à travers un indicateur composite intégrant la prise de la taille, du poids, de la tension artérielle, le test d'urine, le prélèvement du sang et la vaccination antitétanique. Ces composantes font partie des caractéristiques du système de santé et du minimum du standard médical à offrir à une femme pendant la grossesse (Bouba Djourdebbé, 2010). La qualité des services devrait être considérée comme étant bonne lorsqu'une gestante, au cours de la visite prénatale relative à son dernier enfant, a été soumise à une prise de la taille, du poids, de la tension artérielle, de l'urine, du sang, a reçu au moins une dose de vaccination antitétanique, des comprimés de fer, a bénéficié de la prévention contre le paludisme et de l'éducation sanitaire sur les signes de complications de la grossesse.

Remerciements

Ce travail a pu être réalisé grâce à l'ICF International qui a mis gracieusement à notre disposition des données de l'enquête démographique et de santé de tous les pays d'Afrique subsaharienne.

Références

Abouzahr C., et Boerma T., 2005. "Health information systems: the foundations of public health", *Bulletin of the World Health Organization*, 83, 8, pp. 578–583.

Alam N., Hajizadeh M., Dumont A. *et al.*, 2015. "Inequalities in Maternal Health Care Utilization in Sub-Saharan African Countries: A Multiyear and Multi-Country Analysis", *PloS one*. DOI: 10.1371/journal.pone.0120922.

Bauserman M., Lokangaka A., Thorsten V. *et al.*, 2015. "Risk factors for maternal death and trends in maternal mortality in low-and middle-income countries: a prospective longitudinal cohort analysis", *Reproductive Health*, S5, DOI: 10.1186/1742-4755-12-S2-S5.

Beninguisse G., Nikiema B., 2005. *La discontinuité des soins obstétricaux en Afrique centrale et de l'Ouest. Niveaux, schémas et facteurs associés*, Yaoundé, IFORD/Université de Montréal, 8 p.

[94] Résultats de l'évaluation des données non présentés dans le document.

Bonono R. C., Ongolo-Zogo P., 2012. *Optimiser l'utilisation de la consultation prénatale au Cameroun*, Yaoundé, Centre pour le développement des bonnes pratiques en santé — Hôpital Central, 7 p

Bouba Djourdebbé F., 2010. *La déperdition des soins prénatals au Tchad*, EUE, 124 p.

Buchmann E. J., Mnyani C. N., Frank K. A. *et al.*, 2015. "Declining maternal mortality in the face of persistently high HIV prevalence in a middle-income country", *International Journal of Obstetrics & Gynaecology*, 122, 2, pp. 220–227.

Hill K., Thomas K. Abouzahr C. *et al.*, 2007. "Estimates of maternal mortality worldwide between 1990 and 2005: an assessment of available data" *The Lancet*, 370, 9595, pp. 1311–1319.

Kamuliwo M., Kirk K. E., Chanda, E. *et al.*, 2015. "Spatial patterns and determinants of malaria infection during pregnancy in Zambia", *Transactions of The Royal Society of Tropical Medicine and Hygiene*, 109, 8, pp. 514–521.

Kobiane J.-F., 2004. « Habitat et biens d'équipement comme indicateurs de niveau de vie des ménages : bilan méthodologique et application à l'analyse de la relation pauvreté-scolarisation », *African Population Studies Supplement A*, 19, 2, pp. 265–283.

Liu L., Oza S., Hogan D. *et al.*, 2015. "Global, regional, and national causes of child mortality in 2000–13, with projections to inform post-2015 priorities: an updated systematic analysis", *The Lancet*, 385, 9966, pp. 430–440.

OMS, 2015. *La stratégie mondiale pour santé de la femme, de l'enfant et de l'adolescent (2016-2030)*, Genève, OMS, 103 p.

Unicef, 2001. *Maternal care*, New York, Unicef, 17 p.

Union africaine, 2013. *Rapport annuel sur la situation de la santé maternelle, néonatale et infantile en Afrique*, Addis-Ababa, Union africaine, 57 p.

WHO, 2014. *Trends in Maternal Mortality: 1990 to 2013*, Estimates by WHO, Unicef, UNFPA, The World Bank and the United Nations Population Division. Geneva, WHO, 56 p.

Chapitre XVII

COMPORTEMENTS SEXUELS À RISQUE AUX IST/VIH SIDA CHEZ LES ADOLESCENTS ET JEUNES DE 15 À 24 ANS EN MILIEU SCOLAIRE DANS LA COMMUNE DE GLAZOUÉ AU BÉNIN

Pierre GANDJI,
Alphonse Mingnimon AFFO

1. Introduction

Le VIH/Sida reste de nos jours un problème de santé publique. Il a été le plus meurtrier jusqu'à la disponibilité des antirétroviraux. Dans le monde, 37,9 millions de personnes vivent avec le VIH. Les jeunes représentent plus de 10 millions de ce nombre (ONUSIDA, 2019). C'est désormais une maladie chronique. En Afrique subsaharienne, les taux d'infections à VIH continuent d'être élevés chez les adolescentes et les jeunes femmes, beaucoup d'entre elles devenant mères. En 2017, un quart des personnes ayant contracté le VIH étaient des adolescentes et des jeunes femmes (âgées de 15 à 24 ans), alors qu'elles ne représentent que 10 % de la population, et les maladies liées au sida étaient l'une des principales causes de mortalité chez les femmes et les filles en âge de procréer (ONUSIDA, 2017).

Au Bénin, la prévalence du VIH au sein de la population générale est de 1,2 % depuis 2012. Elle est de 0,3 % chez les adolescents/jeunes scolaires de 15 à 24 ans (0,2 % chez les 15 à 19 ans et 0,4 % chez les 20 à 24 ans), avec une prédominance féminine (0,4 % contre 0,1 % chez les hommes) (ESDG, 2017). Les connaissances, attitudes et pratiques des adolescents et jeunes à l'égard de l'infection par le VIH et les IST restent insuffisantes, surtout au sein des 15-24 ans, malgré la mise en place d'interventions spécifiques en direction de cette cible. En 2017, 11,8 % d'adolescents et de jeunes avaient une bonne connaissance du VIH avec une situation améliorée chez les scolaires (16,4 % contre 7,3 % chez les non-scolaires). Parmi ceux qui sont sexuellement actifs, 40,0 % ont utilisé le préservatif au dernier rapport sexuel (MS, 2018). Malgré les efforts du gouvernement (campagnes de sensibilisation sur l'abstinence, la fidélité et l'usage régulier de méthodes de contraception), le changement de comportement sexuel escompté n'est pas encore atteint chez les adolescents et les jeunes. D'où l'intérêt d'examiner les comportements sexuels à risque chez les adolescents et jeunes scolaires. C'est l'objet de cette recherche conduite dans la commune de Glazoué au Bénin.

2. Revue de la littérature

Le risque de l'infection à VIH varie selon plusieurs groupes de facteurs : sociodémographiques et économiques, comportementaux, contextuels et institutionnels. Cette section en présente une revue analytique.

2.1. Facteurs de risque sociodémographiques et économiques

L'âge, le sexe, l'orientation sexuelle, le type de population (générale, vulnérable ou population clé), le niveau d'instruction, le niveau de vie socio-économique, le niveau de connaissance des moyens de prévention et des modes de transmission du VIH, la région et le milieu de résidence sont les principaux facteurs évoqués dans plusieurs travaux. Les adolescents et les jeunes sont mal informés ou n'ont pas la vraie connaissance des moyens de prévention ou des modes de transmission du VIH. Selon ONUSIDA, 2017, les adolescents et jeunes constituent les groupes les plus vulnérables. Cette vulnérabilité résulte d'une série de facteurs de risque individuels, culturels, structurels, économiques et sanitaires qui entravent non seulement leur bien-être, mais mettent également en péril leur santé et leur avenir social et professionnel. Sur le plan sanitaire, la précocité des rapports sexuels, couplée avec le faible niveau de connaissance des modes de transmission et de prévention des IST et du VIH, accroît les comportements sexuels à risque dans la jeune génération. Une étude réalisée sur les déterminants de l'infection à VIH en Haïti a montré que les jeunes filles de 20 à 24 ans courent 3,4 fois plus de risque d'être infectées que celles de 15 à 19 ans (IHE, 2015). Le même constat a été fait parmi les jeunes femmes sud-africaines. Celles âgées de 15 à 24 ans sont six fois plus exposées au risque d'infection que leurs homologues masculins (A. K. Quarraisha & C. Baxter, 2016). Qu'il s'agisse du milieu urbain ou rural, les filles sont plus vulnérables au VIH que les garçons de la même tranche d'âge (du fait qu'elles sont réceptives alors que les garçons sont insertifs) : $OR = 2,16$ contre $1,96$; $p < 0,05$ (A. E. Pettifor *et al.*, 2005).

2.2. Facteurs comportementaux en lien avec l'infection à VIH

Le niveau de pauvreté augmente le risque d'infection à VIH. En effet, la recherche de la satisfaction des besoins essentiels pousse les jeunes filles de faible niveau économique à s'adonner aux pratiques sexuelles tarifées avec des partenaires financièrement aisés. Les implications sont le multipartenariat sexuel, les rapports sexuels intergénérationnels parfois non protégés à cause du pouvoir social et économique du partenaire, les IST, l'entrée sur le marché du commerce de sexe en tant que professionnelle du sexe, etc. (S. Helleringer, 2017 ; J. Wamoyi *et al.*, 2016).

Les principaux facteurs comportementaux répertoriés sont l'âge au premier rapport sexuel, le multipartenariat sexuel, les rapports sexuels intergénérationnels, le recours au préservatif, et le niveau de connaissance de l'infection à VIH. Chez les plus jeunes, la précocité des rapports sexuels (avant l'âge de 15 ans) les expose plus tôt à l'adoption de comportements à risque du fait de l'immaturité, de l'inexpérience, du manque ou du faible niveau de connaissance des moyens de prévention du VIH. Dans les pays en développement (à l'exception de la Chine), 11 % des adolescents âgés de 15 à 19 ans affirment avoir eu leur premier rapport sexuel avant 15 ans (Unicef, 2011). Dans les pays d'Afrique subsaharienne, l'activité sexuelle est devenue de plus en plus fréquente et précoce. D'après Rwenge (2013), à l'exception de la RDC, du Rwanda et du Sénégal, l'activité sexuelle précoce est plus intense chez les filles que chez les garçons. Cette prévalence varie d'un pays à un autre. Par exemple, chez les jeunes de 15 à 19 ans au Cameroun, la proportion d'adolescents ayant été sexuellement actifs avant l'âge de 15 ans était de 11,5 % contre 18 % pour les adolescentes. Cette même situation a été observée dans d'autres pays avec 10,7 % de garçons (adolescents) contre 19,0 % de filles (adolescentes) sexuellement actifs avant 15 ans au Tchad ; 8,4 % contre 17,2 % à Madagascar ; 16,7 % contre 20,4 % d'adolescentes en Côte d'Ivoire ; 4,7 % contre 7,3 % au Burkina Faso ; 6,3 % contre 23,5 % au Mali. Cependant, cette tendance est inversée au Rwanda où 15,3 % des adolescents étaient sexuellement actifs contre 5,2 % des adolescentes avant l'âge de 15 ans (Rwenge, 2013).

Au Bénin, parmi les adolescents et jeunes de 15 à 24 ans, le tiers (31,5 %) a eu le premier rapport sexuel avant le quinzième anniversaire et huit sur dix (82,2 %) avant la majorité (18 ans). Parmi ceux qui sont sexuellement actifs, seuls quatre sur dix (40,0 %) ont fait usage de préservatifs aux derniers rapports sexuels (MS, 2018). Au Zimbabwe, il est observé parmi les adolescentes et jeunes filles un écart d'âge moyen de 8,7 ans avec leurs partenaires sexuels ($p < 0,0001$). Les résultats indiquent également qu'un écart d'âge de 5 ans induit un risque de 1,05 fois plus élevé de l'infection à VIH chez ces dernières (J. D. Schaefer. *et al.*, 2017). De façon similaire, au Malawi, les femmes qui ont un partenaire sexuel plus âgé de 5 ans et plus ont 5,39 fois plus de risque ($p < 5$ %) d'être infectées que leurs homologues dont le partenaire sexuel est plus âgé de moins de 5 ans (R. Beauclair. *et al.*, 2016).

La bonne connaissance du VIH est un indicateur qui détermine les comportements individuels et collectifs en vue de réduire les risques de contamination. À Vanuatu, sept adolescents et jeunes de 15 à 24 ans sur dix sont sexuellement actifs, 24,0 % ont une connaissance approfondie du VIH, 10,0 % connaissent leur statut sérologique. Au dernier rapport sexuel, six sur dix ont eu un rapport sexuel protégé. Concernant la relation de communication entre parents et enfants à propos des échanges sur la sexualité en général et sur le VIH en particulier, 46,0 % des adolescents et jeunes affirment échanger avec les parents (Unicef, 2010). Contrairement au comportement des adolescents et jeunes du Vanuatu face à l'utilisation de préservatif, dans le Nord-Centre du Nigeria, c'est plus de sept adolescents et jeunes sur dix (74,0 %) de la même tranche d'âge qui ont eu un dernier rapport sexuel non protégé (P. A. Agaba *et al.*, 2016). En Guinée Conakry, sur plus de quatre adolescents et jeunes sur dix (45,2 %) qui ont eu des rapports sexuels, le préservatif a été utilisé dans 16,4 % des cas et les contraceptifs par 35,4 % d'entre eux. La prévalence des infections sexuellement transmissibles était de 23,5 % (A. Diallo *et al.*, 2020). Les déterminants de l'utilisation du préservatif chez les adolescents et jeunes de 15 à 24 ans sont l'âge, le milieu de résidence, le sexe, le niveau de vie, le niveau d'instruction, la connaissance d'un lieu d'approvisionnement du préservatif, avoir effectué une fois le test de dépistage et avoir un partenaire sexuel atteint d'une IST. Ces facteurs ont été identifiés au Bénin (MS, 2017a ; 2017b ; 2017c ; 2017d ; M. M.-M. Mintogbe *et al.*, 2019) et en Côte d'Ivoire (A. N. Ngui, 2010). Chez les professionnelles de sexe, certaines pratiques sexuelles augmentent le risque d'infection à VIH, notamment les rapports sexuels anaux (J. D. D Longo *et al.*, 2017).

3. Méthodologie

Les présentes réflexions proviennent d'une étude transversale mixte réalisée auprès des adolescents/jeunes scolaires âgés de 15-24 ans dans la commune de Glazoué au Bénin. Pour le volet quantitatif, un sondage à trois degrés a été opéré. Au premier degré, deux arrondissements (Glazoué-centre et Ouèdèmè) ont été tirés au sort. Au second degré, un établissement d'enseignement secondaire a été tiré au hasard dans chacun des arrondissements sélectionnés. Au troisième degré, des adolescents/jeunes ont été interrogés de façon aléatoire en tenant compte des critères d'inclusion. Le pourcentage d'adolescents et de jeunes ayant eu des rapports sexuels avant l'âge de 15 ans était de 33,6 %. Nous avons procédé par un échantillonnage de convenance en limitant la taille minimale à 344 individus.

Le principe de saturation a permis de limiter l'échantillon du volet qualitatif à 14 individus (8 filles et 6 garçons) sélectionnés par choix raisonné avec l'appui des guides/facilitateurs qui connaissent mieux le milieu d'investigation et la cible. Les données quantitatives ont été collectées à l'aide d'un questionnaire rempli par des enquêteurs formés au préalable. Les données qualitatives ont été collectées à l'aide d'un guide d'entretien. Pour les deux volets (qualitatif et quantitatif), une note d'information a été introduite et le consentement libre de chaque répondant a été obtenu avant le démarrage des entretiens. La confidentialité et la vie privée des participants ont été également respectées. Les données quantitatives ont été analysées à l'aide du logiciel SPSS 22. Les analyses descriptives univariées et bivariées ont été effectuées. La statistique de Khi-deux a été utilisée et les résultats sont interprétés au seuil de 5 %. Les données qualitatives (enregistrements sur supports magnétiques et prises de notes) ont été transcrites et ont fait l'objet d'une analyse de contenu.

4. Résultats

4.1. Profil des enquêtés

Au total, 344 adolescents et jeunes de 15 à 24 ans dans les deux arrondissements ont participé à cette recherche. L'âge moyen est de 18,3 ans avec une médiane de 18 ans. La majorité des enquêtés est dans la tranche d'âge des 15-19 ans (70,9 %), de sexe masculin (59,9 % contre 40,1 % pour le sexe féminin) et de niveau secondaire premier cycle (52,9 %).

La quasi-totalité des répondants est chrétienne (90,7 %). Suivent les pratiquants des religions endogènes (4,9 %) et les musulmans (4,4 %).

Tableau 1. Profil des enquêtés

		Effectif	%
Âge	15-19 ans	244	70,9
	20-24 ans	100	29,1
	Moyenne	18,3	
	Médiane	18,0	
Sexe	Masculin	206	59,9
	Féminin	138	40,1
Niveau d'instruction	Secondaire premier cycle	182	52,9
	Secondaire second cycle	162	47,1
Religion	Traditionnelle	17	4,9
	Chrétienne	312	90,7
	Musulmane	15	4,4
Total		344	100,0

Source : Données du terrain, juillet 2020.

4.2. Accès aux médias, au centre de santé, de loisir et consommation de l'alcool chez les adolescents et jeunes scolaires de 15 à 24 ans à Glazoué en 2020

Le tableau II présente la fréquence d'exposition des adolescents et jeunes scolaires aux médias (émissions radiodiffusées et télévisées) et montre que 68,6 % écoutent de façon occasionnelle les radios locales (radio Cité de Savalou, radio Collines FM de Agouagon et radio Ilèma de Dassa-Zounmé) et regardent aussi de façon occasionnelle la chaîne de télévision nationale du

Bénin (ORTB[95]). Pour des raisons diverses, la quasi-totalité des adolescents et jeunes (96,8 %) fréquente, quel qu'en soit le type, les formations sanitaires les plus proches de leur milieu de résidence.

Quant aux loisirs, c'est à peine une personne sur cinq (20,9 %) qui fréquente les centres de loisirs. Les plus fréquentés sont les terrains de sport et les buvettes/restaurants. Par ailleurs, 87,5 % consomment de l'alcool de façon occasionnelle, 5,8 %, plusieurs fois par semaine et 6,7 % n'en consomment pas.

Tableau 2. Accès aux médias, au centre de santé, de loisir et consommation de l'alcool chez les adolescents et jeunes scolaires de 15-24 ans à Glazoué en 2020

		Effectif	%
Exposition aux médias	Jamais exposé	36	10,5
	Faiblement exposé	236	68,6
	Fortement exposé	72	20,9
Fréquentation des centres de santé	Fréquente les centres de santé	333	96,8
	Ne fréquente pas les centres de santé	11	3,2
Fréquentation des centres de loisirs	Fréquente les centres de loisirs	72	20,9
	Ne fréquente pas les centres de loisirs	272	79,1
Consommation d'alcool	Souvent	20	5,8
	À l'occasion	301	87,5
	Jamais	23	6,7

Source : Données du terrain, juillet 2020.

4.3. Prévalence des comportements sexuels à risque chez les adolescents et jeunes scolaires de 15 à 24 ans à Glazoué en 2020

En matière de connaissance d'un endroit où se procurer des préservatifs, les résultats indiquent que 92,6 % des adolescents et jeunes connaissent au moins un endroit où il est possible de se procurer des préservatifs. Cette proportion varie sensiblement selon le sexe (97,5 % chez les garçons contre 85,7 % chez les filles). Les rapports sexuels précoces sont courants chez les adolescents/jeunes scolarisés : 57,6 % déclarent avoir eu leur premier rapport sexuel avant 18 ans. Cette pratique est plus accentuée chez les adolescents de 15 à 19 ans (77,4 %) que chez les jeunes de 20 à 24 ans (31,8 %). Elle l'est également davantage chez les adolescents et jeunes du secondaire de premier cycle (69,0 % contre 49,1 % chez ceux du second cycle) et plus chez les adolescents et jeunes qui vivent avec les deux parents (64,7 %). La prise d'alcool contribue aussi à la sexualité précoce. Parmi ceux qui prennent de l'alcool de façon occasionnelle, 62,7 % sont plus exposés à l'activité sexuelle précoce.

[95] Office de radiodiffusion et télévision du Bénin.

Bien que beaucoup de ces adolescents et jeunes s'exposent aux médias et connaissent au moins un lieu où se procurer un préservatif, son utilisation n'est pas courante en leur sein. La majorité (70,4 %) des adolescents et jeunes déclare n'avoir pas utilisé de préservatif au cours du premier rapport sexuel. Parmi les adolescents et jeunes sexuellement actifs, 69,0 % déclarent n'avoir pas utilisé de préservatif au cours de leur dernier rapport sexuel. Plus le niveau d'instruction est bas, moindre est la fréquence d'utilisation de préservatif. Ce sont majoritairement les adolescents et jeunes du premier cycle (81,6 %) qui ne se sont pas préservés lors de leur dernier rapport sexuel.

Tableau 3. Prévalence (%) des comportements sexuels à risque chez les adolescents et jeunes scolaires de 15 à 24 ans à Glazoué en 2020

	Non-utilisation du préservatif aux premiers rapports sexuels	Non-utilisation du préservatif aux derniers rapports sexuels	Connaissance d'un endroit pour se ravitailler en préservatif	Sexualité précoce	Effectif
Âge	**ns**	*	**ns**	***	
15-19 ans	72,2	73,9	93,9	77,4	115
20-24 ans	68,2	62,5	90,9	31,8	88
Sexe	**ns**	**ns**	***	**ns**	
Masculin	73,1	66,4	97,5	54,6	119
Féminin	66,7	72,6	85,7	61,9	84
Niveau d'instruction	**ns**	***	***	***	
Secondaire premier cycle	74,7	81,6	97,7	69,0	87
Secondaire second cycle	67,2	59,5	88,8	49,1	116
Total	**70,4**	**69,0**	**92,6**	**57,6**	**203**

Seuil de signification de l'écart : *** p < 1 % ; ** p < 5 % ; * p < 10 % ; ns p > = 10 %. Source : Données du terrain, juillet 2020.

Quant au multipartenariat sexuel, 34,5 % des adolescents et jeunes sont touchés avec au moins deux partenaires sexuels (réguliers ou occasionnels) au cours des douze derniers mois ayant précédé l'enquête et 24,6 % ont eu un comportement sexuel à très haut risque puisqu'ils ont eu plusieurs partenaires sexuels et n'ont pas utilisé de préservatif au cours de leur dernier rapport sexuel. La non-utilisation systématique du préservatif aux premiers et derniers rapports sexuels, le rapport sexuel précoce, le multipartenariat sexuel sont les comportements sexuels à risque identifiés chez les adolescents et jeunes de Glazoué.

Tableau 4. Prévalence (%) des comportements sexuels à risque chez les adolescents et jeunes scolaires de 15 à 24 ans à Glazoué en 2020

	Multipartenaires sexuels	Comportements sexuels à très haut risque	Effectif
Âge	**ns**	**ns**	
15-19 ans	34,8	25,2	115
20-24 ans	34,1	23,9	88
Sexe	**ns**	**ns**	
Masculin	37,0	26,9	119
Féminin	31,0	21,4	84
Niveau d'instruction	*	**	
Secondaire premier cycle	41,4	33,3	87
Secondaire second cycle	29,3	18,1	116
Total	**34,5**	**24,6**	**203**

Seuil de signification de l'écart : *** p < 1 % ; ** p < 5 % ; * p < 10 % ; ns p > = 10 %. Source : Données du terrain, juillet 2020.

Les résultats des analyses explicatives indiquent que la religion et le niveau d'instruction sont les deux facteurs explicatifs des comportements sexuels à très haut risque chez les adolescents et jeunes scolaires de Glazoué. Comparativement aux élèves du premier cycle, ceux du second cycle courent 0,28 fois moins de risque en matière de comportements sexuels à très haut risque du fait qu'ils ont plusieurs partenaires sexuels et n'utilisent pas systématiquement un moyen contraceptif. En ce qui concerne la religion, les chrétiens courent 0,23 fois moins de risque que les pratiquants des religions endogènes d'adopter des comportements sexuels à très haut risque. Toutefois, on ne note pas une différence de comportement sexuel à risque entre les musulmans et les pratiquants des religions endogènes.

4.4. Raisons du multipartenariat sexuel chez les adolescents et jeunes

La plupart des participants aux entretiens individuels approfondis ont indiqué que le multipartenariat chez les adolescentes est motivé par la quête d'argent, par l'ambition d'une vie meilleure et par le besoin de ressembler à ses pairs alors que les parents n'arrivent pas à satisfaire les besoins financiers de leurs filles à cause de leurs situations financières. Il ressort de l'analyse des données qualitatives que certaines filles se sentent insatisfaites après un rapport sexuel, mais elles ne savent pas comment l'avouer, car elles risquent d'être négativement étiquetées. C'est aussi l'une des raisons qui les conduit parfois au multipartenariat sexuel. Pour certains participants, les garçons entretiennent ce type de relation plus pour le plaisir sexuel que pour toute autre raison. Cette recherche de plaisir charnel conduit les garçons à avoir plus d'un partenaire sexuel. Les répondants ont aussi noté l'infidélité de l'autre partenaire, le refus du sexe de l'un des partenaires comme raisons qui sous-tendent le multipartenariat. En revanche, certains répondants estiment que si l'adolescent veut se faire remarquer, il/elle doit forcément avoir plus d'un partenaire sexuel, c'est le nouveau « mode de vie » pour les adolescents et jeunes. Quelques récits de vie retracent ces facteurs :

> « Le manque de moyens financiers des parents conduit certaines filles au multipartenariat. Si elle n'a personne ou ses parents n'ont pas les moyens pour lui acheter les fournitures scolaires, elle est obligée de passer par plusieurs garçons. » Fille B, 21 ans, Tle, CEG Ouèdèmè.

En même temps, comme il a été mentionné dans les entretiens, certaines filles aimeraient le gain facile, elles auraient une ambition démesurée, ce qui les pousse à avoir plusieurs partenaires sexuels :

> « En matière de multipartenariat, c'est pire chez les filles que chez les garçons. On nage dedans et la cause du multipartenariat sexuel chez les filles, c'est l'argent. Les filles aiment trop l'argent. » Fille P, 18 ans, 3e, CEG2 Glazoué.

> « On ne mange pas un seul fruit d'un arbre, il faut goûter plusieurs. Un vrai garçon ne peut pas avoir une seule partenaire sexuelle. Le garçon qui a une seule partenaire sexuelle n'est pas à la mode, il est un faible. Avant, je sortais avec quatre filles simultanément. C'est une habitude pour nous et une concurrence entre nous jeunes garçons. Je ne mentirai pas, j'ai plusieurs copines. » Garçon B, 19 ans, 3e, CEG Ouèdèmè.

4.5. Conséquences des comportements sexuels à risque

Prendre des risques lors du rapport sexuel conduit souvent à des situations embarrassantes, parfois même plus graves. Lorsque les adolescents et jeunes ont plusieurs partenaires sexuels et que le condom n'est pas systématiquement utilisé, des conséquences néfastes sont plus susceptibles de survenir. Plusieurs risques associés à ces comportements ont été rapportés par les interviewés, dont les principaux sont les risques de contracter des infections sexuellement transmissibles, dont la syphilis, la gonococcie et le VIH/sida. Ce dernier a un impact chronique sur les systèmes de soins de santé et peut se transmettre au nourrisson si les mesures préventives ne sont pas mises en œuvre. Les IST peuvent également entraîner la stérilité, le cancer du col de l'utérus. Les grossesses non désirées, les avortements clandestins, la déscolarisation, le refus de la paternité de la grossesse font partie de cette panoplie de conséquences associées à ces comportements sexuels à très haut risque.

> « Une fille qui a plusieurs partenaires sexuels peut tomber enceinte sans connaître l'auteur de la grossesse, c'est ça qu'on appelle grossesse sans père. Il y en a plusieurs enfants sans père à Glazoué ici. Moi j'ai une amie et quand elle est tombée enceinte, ses parents lui ont demandé l'auteur de la grossesse et elle appelle le nom de plusieurs personnes parce qu'elle a plusieurs copains. Je prie même pour elle pour qu'elle n'attrape pas le Sida, car elle court le risque d'attraper les IST/Sida. On ne sait pas si l'un des partenaires est atteint d'une maladie sexuellement transmissible. » Fille X, 22 ans, Tle, CEG2 Glazoué.

5. Discussion

La discussion des résultats se fera d'une part en suivant les caractéristiques sociodémographiques des adolescents et jeunes et le dialogue social et d'autre part en suivant les comportements sexuels à risque à travers la sexualité précoce, le multipartenariat sexuel et les rapports sexuels non protégés.

5.1. Les adolescents/jeunes et le dialogue social

L'existence de dialogue social entre adolescents/jeunes et parents/tuteurs, notamment la communication sur la sexualité, peut apporter un appui aux adolescents et jeunes pour les inciter à prendre moins de risques (des risques qui peuvent affecter non seulement leur santé sexuelle et reproductive, mais également leur bien-être psychologique et émotionnel). Les principaux risques encourus par les adolescents et jeunes sont les grossesses non désirées, les infections sexuellement transmissibles (IST), l'exclusion sociale, la détresse psychologique, etc. Selon les données qualitatives, très peu d'adolescents et jeunes interviewés parlent de la sexualité avec leurs parents ou tuteurs. Lorsqu'elle existe, cette communication avec les parents est essentiellement axée sur la prévention des IST/VIH/Sida et des grossesses non désirées. Le contrôle parental sur les sorties de l'adolescent avec son partenaire sexuel et la communication sur la sexualité (notamment l'intimité de son enfant) avec les parents favorisent l'adoption de comportements sexuels sécuritaires chez les adolescents et jeunes.

Les résultats révèlent que seuls 14,28 % des adolescents/jeunes interviewés déclarent parler de la sexualité avec leurs parents ou tuteurs. Ce résultat semble être conforme à ceux de l'Unicef qui indiquent que 46,0 % des adolescents et jeunes affirment échanger avec leurs parents (Unicef, 2010). Ces résultats reflètent le faible niveau de dialogue entre les adolescents/jeunes et leurs parents ou tuteurs sur la sexualité, à cause du tabou culturel qui l'entoure. Ceux qui ne parlent pas de la sexualité avec les parents ont souvent honte, ou peur que les parents ne réagissent mal en apprenant certaines vérités sur leur vie sexuelle. Quant aux parents, ils ont peur d'en parler et ainsi de pousser leurs enfants précocement dans l'activité sexuelle. Les parents, qui devraient donc s'impliquer davantage dans l'éducation sexuelle de leurs enfants à travers le dialogue social, se refusent à assumer cette responsabilité et se désistent, alors que les pairs et les médias sont devenus des références en matière de conseils et de pratiques sexuelles, ce qui donne une ouverture aux comportements sexuels à risque observés aujourd'hui chez les adolescents et jeunes.

Par contre, certains adolescents/jeunes pensent que la gestion de leur vie sexuelle n'implique pas les parents. Compte tenu de leur immaturité psychosociale, ces attitudes peuvent non seulement limiter le niveau de connaissance sur la sexualité, mais également amener l'adolescent ou le jeune à prendre des décisions qui sont parfois néfastes pour sa santé. Les parents et les adolescents pourraient discuter facilement de la sexualité pour que les adolescents et les jeunes puissent développer leur jugement et leur sens de la responsabilité, leur esprit critique et leur capacité de discernement comportemental. D'après Y. Miangotar (2010), la communication sur la sexualité est faiblement associée au comportement sexuel et le niveau de contrôle parental influence l'entrée en sexualité des adolescents et jeunes. Alors il n'y a pas forcément un lien direct entre la communication autour de la sexualité et le passage à l'acte.

5.2. Rapport sexuel précoce chez les adolescents et jeunes

Par le passé, les premiers rapports sexuels coïncidaient parfois avec le mariage. Aujourd'hui, malgré les congrégations religieuses et certaines ONG qui exhortent les enfants à s'abstenir jusqu'au mariage, la diminution de l'influence du pouvoir parental, l'avènement des réseaux sociaux couplés aux films pornographiques et les feuilletons des « pays occidentaux » ont contribué à banaliser le « sexe ». Le marché de l'emploi devient très concurrentiel et occupe de plus en plus les parents et le sexe continue d'être un sujet tabou, ce qui les empêche de discuter de la sexualité avec les adolescents et les jeunes. Sur un autre plan, la situation socio-économique fait que certains parents et leurs enfants dorment dans une même chambre, et certains enfants vont jusqu'à surprendre leurs parents en pleins ébats sexuels.

Au Bénin, l'âge légal pour se marier est de 18 ans. Tous les participants étaient célibataires et 57,6 % des adolescents/jeunes avaient déjà eu leur premier rapport sexuel avant 18 ans. L'âge médian au premier rapport sexuel chez les adolescents et jeunes de Glazoué est de 17 ans avec les extrêmes de 10 et de 24 ans. Selon l'ESDG 2017, l'âge médian est de 16 ans et les valeurs extrêmes de 9 ans et de 24 ans. On note une concordance de résultats entre l'ESDG réalisée sur le plan national en 2017 et l'enquête réalisée à Glazoué en 2020. L'interdiction des rapports sexuels prémaritaux qui prévalait dans le passé semble avoir disparu sous l'effet conjugué de plusieurs facteurs : la mondialisation, la technologie, la désorganisation sociale, la diminution de l'influence du pouvoir parental, le contexte socio-économique et la curiosité, l'évolution des mentalités, comme cela a été souligné dans les études antérieures (S. C. Abega, 1994 ; A.-E. Calvès, 1998 ; J.-R. M. Rwenge, 2000 ; C. Raynaut, 2001). Au-delà du risque d'infection par les maladies sexuellement transmissibles, y compris le VIH/Sida, la sexualité précoce a de lourdes répercussions sur l'état de santé physique et mental des adolescents et jeunes. Ce sont notamment les cas croissants de grossesses non désirées, responsables des avortements clandestins et de complications à l'accouchement, de mortalité infantile, ainsi que de rejet social.

Certaines adolescentes, par crainte de la réaction de leurs parents ou pour préserver l'honneur de la famille, ont recours à des avortements, le plus souvent clandestins. Au Bénin, l'avortement provoqué est illégal, sauf dans des situations où la vie de la mère est en danger. Certes, l'adolescence est une période difficile, mais elle peut aussi être avantageuse, surtout si les parents assument bien leur rôle en matière d'éducation sexuelle. Selon le témoignage de certains adolescents et jeunes, dans la plupart des familles, le dialogue sur la bonne conduite sexuelle constitue un tabou ; ils ne reçoivent pas d'éducation sexuelle de la part de leurs parents ou tuteurs (D. Meekers et A. Ghyasuddin, 1997 ; F. Kobélembi, 2005).

En plus de ce manque en matière d'éducation sexuelle chez les adolescents et jeunes au sein de leurs familles, les participants ont rapporté certains éléments qui sont impliqués dans la sexualité précoce des adolescents et jeunes, notamment le besoin de soutien économique. Si les parents sont dans l'incapacité de satisfaire ses besoins financiers, la fille est obligée de marchander son sexe afin de combler son déficit matériel. De nos jours, l'initiation sexuelle à un âge précoce chez les adolescents et jeunes est influencée par les images à caractère sexuel diffusées par les médias et les réseaux sociaux. L'alcool participe aussi à l'activité sexuelle précoce, car cette recherche a montré que 62,7 % de ceux qui prennent sporadiquement de l'alcool sont exposés à l'activité sexuelle précoce, s'ils sont en état d'ivresse et perdent le contrôle de soi (A. K. Durowade *et al.*, 2017). Si les parents n'enseignent pas la sexualité à leurs enfants, ces derniers l'apprendront soit à travers les médias, soit par les pairs, avec les conséquences négatives (acquisition d'informations erronées et/ou incomplètes) qui peuvent en découler. Les parents doivent revoir leurs stratégies pour pouvoir combler ce déficit. Ce qui a amené le ministère de la famille et des affaires sociales à élaborer un guide « dialogue enfants-parents » et à travers ce guide, les responsables des Centres de promotion sociale (CPS) sont encouragés à sensibiliser les populations.

5.3. Facteurs contributifs au changement des comportements sexuels à risque

Cette recherche montre que la religion et le niveau d'instruction influencent les comportements sexuels à risque chez les adolescents et les jeunes. Nous avons observé sur le terrain que les enseignants qui interviennent au premier cycle n'abordent pas les questions liées à la sexualité soit parce qu'ils constatent que les élèves sont assez jeunes, soit parce que ce n'est pas dans leur programme. Et comme tous les élèves n'ont pas la chance de suivre le second cycle, les élèves interrogés ont suggéré que l'éducation sexuelle soit mise au programme depuis le primaire jusqu'à l'université et même dans les centres de formations professionnelles. Cela donnerait la chance à tous d'acquérir des connaissances sur la sexualité et réduirait les comportements sexuels à risque chez les adolescents et les jeunes. En ce qui concerne le niveau d'instruction, une étude faite en Colombie indique le contraire. En effet, D. Berbesi-Fernandez. *et al.* (2017) estiment que les personnes non mariées (OR = 6,73 ; p = 0,01) et celles ayant atteint le niveau d'instruction supérieur

(OR = 3,99 ; p = 0,02) sont plus à risque face à l'infection à VIH (D. Berbesi-Fernandez *et al.*, 2017).

Quant à la religion, elle est aussi significativement associée aux comportements sexuels à très haut risque. Cette recherche a montré que les chrétiens courent moins de risque d'être infectés par le VIH que les musulmans et les pratiquants des religions endogènes. Les responsables des religions chrétiennes mettent un accent particulier sur la sexualité des adolescents et jeunes dans leur enseignement comparativement à leurs homologues musulmans et endogènes. En dehors de la famille et de l'école, la religion fait partie des cadres de socialisation et doit contribuer au changement de comportements sexuels à risque chez les adolescents et jeunes. C'est d'ailleurs pour cette raison que certains parents qui n'appartiennent plus à une congrégation religieuse et qui n'arrivent plus à discuter avec leurs enfants préfèrent autoriser ces derniers à adhérer à une congrégation religieuse.

5.4. Pistes de solutions pour un comportement sexuel responsable

L'adoption d'un comportement sexuel responsable passe par la connaissance des droits en SSR et l'éducation sexuelle à travers le dialogue enfants-parents. Cette recherche montre que 47,4 % des adolescents et jeunes ne connaissent aucun droit en SSR. Vu l'impact d'une sexualité mal vécue sur la santé individuelle (notamment le risque d'infection par les IST/VIH, la survenance de grossesses prématurées et non désirées, et l'abandon du cursus scolaire), il est essentiel de promouvoir les droits en SSR et des pratiques sexuelles saines pendant l'adolescence. La promotion de pratiques sexuelles saines exige en premier lieu une éducation sexuelle complète. Son absence dans les pays en développement comme le nôtre contribue à l'adoption des comportements sexuels à risques observés et engendre des conséquences néfastes sur la jeune génération.

Les adolescents et les jeunes doivent bénéficier d'une éducation à la sexualité conçue en fonction de leur âge pour acquérir les connaissances et le savoir-faire qui leur sont nécessaires (UNFPA, 2013). L'éducation à la sexualité peut réduire les comportements sexuels à risque chez les adolescents et les jeunes. L'option choisie par les adolescents et les jeunes interviewés est de faire savoir à leurs parents l'importance de la communication sexuelle entre eux et leurs enfants. Il est important que les parents parlent de la sexualité à leurs enfants pour les aider à mieux affronter les défis qui en découlent. En effet, l'éducation sexuelle améliore efficacement la connaissance des adolescents sur différents aspects liés à la sexualité, et leur permet d'adopter des comportements de prévention (Unesco, 2013). Par ailleurs, la réussite d'une action de réduction des comportements sexuels à risque doit s'accompagner de la diffusion de messages clairs sur les comportements souhaitables, ainsi que sur les situations à risque et les comportements attendus.

Conclusion

La présente recherche visait à analyser les comportements sexuels à risque observés chez les adolescents et les jeunes de 15 à 24 ans scolarisés à Glazoué au Bénin. Les résultats font état d'une sexualité précoce associée à une faible connaissance des droits en SSR chez les adolescents et jeunes scolaires à Glazoué. Le multipartenariat sexuel associé à une moindre utilisation du préservatif lors des rapports sexuels a été également signalé. La religion et le niveau d'instruction sont les facteurs explicatifs des comportements sexuels à risque chez les adolescents et jeunes de Glazoué. Ces comportements sont également influencés par le manque d'éducation sexuelle et de soutien économique au sein de leur famille, l'influence des pairs, la curiosité de découvrir le sexe et les images diffusées par les médias et les réseaux sociaux. Pour réduire ces comportements sexuels à risque, quelques stratégies sont proposées telles que le dialogue entre parents et enfants sur la sexualité ainsi que l'introduction de l'éducation sexuelle dans le système éducatif formel.

Références bibliographiques

Abéga Séverin Cécile, 1994. *Apprentissage et vécu de la sexualité chez les jeunes camerounais de 15 à 30 ans*, Rapport de mi-parcours. Organisation mondiale de la santé.

Agaba Patricia Aladi, Makai Rahila, Bankat Clément, Chebu Phillipe, Apena Temi, Iyaji-Paul Ochanya, Idoko John, 2016. "Sexual behavior and risk factors for HIV infection among young people aged 15–24 years in North-Central Nigeria", *Journal of Medicine in the Tropics*, 18(2), pp. 60–67. https://doi.org/10.4103/2276-7096.192212.

Beauclair Roxane, Helleringer Stéphane, Hens Niel, Delva Wim, 2016. "Age differences between sexual partners, behavioural and demographic correlates, and HIV infection on Likoma Island, Malawi", *Scientific Reports*, 6(1). https://doi.org/10.1038/srep36121.

Berbesi-Fernandez Dedsy, Segura-Cardona Angela, Cardona Arango Doris, Beatriz Caicedo-Velasquez, 2017. « Índice de vulnerabilidad al VIH en población habitante de calle », *Enfermería Global*, 16(2), p. 154-181, https://doi.org/10.6018/eglobal.16.2.252001.

Calvès Anne-Emmanuèle, 1998. "Adolescent premarital sexuality in Yaoundé: do men have the same motivations and strategies as women?", dans B. Kuaté Defoe (Ed.), *Sexuality and Reproductive Health during Adolescence in Africa*, University of Ottawa Press, Ottawa, pp. 141–161.

Diallo Abdourahamane, Diallo Yaya, Magassouba Aboubacar Sidiki, Bah Ibrahima Koussi., Telly, 2020. « Rapports sexuels chez les élèves de la commune de Matoto à Conakry en Guinée », *Pan-African Medical Journal*, 35. https://doi.org/10.11604/pamj.2020.35.113.20733.

Durowade Adekunle Kabir, Babatunde Oluwole Adeyemi, Omokanye Lukman Omotayo, Elegbede Olusegun Elijah, Ayodele Lawrence Majekodunmi, Adewoye Kayode Razaq, Adetokunbo Stella *et al.*, 2017. "Early Sexual Debut: Prevalence and Risk Factors among Secondary School Students in Ido-Ekiti, Ekiti State, South-West Nigeria", *African Health Sciences*, 17(3), pp. 614–22, https://doi.org/10.4314/ahs.v17i3.3.

Helleringer Stéphane, 2017. "Understanding the Adolescent Gap in HIV Testing Among Clients of Antenatal Care Services in West and Central African Countries", *AIDS and Behavior*, 21(9), pp. 2760–2773, https://doi.org/10.1007/s10461-016-1577-5.

Institut haïtien de l'Enfance, 2015. *Déterminants de l'infection au VIH chez les jeunes filles de 15-24 ans en Haïti*, 29 p., Haïti.

Desclaux Alice, 1997, « Dix ans de recherches en sciences sociales sur le sida au Burkina Faso », *Cahiers Santé*, n° 7, p. 127-135.

Kobélembi Frédéric, 2005. « Le comportement sexuel des adolescents à Bangui (RCA) », *African Population Studies*, volume XX, n° 2 p. 65-99, http://www.bioline.org.br/pdf?ep05012.

Longo Jean De Dieu, Simaléko Marcel Mbéko, Ngbale Richard, Grésenguet Gérard, Brucker Gille, Bélec Laurent, 2017. "Spectrum of female commercial sex work in Bangui, Central African Republic", *Journal des aspects sociaux du VIH/SIDA*, 14(1), p. 171-184.

Meekers Dominique and Ahmed Ghyasuddin, 1997. *Adolescent Sexuality in Southern Africa: Cultural Norms and Contemporary Behaviour*, Washington D.C., Population services international, Research Division, 28 p. https://www.psi.org/wp-content/uploads/1997/10/WP02.pdf.

Miangotar Yode, 2010. *Relation entre l'environnement familial et le comportement sexuel des adolescents au Burkina Faso*, mémoire de thèse, université de Montréal, Québec. https://papyrus.bib.umontreal.ca/xmlui/handle/1866/5222.

Mintogbe Mahouli Mireille-Marie., Sanni Mouftaou Amadou, Ahoussinou, Nelly Harmonie Bigbé Baké, Sodolouffo Odile, Adje Elihou, Barano Djima, 2019. "Unequal Access to HIV Prevention Services by Gender in Benin", *Open Journal of Social Sciences*, 07(06), pp. 51–65. https://doi.org/10.4236/jss.2019.76004.

Ministère de la Santé, 2017a. *Enquête de surveillance de deuxième génération relative aux IST, VIH et SIDA au Bénin (ESDG-2017) : Camionneurs*, p. 76 p. [Rapport final]. Ministère de Santé.

Ministère de la Santé, 2017b. *Enquête de surveillance de deuxième génération relative aux IST, VIH et SIDA au Bénin (ESDG-2017) : Jeunes scolaires et non scolaires de 15 à 24 ans* [Rapport final]. Ministère de la Santé.

Ministère de la Santé, 2017c. *Enquête de surveillance de deuxième génération relative aux IST, VIH et SIDA au Bénin (ESDG-2017) : Personnes privées de liberté*, 50 p. [Rapport final]. Ministère de la Santé.

Ministère de la Santé, 2017d. *Enquête de surveillance de deuxième génération relative aux IST, VIH et SIDA au Bénin (ESDG-2017) : Travailleuses de sexe, serveuses de bar et restaurants et clients*, 105 p. [Rapport final]. Ministère de la Santé.

Ministère de la Santé, 2018. *Enquête sur les adolescents et le VIH : Évaluation de l'état de l'épidémie et des programmes en faveur des jeunes et adolescents pour la prise de décision au Bénin*, 118 p. [Rapport final]. Présidence de la République du Bénin.

Unesco, 2013. *Les Jeunes aujourd'hui. Il est temps d'agir. Pourquoi les adolescents et les jeunes d'Afrique orientale et australe ont besoin d'une éducation sexuelle complète et de services de santé sexuelle et reproductive*, http://unesdoc.unesco.org/images/0022/002234/223447F.pdf.

Unicef, 2010. *Understanding HIV and AIDS Risk and Vulnerability Among Vanuatu Youth*, 5 p. Vanuatu.

Ngui André Ngamini, 2010. « Déterminants de l'utilisation du condom chez les jeunes en Côte d'Ivoire », *Médecine d'Afrique noire*, 57(4), p. 212-222.

ONUSIDA, 2017. *Rapport sur l'épidémie en Afrique de l'Ouest et du Centre*.

ONUSIDA, 2019. *Fiche d'information — mise à jour mondiale sur le SIDA 2019 : Statistiques mondiales sur le VIH en 2018*, 6 p.

Pettifor Audrey E, Rees Helen V, Kleinschmidt Immo, Steffenson Annie E, MacPhail Catherine, Hlongwa-Madikizela Lindiwe, Vermaak Kerry, Padian Nancy S, 2005. "Young people's sexual health in South Africa: HIV prevalence and sexual behaviors from a nationally representative household survey", *AIDS*, 19(14), pp. 1525–1534. https://doi.org/10.1097/01.aids.0000183129.16830.06.

Quarraisha Abdool Karim, Baxter Cheryl, 2016. "The dual burden of gender-based violence and HIV in adolescent girls and young women in South Africa", *S. Afr Med. J.*, 106(12), pp. 1151–1153.

Raynaut Claude, 2001. *Mobilité spatiale, réseaux sociaux et vulnérabilité aux MST/VIH parmi les populations urbaines et rurales de la région de Daloa (Côte d'Ivoire)*, IRD Paris.

Rwenge Jean-Robert Mburano, 2000. « Comportements sexuels à risque parmi les jeunes de Bamenda, au Cameroun », *Perspectives internationales sur le Planning familial*, volume XXVI, n° 3, p. 118-123 et 30, https://www.guttmacher.org/fr/journals/ipsrh/2000/12/comportements-sexuels-risques-parmi-les-jeunes-de-bamenda-au-cameroun.

Rwenge Jean-Robert Mburano, 2013. « Comportements sexuels parmi les adolescents et jeunes en Afrique subsaharienne francophone et facteurs associés », *African Journal of Reproductive Health* March 17(1), pp. 49–66. https://www.jstor.org/stable/23486138?seq=1#page_scan_tab_contents.

Schaefer Jonathan D, Caspi Avshalom, Belsky Daniel W, *et al.*, 2017. "Enduring mental health: Prevalence and prediction", *Journal of abnormal psychology*, vol. 126, n° 2, p. 212. DOI : 10.1037/abn0000232.

UNFPA, 2013. La journée mondiale de la population 2013 met l'accent sur la grossesse adolescente. http://www.unfpa.org/fr/press/journ %C3 %A9e-mondiale-de-la-population-2013-metlaccent-sur-la-grossesse-adolescente.

Wamoyi Joyce, Stobeanau Kirsten, Bobrova Natalia, Abramsky Tanya & Watts Charlotte, 2016. "Transactional sex and risk for HIV infection in sub-Saharan Africa: a systematic review and metanalysis", *Journal of the International AIDS Society*, 19(1), 20992. https://doi.org/10.7448/IAS.19.1.20992.

Chapitre XVIII

SEXUALITÉ ET HIV/SIDA CHEZ LES JEUNES EN RÉPUBLIQUE DU CONGO

Lucas TCHETGNIA,
Yves CHARBIT,
Benoît LIBALI

Introduction

Au Congo, toutes les enquêtes confirment que les jeunes ont une bonne connaissance des moyens de transmission et de prévention du VIH/Sida et pourtant ils se protègent peu ou mal du risque d'infection. Comment expliquer des comportements de protection si faibles, même chez des jeunes instruits ? Pour éclairer cette contradiction, nous postulons que ces jeunes sont des acteurs sociaux compétents et rationnels dans leurs actes, qu'ils ont certainement de « bonnes raisons » de ne pas se protéger et que l'on ne peut mettre leur comportement sur le compte de l'irresponsabilité, de l'ignorance et de l'inconscience de la jeunesse. Nous postulons que les pratiques de non-protection ou d'exposition au risque du VIH renvoient à leur gestion de leur sexualité (I). Cela conduit à analyser leur sexualité en privilégiant les relations de genre, qu'il s'agisse du multipartenariat ou de la sexualité transactionnelle (II). Enfin, pour éclairer leurs comportements en matière de sexualité et de VIH, une contextualisation s'impose : la pauvreté et les pressions familiales, leur méfiance à l'égard de l'Occident et plus encore du gouvernement, le poids de la religion en font des acteurs bien peu autonomes (III).

Quelles sont les données quantitatives disponibles au niveau individuel ? Selon le rapport de l'Enquête de séroprévalence et sur les indicateurs du Sida du Congo de 2009 (ci-après ESISC-I), la prévalence moyenne du VIH chez les jeunes de 15-24 ans est estimée à 1,7 % et elle est bien plus élevée chez les femmes que chez les hommes (2,4 % contre 0,7 %). La prévalence du VIH augmente rapidement avec l'âge : de 1,5 % chez celles de 15-17 ans (ensemble des deux sexes), elle passe à 1,7 % à 20-22 ans et c'est à 23-24 ans qu'elle atteint son niveau maximum (2,3 %). Chez les femmes, on constate également cette augmentation avec l'âge et, de plus, le niveau de prévalence se situe toujours à un niveau beaucoup plus élevé que chez les hommes : 2,5 %

des femmes et 0,7 % des hommes de 20-22 ans sont infectés, et respectivement, 3,6 % et 0,5 % à 23-24 ans. C'est parmi les jeunes femmes divorcées et séparées que le taux de prévalence est le plus élevé (5,1 %). À l'opposé, c'est parmi celles qui sont en union que le taux d'infection est le plus faible : 1,3 % contre 2,8 % parmi les célibataires (source Barrère B. et Barrère M., 2009 : Tableau 7.7).

Une interprétation d'ordre sociodémographique s'impose à l'évidence. Selon les résultats d'une autre source, l'Enquête démographique et de santé de 2011-2012, l'âge médian aux premiers rapports sexuels calculé sur l'ensemble des femmes de 20 à 49 ans est de 16,3 ans (16,8 ans chez les hommes de 20 à 59 ans). Les femmes congolaises ont en majorité (91,2 %) leurs premiers rapports sexuels avant d'atteindre 20 ans ; 66,5 % des hommes ont leurs premiers rapports sexuels avant d'avoir 18 ans (Ganga, 2012, p. 62). La précocité des rapports sexuels est très peu influencée par le lieu de résidence, le niveau d'instruction, et le niveau de richesse du ménage dans lequel vivent les jeunes. Mais surtout, la précocité de l'entrée dans la vie sexuelle s'accompagne d'une entrée en union bien plus tardive (19,7 ans pour l'ensemble des femmes, 26,2 ans pour les hommes), soit pendant 3,5 ans, avec tous les risques que cela implique.

Pour aller plus loin dans la compréhension des comportements individuels, nous avons réalisé une enquête qualitative entre août et octobre 2010 auprès des jeunes âgés de 15 à 24 ans scolarisés ou actifs professionnellement dans trois localités urbaines : Brazzaville, Pointe-Noire et Impfondo. Les entretiens individuels répétés et les focus groups auprès des jeunes ont permis de collecter les données sur leurs connaissances, représentations et pratiques relatives au VIH/SIDA, mais aussi sur leur parcours de vie. Les entretiens semi-directifs ont été également menés auprès des notables (décideurs, leaders d'opinion, prestataires de santé sexuelle) et des informateurs privilégiés (éducateurs, animateurs, parents, enseignants, personnel soignant, animateurs de jeunesse, disc-jockey, responsables d'organisations de la société civile travaillant avec les jeunes). Les jeunes enquêtés ont été recrutés, non pas selon les techniques d'échantillonnage démographique puisque l'objectif n'est pas de construire un échantillon représentatif de la population au sens statistique, mais en respectant les critères sociodémographiques de la population cible, c'est-à-dire les jeunes âgées de 15 à 24 ans (sexe, groupe d'âge, type de quartier, niveau de scolarisation ou type d'activité professionnelle). Un guide d'entretien individuel et un guide de focus group ont été utilisés pour recueillir des données, complétées par les observations faites dans les lieux privilégiés de rencontre des jeunes. Les résultats ESISC-I 2009 sur les connaissances, attitudes et pratiques relatives au VIH/SIDA chez les adultes âgés de 15 à 49 ans et ceux de l'EDS 2012 sont peu différents, ce qui conduit à penser que notre enquête qualitative de 2010 n'a pas perdu sa pertinence.

Tableau 1. Bilan de la collecte

	Brazzaville	Impfondo	Pointe-Noire	Ensemble
Entretiens individuels	64	65	59	188
Séances de focus group	6	6	7	19
Séances d'observation	38	11	16	65
Conversations individuelles	8	10	14	32
Conversations de groupes	3	4	5	12
Total	119	96	101	316

1. L'alternative : préservatif ou aucune protection

En 2009, selon l'ESISC-I, parmi les célibataires de 15-24 ans, 66 % des femmes et des hommes ont eu des rapports sexuels au cours des 12 derniers mois. Chez les femmes la proportion est passée de 59 à 66 % entre 2005 et 2009, on n'observe pas de changement chez les hommes. Si on élabore une typologie de la population en fonction de leur exposition au risque, on peut distinguer trois grandes catégories :

- Les jeunes qui n'ont couru aucun risque de transmission au VIH par voie sexuelle puisqu'ils n'ont jamais eu de rapports sexuels. Ils représentent une proportion de 15 % chez les femmes et 23 % chez les hommes. Ces proportions sont plus importantes chez les jeunes : 28 % à 15-19 ans et 2 % à 20-24 ans chez les femmes, 38 % et 4 % chez les hommes.
- Les jeunes qui ont déjà eu des rapports sexuels, mais qui n'ont pas couru de risque par transmission sexuelle au cours de la période récente (12 derniers mois). Ceux qui ont des rapports sexuels, mais pas au cours des 12 derniers mois, et ceux qui n'ont eu qu'un seul partenaire et ont utilisé un condom lors des derniers rapports sexuels. Ils représentent 20 % des femmes âgées de 15 à 24 ans et 27 % des hommes.
- Les jeunes qui ont couru le risque de contracter le VIH parce qu'ils ont eu des comportements à risque (65 % des femmes et 51 % des hommes). Ce sont ceux qui soit ont un seul partenaire, mais n'ont pas utilisé de condom lors des derniers rapports sexuels, soit ont utilisé des condoms la dernière fois, mais ont eu plusieurs partenaires, soit ont eu des rapports avec plusieurs partenaires sans utiliser de condom. Il va de soi que les jeunes de cette dernière sous-catégorie courent les risques les plus élevés de contracter le VIH (7 % des femmes et 12 % des hommes). On note que parmi les hommes de 20-24 ans, cette proportion atteint 22 % (Ganga et Bikindou, 2009, p. 87).

1.1. Le préservatif

Le préservatif s'est imposé comme un outil indispensable de protection pour toutes les personnes sexuellement actives qui ne sont pas fidèles à un seul partenaire, à leurs épouses ou à leur mari en cas de polygynie. Parmi les jeunes, si une petite frange l'a adopté sans difficulté, tel n'est pas le cas de la majorité. L'une des raisons pour lesquelles le préservatif ne suscite pas l'engouement chez ces jeunes est liée à ses effets secondaires : il est perçu comme source des maux aussi variés que la stérilité, le cancer du col utérin entre autres.

> *« C'est le liquide qui est dans le préservatif qui n'est pas bon pour l'organisme. C'est ça même qui peut donner les maladies. Ça gratte certaines personnes. Il y a aussi une amie qui se plaignait tout le temps lorsqu'elle utilisait le préservatif, maintenant elle n'utilise plus depuis qu'elle s'est mariée. On ne sait même pas c'est quoi le produit. C'est ça qui cause les cancers et qui fait que certaines femmes n'arrivent pas à accoucher (rires), ça fait peur tout ça. Maintenant, il y a trop de cancers, alors que, avant, c'était rare d'entendre que quelqu'un a le cancer, c'était seulement la maladie des Blancs. Depuis que nous utilisons le préservatif, il y a beaucoup de maladies que les femmes ont maintenant... »* (Christelle, 20 ans, élève en classe de Terminale, Pointe-Noire, célibataire, sans enfant.)

Pour certains jeunes, le préservatif augmente le volume du sexe, ce qui rend la pénétration difficile, ou déclenche des allergies lors de son utilisation. Par ailleurs, il est jugé inefficace pour préserver des grossesses, pour des raisons liées aux vices de fabrication, aux conditions de stockage. Les jeunes rencontrés distinguent en effet « mauvais » et « bons » préservatifs.

« Mauvais » et « bons » préservatifs

Les « bons » préservatifs sont vendus en pharmacie et sont considérés comme plus fiables, fins, solides, parfumés. Domino, Manix, Durex, Innotex, Bavaria, Soft, Le 86, sont cités par les jeunes comme meilleurs qu'AMI 3 et Prudence. Certaines de ces marques de préservatifs sont utilisées par des jeunes de familles nanties ou ayant des proches en France et en Belgique. Très souvent, c'est le grand frère, l'oncle ou la tante qui les ravitaillent lorsqu'ils viennent en vacances au pays. Les préservatifs perçus comme « mauvais » sont fabriqués en Occident et subventionnés par des firmes internationales. Ils sont parfois distribués lors des actions de sensibilisation sur le Sida (conférences, causeries éducatives, campagnes grand public). Très souvent vendus à vil prix, ou même distribués gratuitement. Ces préservatifs seraient de mauvaise qualité parce qu'ils sont, selon les jeunes, plus épais, nauséabonds, mal conservés (exposés à la lumière et à l'humidité…), moins solides et craqueraient facilement.

Confiance et défiance

Avoir des relations sexuelles sans préservatif avec un(e) partenaire qu'on ne voit pas pour la première fois, c'est aussi lui montrer qu'on est fidèle et qu'on a confiance en lui/elle. Le refus des rapports non protégés par les filles est perçu par les garçons comme un manque d'amour, de confiance et un aveu d'infidélité. En outre, certaines filles ne veulent pas mettre ce qu'elles considèrent comme « une barrière » entre leur copain et elles. Pour deux personnes qui se connaissent depuis au moins trois mois et qui ont déjà eu des relations sexuelles sans préservatif, il est très suspect de renouer avec l'utilisation du préservatif si la partenaire ne se trouve pas en période féconde de son cycle menstruel. Renouer avec le préservatif suppose de la part de la personne qui le propose une justification de sa proposition. Malgré une vaste campagne autour du Sida, les jeunes n'arrivent pas à s'imaginer que leur partenaire de la même tranche d'âge soit infecté. Si on entend parler de méfiance dans les discours, en fait il n'en est rien dans la pratique. Ils ont une confiance aveugle en leurs partenaires, ce d'autant plus qu'ils sont apparemment bien portants : personne ronde, forte, « sans signes suspects sur le corps ». Plus le partenaire est jeune, plus il est perçu comme étant non infecté par le VIH. Ces jeunes ne conçoivent pas qu'il y ait des jeunes de 15-24 ans infectés. Qu'est-ce qu'une relation à risque ? Est-ce une relation sexuelle avec sa « titulaire » dont on ne connaît pas le statut sérologique ? Avec quelqu'un qu'on croit être sain parce qu'il ou elle n'a pas beaucoup d'aventures ? Avec une « roue de secours » ? Avec une prostituée ? Avec une fille ou un homme plus jeune ? Plus âgé ? Le fait de ne recommander le préservatif que dans le cadre des relations dites à risque pose le problème même de la définition — qui dépend du reste des individus —, de ce qu'on entend par relation à risque.

1.2. *Nzoto na nzoto* : plaisir et idéologie

Dans un contexte de maladie, de pauvreté et d'incertitude, c'est dans l'instant que ces jeunes peuvent profiter des plaisirs de la vie, au premier rang desquels la sexualité. Même si les angoisses au sujet du VIH sont fortes, parce que ces jeunes savent que l'infection se transmet à 90 % par voie sexuelle, leur préférence pour le *nzoto na nzoto* (littéralement corps-à-corps en lingala, une des langues vernaculaires en République du Congo) qui signifie rapports non protégés, tout comme *possa na possa* (peau contre peau) renvoie au besoin de maximiser la jouissance dans l'instant. Les circonstances de spontanéité et d'improvisation dans lesquelles se déroulent les activités sexuelles ne sont pas toujours propices au dialogue et à l'utilisation du préservatif. À cela s'ajoute une impuissance à contrôler ses désirs et sa libido dans l'instant. Ils veulent profiter de la vie et des occasions à ne pas rater sans avoir vraiment le temps de s'interroger sur les retentissements qu'un tel comportement peut avoir sur leur santé. La prise de risque dans l'instant n'est certes pas le seul apanage des jeunes ni une spécificité congolaise. Elle relève simplement d'une logique individuelle en situation d'interaction sexuelle.

Certains jeunes veulent tout simplement sauver le *nzoto na nzoto* de la « dictature » du préservatif que la lutte contre le Sida tend à imposer comme l'une des parades à la protection à côté de la fidélité réciproque à un partenaire et de l'abstinence. Comme l'une et l'autre sont moins mises en pratique par ces jeunes, le préservatif est un outil de protection incontournable dans la lutte contre le Sida. Il s'agit donc pour les défenseurs du *nzoto na nzoto*, de résister à la menace du « tout-préservatif » véhiculée dans les campagnes de sensibilisation. Par ailleurs, la forte médiatisation du préservatif a contribué à l'associer aux relations sexuelles avec des personnes à risque, ce qui entraîne de la méfiance envers les filles qui le proposent. Le désir de sauver le *nzoto na nzoto* qui s'impose peu à peu est partagé par des personnes qui estiment ne plus supporter l'idée de « porter le caoutchouc toute sa vie ». Pour d'autres jeunes encore, sauver le *nzoto na nzoto* signifie aussi garder une liberté de procréer que le préservatif a souvent limitée. Car si le préservatif empêche la mort, il empêche aussi la vie. Dans les entretiens et groupes de discussion, les jeunes gens ont souvent mentionné les effets de l'utilisation du préservatif sur la natalité des Africains, arguant que la promotion du préservatif pour les besoins de la protection contre le VIH cachait une politique de limitation de naissance imposée par l'Occident. Des jeunes filles et garçons se sont inquiétés de la possibilité de ne pas pouvoir faire d'enfants si elles ne prennent pas la résolution à un moment donné de leur vie de ne plus utiliser le préservatif.

1.3. Les choix intermédiaires : les petites pratiques empiriques de protection

Toute une palette de petites pratiques, qui tendent au « safe sex », limite le risque de transmission des infections sexuellement transmissibles : elles intègrent l'utilisation systématique du préservatif et les pratiques sans pénétration : le flirt, la masturbation, etc. Ces jeunes qui veulent se protéger mobilisent des expressions comme « je ne veux pas mourir jeune », « j'ai trop peur du sida » ; c'est le comportement des « garçons sérieux » et de la majorité des filles. Les rationalités qui existent ici vont de la sélection du partenaire au fait de différer le risque en passant par l'anticipation du risque. Certains jeunes n'utilisent le préservatif qu'en cas de rapports sexuels avec un partenaire douteux. Le partenaire est généralement sélectionné dans une catégorie de la population qui est considérée comme moins susceptible d'être infectée par le VIH. Le corps est scruté dans ses moindres détails pour déceler tout signe suspect (un bouton, des grains de beauté atypiques, un eczéma…). L'absence de ceux-ci permet de se rassurer un peu et de pouvoir pratiquer le *nzoto na nzoto*. Certains croient anticiper le risque en se lavant directement le sexe à l'eau savonneuse après l'acte sexuel. D'autres disent uriner directement après le rapport. Pour y parvenir, ils disent boire beaucoup d'eau avant.

Tous les jeunes rencontrés ne sont pas dans cette attitude de vivre au jour le jour, d'improviser, d'être surpris par les événements. Certains ont déjà « loupé l'occasion » d'une relation sexuelle avec une fille, occasion unique et inespérée, parce qu'ils n'ont pas voulu « foncer » sans préservatif. Certains ont même à plusieurs reprises « raté le coche », mais regrettent de n'avoir pu parvenir à leurs fins. D'autres au contraire n'ont pas laissé filer l'occasion unique et inespérée, mais ils s'en veulent de n'avoir pas cherché à connaître le statut sérologique du partenaire. À force d'être surpris et frustrés, certains garçons ont fini par mettre en œuvre des petites tactiques, pour pouvoir profiter de l'occasion unique et inespérée sans avoir de regrets. Ils sont « toujours prêts », d'autant plus qu'ils disent ne pas maîtriser leur « corps », euphémisme pour désigner leur sexe. Alors, pour ne pas être pris au dépourvu, ils emportent toujours avec eux leurs préservatifs. Si cette tactique de protection se rapproche du discours préventif médical, l'on peut toutefois se demander à quelle fréquence ces préservatifs de secours sont utilisés. Leur séjour prolongé dans la poche d'une chemise ou d'un pantalon ne garantit plus leur solidité ni leur capacité à assurer la protection.

2. La sexualité transactionnelle : marchandisation, compensation, négociation

Une implication importante se dégage du constat établi dans l'introduction à propos des jeunes femmes (15-19 ans au moment de l'enquête). Il est fortement probable que cette longue période d'exposition aux relations sexuelles prémaritales se soit traduite par des relations sexuelles avec des partenaires sexuels différents et sans protection d'où un risque élevé d'infection au VIH (Adair, 2007, p. 15 ; Bongaarts, 2006, p. 10). Deux aspects de cette sexualité précoce sont liés : le multipartenariat et la sexualité transactionnelle, lorsqu'il y a échange d'argent, de cadeaux, de biens ou de services contre des rapports sexuels. Dans le cas des jeunes filles, les relations sexuelles précoces sont souvent initiées par des partenaires sexuels plus âgés dans le cadre de la sexualité transactionnelle (échange d'argent, de cadeaux, de biens ou de services contre les rapports sexuels). Dans un contexte de pauvreté, les jeunes filles ne sont pas toujours prises en charge par leur famille et elles sont tentées de recourir aux hommes plus âgés pour subvenir à leurs besoins et cela d'autant plus que ces hommes les sollicitent pour leur virginité, ou leur moins longue exposition aux rapports sexuels, garant d'une absence d'infections sexuellement transmissibles.

2.1. Le multipartenariat

Environ un homme de 15 à 24 ans sur cinq (21 %) a eu, au moins, deux partenaires sexuelles au cours des 12 derniers mois. Cette proportion augmente avec l'âge, d'un minimum de 6 % à 15-17 ans à un maximum de

37 % à 23-24 ans. À la différence des femmes, ce comportement est plus fréquent parmi les non-célibataires que les célibataires (41 % contre 17 %) et parmi ceux du milieu rural qu'urbain (25 % contre 18 %) (ESISC-I. 2009 : 83). Entre autres raisons avancées par les garçons pour justifier le multipartenariat, ils mentionnent le *« trop-plein d'énergie sexuelle »* dont ils disposeraient et qu'ils auraient besoin de libérer : *« Un homme qui est vraiment un homme ne peut pas avoir seulement une seule copine. Un homme qui a une seule fille n'est pas différent d'un homme impuissant. »* (Prince, 18 ans, élève, Brazzaville.) Les discours et pratiques de ces jeunes garçons s'inscrivent dans la lignée de l'adage congolais qui déclare : *moissi mokoh, solo ya bodenga* (traduction littérale : lorsqu'on est marié à une seule femme, on sent l'odeur du veuvage). La sexualité apparaît fondamentalement liée à un principe de vie, d'énergie, à une pulsion essentielle, voire existentielle. Ces jeunes grandissent dans un contexte où la norme pour un homme est d'avoir plusieurs femmes. Socialisés dans un contexte où la virilité de l'homme est aussi jugée à l'aune du nombre de ses conquêtes féminines, ces jeunes sont dans la reproduction des attentes sociales, et cela d'autant plus que depuis leur jeune âge, ils voient leurs proches de sexe masculin accumuler plusieurs femmes. De leur côté, 7 % des femmes ont déclaré avoir eu des rapports avec deux partenaires ou plus au cours des 12 derniers mois. Parmi celles de 15-24 ans, cette proportion est un peu plus élevée (9 %), en particulier chez les femmes célibataires (13 %). L'analyse différentielle montre que cette proportion est plus élevée en milieu urbain (8 %), avec le niveau d'instruction (8 % au niveau secondaire et plus) ainsi que dans le quintile le plus riche (9 %). Les jeunes constituent une population à risque dans la mesure où, à cette période de la vie, les relations sexuelles sont généralement instables et la pratique du multipartenariat sexuel fréquente (ESISC-I, 2009, p. 61). Le partenaire occasionnel est celui avec qui une fille ou un garçon a des relations sexuelles en échange d'un gain matériel sans que cela implique un suivi dans la relation, contrairement au partenaire régulier ou à un titulaire. Le partenaire occasionnel peut désigner aussi bien le partenaire rencontré dans une soirée qu'une personne avec qui l'on a des relations sexuelles sans préparation ou pour pallier l'absence du partenaire régulier et du titulaire. La distinction entre le partenaire régulier et le titulaire se situe plus au niveau de la mobilisation des sentiments et de l'existence d'une transaction matérielle. Le « titulaire » est en général celui pour qui l'on éprouve de l'amour. Une jeune femme peut avoir plusieurs partenaires qui sont des sponsors potentiels, qu'elle place en situation de concurrence. La transaction obéit donc aux lois de l'offre et de la demande. Le « sponsor » est par extension tout individu dont le capital financier permet à une fille avec qui il a des relations sexuelles de satisfaire ses besoins matériels. On y distingue ceux « dont le porte-monnaie est très épais » (Abega, 2007).

2.2 La sexualité transactionnelle

On peut être tenté d'associer cette forme de sexualité à de la prostitution, puisqu'adolescentes et jeunes femmes attendent en échange de leurs corps une compensation, un gain, sans qu'il soit forcément question de sentiments. Nous verrons que ce rapprochement n'est pas totalement pertinent. Comme le relève Laurent Vidal (2005, p. 61), « assimiler à une prostituée la femme qui, en Afrique, reçoit de l'argent ou un cadeau quelconque à la suite d'un rapport sexuel serait à la fois incongru, inexact et stigmatisant ». En réalité, les choses sont beaucoup plus complexes. Ce type de relations s'éloigne de la prostitution à plusieurs égards : la contrepartie n'est pas que financière. L'aspect immédiat de la compensation considérée dans le cadre du commerce de sexe n'est pas observé ici. En outre, le caractère direct, codifié et bref de la relation qu'une travailleuse de sexe entretient avec son client n'a rien à voir avec la relation relativement plus longue et un peu plus policée de la jeune fille avec son « sponsor ». Les circonstances mêmes et les lieux de rencontre sont différents. Les jeunes filles les rencontrent dans les services publics, dans la rue, lors de manifestations sociales et culturelles. Une femme qui entretiendrait une liaison avec un homme sans recevoir aucune contrepartie matérielle ou financière serait perçue comme « une moins que rien ». Certaines études ethnologiques vont dans ce sens en révélant que les relations sexuelles transactionnelles ne sont pas forcément liées à une nécessité matérielle immédiate. Elles seraient vécues et perçues comme une marque du respect de la femme par les deux partenaires (Nyanzi *et al.*, 2001 ; Silberschmidt et Rasch, 2001 ; Wight *et al.*, 2006 ; Poulin, 2007 ; Abega, 2007 ; Petit et Tchetgnia, 2009 ; Barnett et Maticka-Tyndale, 2011 ; Stoebenau *et al.*, 2016 ; Ranganathan *et al.*, 2017). Par conséquent, aucune liaison sexuelle durable n'a lieu sans qu'il y ait transfert d'argent, offre de cadeaux ou de services. Pour reprendre les discours des femmes, la femme a « besoin d'avoir des preuves d'amour » lorsqu'elle entretient une liaison avec un homme. Celles-ci seront d'autant plus estimées qu'elles seront matérielles et financières. Ainsi, lorsqu'une fille déclarera à ses amis ou à sa famille qu'un homme l'aime, ils lui demanderont généralement quelles sont « les preuves de cet amour », lesquelles ne peuvent être que très concrètes.

Du cadeau symbolique à la négociation

La compensation était autrefois composée de produits alimentaires, d'argent, de produits de beauté. Ces cadeaux restaient dans l'ordre du raisonnable, même si cette notion est relative, dans la mesure où cette compensation gardait un caractère symbolique et normé socialement, qu'elle s'inscrivait dans le mariage, qu'elle ne faisait pas l'objet d'un marchandage. Progressivement, en raison des évolutions socioculturelles et économiques, la compensation est devenue un enjeu central des relations de genre — de surcroît lorsque celles-ci se superposent à des relations intergénérationnelles et sociales —, un objet de lutte et de négociation d'autant plus fort qu'il est porteur des aspirations statutaires de chacun des sexes. Les cadeaux deviennent de plus en plus conséquents dans un contexte de paupérisation : frais de beauté, achat d'une montre, d'une voiture, d'une maison, résolution de problèmes comme la participation ou le règlement de frais d'hospitalisation, de funérailles, de baptême, de mariage de proches. Plus la femme pense que son partenaire dispose de moyens financiers, plus élevée sera l'attente en termes de cadeaux, et plus elle aura des problèmes d'argent réels ou inventés, plus elle le sollicitera. Le multipartenariat s'avère être une tactique pour résoudre les multiples problèmes financiers. Lorsque le titulaire n'est pas suffisamment nanti pour répondre aux innombrables besoins de la jeune fille, celle-ci peut avoir recours aux roues de secours, lesquelles sont plus recherchées pour le confort matériel qu'elles procurent.

Une compensation revendiquée comme « juste »

Des entretiens conduits auprès des jeunes ressort l'idée communément admise qu'au cours de l'échange sexuel, la fille donne et l'homme reçoit. Cette croyance s'inscrit dans le prolongement de l'explication de la compensation par les aînés. La ritualisation du modèle en traduit la force : la femme qui se donne doit absolument recevoir de son partenaire un bien matériel de peur d'apparaître comme une victime naïve livrée à l'exploitation de ses partenaires sexuels. Les femmes perçoivent cette « juste » compensation comme un dû légitime, car toute relation sociale doit être marquée par l'échange, et comme traduisant l'expression du respect de l'homme pour les femmes. Cependant, dans leurs discours, elles affirment fréquemment que leur partenaire sexuel profite de leur corps et de leur jeunesse. Cela traduit le sentiment d'infériorité et celui d'avoir été utilisé, mais le fait qu'elles aient donné leur accord à cette relation sexuelle semble sciemment passé sous silence. Chaque sexe intériorise et adhère au rôle qu'on lui assigne et transmet : il est normal de rétribuer une femme quel que soit son statut matrimonial en échange d'un rapport sexuel, il convient d'exiger une contrepartie contre le don de son corps. Outre le respect, l'argument mobilisé et décisif aux yeux de ces jeunes femmes pour se défendre de l'accusation de prostitution et d'être déclassées socialement est « l'amour » et « l'affection » que leur porterait leur partenaire.

Le deuxième argument est celui de la détention du pouvoir d'achat. Dans une société où les pouvoirs, notamment le pouvoir économique, sont concentrés entre les mains des hommes, les femmes attendent d'eux qu'ils soient généreux et qu'ils les prennent en charge. L'aide apportée par les hommes est perçue comme une compensation du plaisir que les hommes tirent en sortant avec elles. Lorsque la générosité d'un homme avec lequel les filles n'ont pas de liens de parenté ne se justifie pas, des filles sont si gênées par la situation qu'elles veulent à tout prix rétablir l'équilibre. Certaines filles ont déclaré se sentir redevables des hommes dont elles ont bénéficié des largesses et se sont senties obligées d'avoir des relations sexuelles avec eux en contrepartie :

– *« La jeune fille qui sort avec un homme marié. Elle sait que ce n'est pas bien, mais elle a une ordonnance et elle a besoin d'acheter ses produits. Parfois, elle se sent redevable d'un homme marié qui s'est bien occupé d'elle alors qu'elle avait des problèmes de santé. Je ne peux pas lui dire juste merci. Merci ? Non, c'est peu, il faut faire plus. »* (Pauline, 24 ans, niveau terminale, célibataire, sans enfant, Pointe-Noire.)

3. Le contexte de la sexualité et du sida

3.1. Une sexualité sous pression

La précarité des conditions de vie est une première cause de la sexualité précoce. Les enfants et les adolescents qui vivent dans des ménages pauvres doivent fréquemment contribuer aux revenus du ménage et se prendre en charge face aux difficultés, voire à l'impossibilité qu'ont leurs parents de leur assurer les besoins fondamentaux (logement, nourriture, éducation, santé). Certains parents poussent d'une certaine manière les enfants, et en particulier les filles, à rechercher des solutions de survie auprès d'autres hommes. Les pères font ainsi délibérément glisser leurs responsabilités de père de famille, de chef de ménage, d'aîné sur les épaules de leurs enfants. Ce constat de désaffiliation et de perte de valeurs conduit à s'interroger sur le sens des notions de « chef de famille », de « responsabilité » et de « solidarité ». Les situations de précarité et d'instabilité ont des implications plus directes chez les filles que chez les garçons, notamment sur la façon dont elles vont gérer le passage de leur statut d'enfant à celui de jeune fille. Des jeunes filles issues de familles défavorisées vont être tentées de multiplier les partenaires pour essayer de se nourrir quotidiennement. Princia nous explique :

Princia — *Il faut seulement soutenir les jeunes parce que dans notre génération là il y a des jeunes filles et des jeunes garçons qui ont connu des hommes avant l'âge.*

E.— *Et pourquoi ils les ont connus, les hommes avant l'âge ?*

Princia — *Les autres, ils ont connu ça à cause d'avoir beaucoup d'argent, ou chez eux, ils ne sont pas bien à l'aise, c'est pour cela, ils ont connu les hommes avant l'âge parce qu'ils n'ont pas de moyens pour acheter ce qu'elles veulent, même seulement les garnitures.* (17 ans, élève en troisième, Impfondo, célibataire, mère d'un enfant.)

Ensuite, outre la satisfaction des besoins primaires, les fillettes et adolescentes sont également fortement soumises aux diktats de la mode et du conformisme à travers les images diffusées par les médias et relayées par leurs aînées. Afin de pouvoir s'offrir les signes extérieurs de modernité et les marques ostentatoires de consommation (téléphone portable, marques de vêtement, bijoux, etc.) afin d'être semblables aux autres et d'éviter tout sentiment de honte ou de déclassement, elles vont s'engager dans des relations caractérisées par la sexualité transactionnelle et des rapports inégaux avec leurs partenaires.

Enfin, la pression des pairs peut être très sournoise. Les jeunes se mesurent constamment à leurs camarades qu'ils côtoient quotidiennement. Ainsi, l'aisance récemment acquise grâce à une nouvelle relation suscite l'envie et la convoitise. Il est dès lors difficile de résister aux sirènes du bien-être et de la consommation quand la solution semble toute trouvée et qu'elle semble largement adoptée. Olga raconte ainsi son changement de comportement :

> *« Je n'étais pas comme ça avant. J'avais ma voisine Perguette qui était très pauvre. On pouvait faire même deux jours sans préparer chez elle. Lorsqu'elle a rencontré un commerçant. C'était un monsieur gentil. Elle sortait avec lui et comme ça, il la gâtait, elle avait des habits, l'homme là lui donnait bien de l'argent. Cette voisine est devenue bien, même ses parents et ses frères qui étaient vraiment pauvres ont changé. J'ai dit, non, il ne faut pas que je reste toujours derrière, maintenant quand un homme qui a les moyens me cherchait, j'acceptais. Même s'il est marié, je m'en fous, si tu ne fais pas comme ça, tu vas être toujours derrière et les gens vont se moquer de toi. »* (Olga, 23 ans, deux enfants, célibataire, niveau terminale, Pointe-Noire.)

Parfois, la pression est plus explicite avec une réelle incitation des pairs à s'engager dans la sexualité transactionnelle. C'est le cas de Pauline qui est âgée de 24 ans au moment de l'enquête. Elle est restée vierge jusqu'à ses 22 ans et elle justifie son abstinence par le fait qu'elle est croyante et pratiquante. Elle déclare avoir subi pendant des années les moqueries de ses camarades, mais elle a toujours refusé de céder à ces plaisanteries la ridiculisant. Elle déclare avoir voulu résister et de n'avoir des relations sexuelles qu'avec l'homme qui devait l'épouser. Entourée d'amies qui se livraient à la sexualité transactionnelle, et vivant dans un ménage très pauvre, Pauline ne pouvait pas satisfaire ses besoins élémentaires. Aussi, elle a été placée dans la situation de devoir souvent solliciter ses amies afin de pouvoir survivre quotidiennement. En situation d'entretien, alors qu'elle parle de son propre vécu, elle préfère utiliser la forme impersonnelle.

Il est très difficile pour une fille entretenue qui n'a aucune autre source de revenus de renoncer à tous les avantages que lui procure sa liaison avec un sponsor au risque de tomber dans la pauvreté et la disgrâce sociale causées par la perte de son statut. Que faire pour elle lorsqu'un risque immédiat (celui de perdre tous les avantages liés à la relation) rentre en concurrence avec un risque perçu comme lointain (risque de contracter le VIH et de manifester la maladie) ?

Quel est l'intérêt pour ces jeunes de mettre en avant la pauvreté pour justifier les comportements de non-protection ? La pauvreté crée un état de nécessité qui peut pousser les personnes qui la subissent à des comportements qui n'existeraient pas si elles étaient à l'abri du besoin. Mobiliser l'argument dédouane ces jeunes de leurs responsabilités individuelles dans la prévention, mettant ainsi en avant la responsabilité de l'État dans son incapacité à répondre à leurs besoins en matière d'emploi, de consommation, de sécurité sociale… Au-delà du vécu lié au contexte, ces jeunes ont longtemps entendu leurs proches justifier des comportements contraires à la norme par la pauvreté au point où bon nombre d'entre eux ont fini eux-mêmes par les intégrer dans leurs discours. Avec la prise en compte de la pauvreté comme facteur aggravant la pandémie du Sida en Afrique, on passe donc d'une perception du malade coupable au malade bénéficiant des circonstances atténuantes. Dans cette logique, le poids moral de la sanction est moins lourd puisque le malade suscite alors de la compassion dans le discours des individus.

3.2. L'Occident, bouc émissaire

Les mécanismes de rationalisation du risque d'infection au VIH et l'identification des boucs émissaires permettent de justifier un comportement non conforme au discours médical sur la prévention et de conjurer la peur d'être infectés. Ce n'est pas de sa faute si l'on est infecté. L'individu rejette la responsabilité de sa protection sur autrui parce qu'il est « économique » de croire que tout ce qui lui arrive de fâcheux échappe à son contrôle. Les jeunes expriment deux convictions. Le VIH serait venu d'Occident en raison de la supposée perversité des Blancs dont la sexualité (en quête permanente d'expérimentation et de sensations nouvelles, dont la zoophilie) aurait contribué à créer l'infection, une femme noire ayant été obligée d'accepter d'avoir une relation avec le chien d'un Blanc. La seconde est que les Blancs en raison de leur haute technologie, dont témoigne à leurs yeux, on l'a vu, la qualité de leurs préservatifs, ont sciemment conçu le VIH comme une arme bactériologique pour s'enrichir grâce à la vente des ARV et des préservatifs et accroître la dépendance et la pauvreté en Afrique. Vivant dans un contexte de maladies et d'incertitudes, n'ayant pas d'indices objectifs leur permettant d'envisager l'avenir avec optimisme, ayant souvent la conviction que le système capitaliste occidental organise la rareté en Afrique ou ne fait rien pour aider ce continent, ces jeunes qui se considèrent comme des laissés-pour-compte sont amenés à développer des systèmes d'explication par le complot et d'autres facteurs, la religion, la sorcellerie et la pauvreté.

3.3. Religion et sorcellerie

Le rapport à Dieu est très fort dans la société congolaise et s'observe à différents niveaux. D'un point de vue symbolique, le lien à Dieu se traduit par exemple par le choix des prénoms qui sont donnés aux enfants : *Grâce exaucée*, *Gloria*, *Dieudonné*, *Destinée*, *Dieuveille*, *Dieu Merci*. Les individus semblent entretenir un rapport particulier et direct avec Dieu, qu'ils n'hésitent pas à interpeller ou à prendre comme témoin de leurs succès ou de leurs malheurs. Lorsque les individus ont obtenu satisfaction dans un domaine de leur vie, ils mobilisent plutôt les expressions comme *« Dieu merci »*, *« Dieu est grand »*, *« Dieu est fidèle »*, *« Rendons grâce à Dieu »*, *« Alléluia »*. Ainsi, lorsqu'ils veulent prouver à leur interlocuteur que ce qu'ils disent est vrai, les expressions comme *« Dieu m'est témoin »*, *« Au nom de Dieu »* sont alors convoquées. Les personnes n'hésitent pas à jurer en mentionnant le nom de Dieu. Les expressions utilisées varient en fonction de l'intérêt recherché et des événements. Ils mettent également *« entre les mains de Dieu »* leurs activités en baptisant leurs boutiques ou leurs taxis (exemples : *Pharmacie Gloria*, *Boutique Dieu Merci*, *Boutique Dieu est grand*, *Pressing du Christ*, etc.).

Ce qui est vrai de la population générale l'est aussi des jeunes. La religion rythme la vie de nombre de jeunes. À côté des Églises dites classiques ou traditionnelles, les Églises de réveil occupent une large place. Dans les quartiers investigués, nous avons entendu des chants très rythmés, ainsi que des prédications bruyantes afin d'exhorter les fidèles. Dans un contexte marqué par la précarité et l'absence de filets de sécurités, nombre de ces jeunes s'en remettent à Dieu pour sortir des difficultés auxquelles ils font face au quotidien. Les Églises font aux fidèles la promesse d'une vie meilleure avec Dieu. Les discours de confession, de repentance, de guérison et de prospérité sont prêchés dans un contexte manichéen où le diable est perçu comme un élément perturbateur de la vie du croyant et par conséquent comme la cause des infortunes, comme la maladie, la pauvreté, le chômage.

3.4. Le discours des religions révélées sur la sexualité et le sida

Les religions révélées, avec leurs enseignements sur le péché, la faute, la culpabilité, ont contribué à construire l'image du Sida comme châtiment divin. La personne infectée serait coupable d'avoir transgressé les commandements de Dieu. C'est le point de vue de nombreux jeunes qui se déclarent croyants pratiquants. Dieu punirait les hommes de leur *« impudicité*[96] *»*, *« immoralité »* ou *« inconduite sur le plan sexuel »*.

> – Merveille : *« Je pense qu'un homme doit avoir une femme. Ce n'est pas bien de faire des rapports avant le mariage. Devant Dieu, c'est un grand péché ; il va te punir [...] Il envoie les malédictions sur terre. Tu vas commencer à faire des choses bizarres. En plus quand Dieu t'abandonne, le diable commence à t'utiliser, tu commences à faire des choses bizarres par-ci par-là... parce que le SIDA, c'est une maladie que Dieu a envoyée pour frapper les putes, les gens qui vont avec les gars par-ci par-là, Dieu a vu que cela n'est pas bien et il a envoyé une maladie pour qu'ils puissent abandonner la prostitution. »* (Merveille, 18 ans, élève en classe de seconde dans un lycée de Brazzaville, célibataire, sans enfant.)

Par *« impudicité »* ou *« immoralité »*, ces jeunes entendent des relations sexuelles en dehors du cadre prescrit par la religion et/ou la morale. Les relations sexuelles avec des partenaires du même sexe, des relations avec des partenaires multiples ou avec les prostituées sont les plus concernées. Pour certains jeunes interrogés, la probabilité d'être infecté dépend de la quantité de péchés commise par chacun, comme l'expriment des jeunes dans cet extrait d'un focus group :

---

[96] Notion utilisée à plusieurs reprises par les jeunes.

E — *Ceux qui pensent que le SIDA est une punition de Dieu lèvent le doigt. Mercy, Willy, Aimé, Princia, Durel. Cinq personnes sur sept pensent que le SIDA est une punition de Dieu. Oui, pourquoi c'est une punition de Dieu, Dieu punit pourquoi ?*

Mercy — *Il punit en...*

Aimé — *Dieu te punit parce que tu fais des mauvaises choses. Si tu fais trop de bêtises, tu n'es pas comme quelqu'un qui est toujours correct, qui ne fait pas la pagaille. Tu es...*

Mercy — *Oui je pense que si tu fais trop de péchés, si tu ne respectes pas les commandements de Dieu, tu peux plus avoir le SIDA que quelqu'un qui respecte les commandements.*

Princia — *C'est vrai ce qu'il (Mercy) a dit, Dieu est un Dieu de justice, il ne punit pas n'importe comment, s'il te punit, c'est que tu as exagéré.*

L'Église catholique encourage le recours aux méthodes de protection les plus susceptibles de ne pas favoriser la « dépravation des mœurs » : abstinence avant le mariage, fidélité entre conjoints. Elle véhicule sa vision du monde sur les rapports de genre, la sexualité, la famille. Certains, jeunes catholiques pratiquants, mobilisent les déclarations de mise en garde pour justifier leur refus d'utiliser le préservatif et donc leur comportement de non-protection : *« Le préservatif n'est pas efficace à 100 %. »* Toutefois, certaines des pratiques de ces jeunes qui déclarent *« brûler d'amour pour Jésus »* ne sont pas toujours en conformité avec les attentes que l'Église a d'un chrétien pratiquant. C'est par exemple le fait d'avoir des rapports sexuels avant le mariage. Si Merveille et Amour déclarent respecter ce commandement d'abstinence, ce n'est pas le cas d'autres jeunes rencontrés, lesquels ont justifié leurs *« écarts »* par : *« la nature pécheur de l'homme »*, la puissance de la chair sur l'esprit *« l'esprit est fort, mais la chair faible. »*

Avoir des rapports sexuels avant le mariage est une des pratiques qui contredisent fortement les croyances de ces jeunes chrétiens et les mettent dans un état de dissonance cognitive. Lorsqu'il y a un écart entre les pratiques et les croyances, l'individu va procéder par rationalisation pour réduire la dissonance plutôt que de modifier ses pratiques. Il le fait soit en changeant de systèmes de croyances, soit en interprétant différemment l'information contradictoire sans modifier ses croyances.

3.5. Les religions du réveil : péché, sanction et guérison par la grâce

Dans les Églises pentecôtistes que nous avons assidûment fréquentées pour les besoins de l'enquête, l'on observe de plus en plus des témoignages des personnes qui se sont tournées vers Dieu après leur contamination par le VIH pour se repentir et rechercher la guérison. Ceux qui disent avoir recouvré la guérison témoignent devant l'assemblée pour faire part de leur expérience en deux temps : celle de l'époque où ils menaient une vie de débauche, immorale, de péché et celle où, après avoir été infectés, ils ont recherché la voie de Dieu. Le passage de l'ancienne à la nouvelle vie voudrait qu'ils soient nés de nouveau (*born again*). Cette nouvelle naissance suppose la reconnaissance de ses péchés, leur confession et la reconnaissance de Jésus Christ comme unique sauveur. Ce phénomène qui est plus accentué dans ces Églises dites de l'éveil est tout aussi observable dans les Églises classiques. Dans ce rapport à la cause de la maladie, la personne infectée serait coupable d'avoir transgressé les commandements de Dieu. Elles ont construit dans leurs discours un rapport aux maladies intégrant la faute, le péché, la culpabilité, la sanction, la confession, le pardon, la guérison. Derrière cette construction de la maladie se profile la question de l'engagement total du croyant envers Dieu et de sa pratique effective de la religion. Dans les Églises classiques ou traditionnelles où l'accent est moins mis sur la pratique, l'accent est aussi moins mis sur le « péché » des personnes vivant avec le VIH. Dans certains mouvements charismatiques chrétiens, les groupes de prières sont généralement organisés pour venir en aide aux patients, les organisateurs leur enjoignant parfois d'interrompre leur traitement et de ne compter que sur Dieu pour recouvrer la guérison. Les témoignages de guérison se multiplient de plus en plus dans des assemblées d'évangélisation où les malades se pressent dans l'espoir d'obtenir un miracle divin.

3.6. Le registre de la sorcellerie : « le sida sorcier »

Tout comme la croyance en Dieu, la croyance en la sorcellerie (*kindoki*) est très répandue et profondément ancrée dans l'ensemble de la société congolaise. Tout événement négatif qui intervient dans la vie d'un individu est immédiatement rangé dans le registre de la sorcellerie : le décès d'un jeune, un accident de voiture, la perte d'un emploi. La quasi-totalité des jeunes interrogés y croit et l'un des jeunes interrogés parle même de son quartier comme d'une niche de sorciers : *« Notre quartier est un quartier des karachikas.*[97] *»* Les *« mauvais rêves »* ou cauchemars sont toujours perçus comme inquiétants et révélateurs d'une agression du sujet par le monde invisible. La sorcellerie est aussi le monde de la nuit par opposition au monde du jour. La nuit est le moment de prédilection des pratiques occultes. Les accusations de sorcellerie et les cultes contre la sorcellerie ont toujours eu une place centrale dans la cosmologie et la vie sociale en Afrique. Les anthropologues ont consacré de nombreux travaux à l'analyse de ce phénomène dans le contexte africain (Evans-Pritchard, 1937 ; Middleton and Winter, 1963 ; Douglas, 1970 ; Marwick, 1970 ; M'bemba-Ndoumba, 2006 ; Mfoutou, 2009). Dans le domaine du VIH, les enquêtés parlent d'un *« sida sorcier »* qui serait *« envoyé »* par des voies occultes durant la nuit. La victime est alors infectée pendant son sommeil. Elle rêve alors soit qu'elle reçoit du

[97] Les *Karachikas* sont des films nigérians qui traitent des histoires de famille. Les pratiques d'envoûtement et de sorcellerie abondent dans ces films qui sont traduits en lingala et très appréciés des populations. Les DVD sont vendus à vil prix sur les marchés, souvent à côté des DVD de films pornographiques.

sang contaminé par injection, soit qu'elle est en train de faire l'amour avec une personne séropositive.

« J'ai rêvé que quelqu'un est venu m'injecter dans le songe et après j'ai été malade. » (Bénévole associatif, Pointe-Noire.)

« Bon, moi dans notre village, on avait une sœur qui avait eu le sida après un cauchemar, elle avait un cauchemar que, on l'avait baisé par un sorcier et le sorcier à la fin lui disait que : "j'ai le sida et je t'ai transmis le sida donc je t'attends dans notre monde, tu as le sida." Notre sœur pensait que c'était juste un cauchemar, quand elle avait expliqué ça, bon, nous lui disions qu'ah... bon, ce n'est qu'un cauchemar ça ne fait rien, ce qu'un cauchemar, nous lui avons dit que tu peux faire des cauchemars qu'on t'a tué, mais, ça n'existe pas, donc toi aussi tu n'as pas le sida, après quelques mois, elle avait constaté qu'elle tombait malade et on lui a demandé de faire le test, après les résultats, on a constaté qu'elle avait le sida. » (Harvey, 17 ans, élève en classe de seconde, célibataire, Brazzaville.)

Le *sida sorcier* est évoqué chez des personnes vivant avec le VIH qui n'ont pas encore eu de relations sexuelles ou chez des personnes âgées dont on dit qu'elles n'ont plus de relations sexuelles :

E.— *Vous avez déjà vu une personne qui a eu le sida par la sorcellerie ?*

B.— *Oui, j'ai connu une sœur qui était décédée par le sida et elle n'avait jamais connu des hommes et c'est ce qu'elle a essayé de me relater.* (Bienvenue, 21 ans, étudiant, pair éducateur.)

« À Moukoudo, il y avait une veillée, et les gens disaient que cette tante très âgée était morte du sida sorcier, alors qu'elle n'avait pas le sida, ils sont partis à la prière et à la prière on a dit que c'était leur parent qui lui a donné le SIDA sorcier. » (Addy, 16 ans, coiffeuse, célibataire, sans enfant, Brazzaville.)

Cette croyance en la transmission du VIH par la sorcellerie est d'autant plus forte que plusieurs membres d'une même famille sont infectés. L'extension de la contamination et l'accumulation de cas au sein d'une même famille sont interprétées comme un signe indéniable. Cette configuration n'est pas considérée comme le fruit du hasard, mais elle est systématiquement interprétée comme le signe d'un sort.

Laure.— Je prends l'exemple d'une maman dans notre quartier qui avait tous ses enfants malades : trois avaient le sida et un autre était fou.

E.— C'était des petits enfants ?

Laure.— Non, c'était des grandes personnes. J'ai un autre exemple : une femme avait perdu son mari, elle avait juré de ne plus sortir avec les hommes, elle s'était donnée tout entière à la prière jusqu'à ce que, un jour, elle déclare d'avoir mal à la tête, on lui a fait tous les examens et on s'est rendu compte qu'elle avait le sida. C'était la sorcellerie. (Laure, 23 ans, niveau seconde, célibataire, mère d'un enfant, Brazzaville.)

La très forte adhésion à la sorcellerie contribue également au déni ou à la remise en question des résultats du test du VIH. Le discours sur la base d'arguments scientifiques ne semble ni audible ni accepté. Ce constat pose la question de la construction des argumentaires en matière d'information et de prévention.

Une infirmière mentionne un cas de ce genre. Il s'agit de Monsieur X, polygame qui est venu se faire dépister. À l'annonce de sa séropositivité, il a alors convaincu ses deux épouses de faire à leur tour le test de dépistage. À sa grande surprise, ses deux épouses sont séronégatives, même après plusieurs tests. Monsieur X parle alors de *sida sorcier* à l'infirmière :

> « *Je leur réponds : Ce qui est sorcier ne se fait pas voir à la machine. Ce Monsieur parle de sida sorcier parce que ses deux femmes sont séronégatives, alors il ne comprend pas comment il peut être infecté et ses deux épouses sont séronégatives.* » (Infirmière.)

À côté de ce *sida sorcier* transmis dans le monde invisible et diagnostiqué par un test VIH positif, les sorciers auraient une autre façon de nuire à leurs victimes. Celle-ci consisterait à leur jeter un sort, qui va déclencher une maladie dont les manifestations vont étrangement ressembler à celles du sida, car le test de VIH serait positif en l'absence du virus dans l'organisme. Cette contradiction s'expliquerait par le fait que le sorcier aurait le pouvoir de fausser le résultat au test dans le but d'affecter le moral du malade et le voir mourir à petit feu. Le malade qui souffrirait de cette variante du *sida sorcier* ne pourrait pas transmettre le VIH lors des rapports sexuels non protégés.

Que signifie l'accusation sociale de *sida sorcier* ? Dans *De la souillure*, l'anthropologue Mary Douglas (1992) montre comment l'accusation en sorcellerie vise les personnes avec qui les victimes sont dans une relation de pouvoir. Dans le processus d'accusation/contre-accusation, la mobilisation des mécanismes relevant de la sorcellerie obéit à plusieurs logiques : elle permet de donner un sens à la maladie, notamment du point de vue de son origine et du pourquoi de sa survenue ; elle permet d'expliquer, par un autre schéma, ce qui est perçu comme dépassant l'entendement ; elle donne au malade un statut de victime innocente dans un contexte où la stigmatisation du VIH reste forte.

Le sida sorcier remplit une fonction importante dans un contexte où le sida est empreint de jugements moraux forts et où les malades sont des malades coupables puisqu'ils sont accusés d'être volages ou de n'avoir pas pris leurs précautions. Parce qu'il enlève cette culpabilité chez le malade, le sida sorcier a aussi pour effet de le présenter comme une victime innocente dont la société doit prendre soin. Il permet de passer de l'antipathie à l'empathie. Parce qu'empreintes de jugements sexuels et moraux très forts, les maladies comme le sida ne permettent pas aux malades de bénéficier du statut de *« sick role »* tel qu'élaboré par Talcott Parsons. L'épithète sorcier qui lui est associé ici réhabilite le malade dans son statut de victime innocente et la société se bat, prend soin de lui pour lui permettre de recouvrer la santé rapidement afin d'assumer ses rôles sociaux. Cette prise en charge sociale et la guérison qui l'accompagne permettent de rétablir l'équilibre social. Toutefois, le revers de la médaille réside dans le fait que cette construction du malade non contagieux peut favoriser des relations sexuelles non protégées chez les PVVIH.

4. Conclusion

L'analyse de la relation entre sexualité et sida montre que les facteurs économiques, sociaux, culturels enrichissent la démographie anthropologique, entendue au sens strict, des pratiques à risque chez les jeunes en matière de VIH. Leurs comportements relèvent en effet de trois types de logiques qui se complètent. Les logiques des univers culturels (représentations de la maladie, de l'Occident, sorcellerie), celles des interactions (rapports de genre, négociations du port du préservatif), de la pauvreté enfin (absence de moyens financiers pour vivre décemment, économie des rapports sexuels). Il en résulte que le discours biomédical, qui est injonctif sur la maladie, n'intègre pas ou bien peu ces logiques des acteurs sociaux, qui font face dans leur quotidien à une pluralité de risques, social, économique, affectif, psychologique, lesquels sont relativisés, rationalisés en fonction des situations. C'est pourquoi un tel décalage s'observe entre les pratiques de protection et le niveau de connaissance des risques d'infection. Si les jeunes suivent telle ou telle logique ou les entrecroisent, c'est parce que se mêlent des enjeux liés à la sexualité, au sentiment amoureux et à la pauvreté.

Dans cette perspective, les rapports sexuels remplissent plusieurs fonctions. Outre la reproduction et la satisfaction des besoins physiologiques et sentimentaux, ils permettent de classer et éventuellement de déclasser les hommes et les femmes dans l'échelle sociale. Le contexte de pauvreté dans lequel vivent ces jeunes pèse lourdement sur les comportements sexuels. Les relations avec des partenaires masculins multiples ou plus âgés qui sont avalisées par des cadeaux constituent parfois une stratégie de survie essentielle pour de nombreuses femmes défavorisées qui utilisent les rapports sexuels « transactionnels » comme une marchandise pour échanger des biens, des services, de l'agent, un logement ou d'autres articles de première nécessité. Elles ne peuvent pas négocier ou imposer l'utilisation du préservatif aux partenaires sexuels dont elles dépendent économiquement, pour leur propre prestige social pour certaines, et pour leur survie et celle de leur famille pour d'autres.

Références

Abega S. C., 2007. *Les violences sexuelles et l'État au Cameroun*, Paris, Karthala, « Les terrains du siècle », 2007, 258 p.

Adair T., 2007. "HIV Status and Age at First Marriage among Women in Cameroon", DHS, Working Paper No. 33, Calverton, Maryland, Macro International.

Barrère B., Barrère M., 2012. « Prévalence du VIH et facteurs associés », dans Centre national de la statistique et des études économiques (CNSEE), *Enquête démographique et de santé du Congo (EDSC-II) 2011-2012,* ICF International, Calverton, Maryland, p. 91-111.

Barnett J. P., Maticka-Tyndale E., 2011. "The gift of agency: sexual exchange scripts among Nigerian youth", *J. Sex Res.*, 48(4), pp. 349–359.

Ganga A.-D., 2012. « Nuptialité et exposition au risque de grossesse », dans Centre national de la statistique et des études économiques (CNSEE), *Enquête démographique et de santé du Congo (EDSC-II) 2011-2012.* ICF International, Calverton, Maryland, USA, p. 62-66.

Ganga A. D., Bikindou E., 2009, « Jeunes et VIH Sida », dans Conseil national de lutte contre le sida, *Enquête de Séroprévalence et sur les Indicateurs du Sida du Congo (ESISC-I) 2009.* ICF Macro Calverton, p. 73-89.

Nyanzi S. *et al.*, 2001. "The negotiation of sexual relationships among school pupils in south-western Uganda", *AIDS Care*, 13(1), pp. 83–98.

Petit V., Tchetgnia L., 2009. « Les enjeux de la sexualité transactionnelle prémaritale en milieu urbain camerounais », *Autrepart*, n° 49, p. 205-222.

Poulin Michelle, 2007. "Sex, money and premarital partnerships in southern Malawi", *Social Science and Medicine*, pp. 2383–2393.

Ranganathan M. *et al.*, 2017. "Young women's perceptions of transactional sex and sexual agency: a qualitative study in the context of rural South Africa", *BMC Public Health*, 17, 666.

Silberschmidt M., Rasch V., 2001. "Adolescents girls, illegal abortions and 'sugar daddies' in Dar es Salaam: vulnerable victims and active social agents", *Social Science and Medicine*, 52, pp. 1815–1826.

Stoebenau K. *et al.*, 2016. "Revisiting the understanding of 'transactional sex' in sub-Saharan Africa: a review and synthesis of the literature", *Social Science and Medicine*, 168, pp. 186–197.

Wight D. *et al.*, 2006. "Contradictory sexual norms and expectations for young people in rural Northern Tanzania", *Social Science and Medicine*, 62, pp. 987–997.

Chapitre XIX

CONNAISSANCES ET IMAGES DES MÈRES SÉROPOSITIVES LIÉES À L'OPTION B+ AU CENTRE SOLIDARITÉ ACTION SOCIALE (CSAS) DE BOUAKÉ, EN CÔTE D'IVOIRE

Nochiami Affou KONE,
Siméon Meless AKMEL,
N'Doumy Noel ABE

1. Introduction

Dans certaines représentations africaines, le VIH et les maladies sexuellement transmissibles comme la gonococcie, la syphilis, sont considérés comme des maladies dont les auteurs sont les femmes. Il ressort d'une étude menée par A. Le Palec (1996) au Mali, que le VIH est nommé *musso bana* littéralement cela signifie « maladie des femmes ». C'est aussi le cas au Burkina Faso, dans une étude menée par B. Taverne (1996, p. 95) en pays Mossi, où le sida est appelé *Pug baanse. Pug* signifiant « femme » et *baanse* « maladie ».

En Côte d'Ivoire, le contexte épidémiologique est marqué par une féminisation de l'épidémie du VIH sida (4,1 % pour les femmes contre 1,7 % pour les hommes). Le taux de prévalence du VIH dans la ville de Bouaké est de 5 %, il est supérieur au taux national qui est de 2,9 %. Chez les femmes enceintes dans la ville de Bouaké, le taux de prévalence est de 5,8 % (CIFHIA, 2018). En 2013, l'OMS a révisé ses lignes directrices de 2010 sur les antirétroviraux pour recommander un démarrage plus précoce du traitement du VIH. L'option B+ vient mettre fin aux conditions d'éligibilité au traitement antirétroviral, en stipulant que toutes les femmes séropositives soient automatiquement mises sous traitement ARV, quel que soit leur nombre de cellules immunitaires (CD4). Ce traitement pris à vie permet de prévenir la transmission de la mère à l'enfant, donne la latitude aux femmes de planifier et gérer aisément leurs grossesses, leur laisse aussi le choix d'annoncer leur statut à leur conjoint dans la mesure où cette option réduit considérablement la transmission entre couples sérodiscordants. Les femmes séropositives reconnaissent l'efficacité des ARV pour la réduction du risque de TME du VIH durant la grossesse et l'allaitement, non seulement parce que dans leurs discours, les acteurs de la sensibilisation font régulièrement référence à ce fait, mais aussi, parce qu'en tant que mères, certaines ont pu donner naissance à des enfants sains. L'argument de l'efficacité des ARV, tant pour la réduction du risque de TME que pour celle de la transmission sexuelle, est également utilisé pour réduire la souffrance et minimiser la perception des effets péjoratifs du VIH (M. Ndaw *et al.*, 2016, p 185).

Depuis l'institution de l'option B+, il y a une augmentation du nombre de femmes perdues de vue dans les services PTME au Burkina Faso. Cette augmentation du nombre des perdues de vue pourrait se justifier par : l'insuffisance de compétences des prestataires de santé dans l'accueil et dans l'application du conseil/dépistage et de l'éducation thérapeutique à la mère, la non-acceptabilité de la sérologie VIH et du traitement antirétroviral à vie, la nature chronique de la maladie, les difficultés de partage de l'information sur le statut sérologique avec le conjoint et la peur de la stigmatisation (A. Bila *et al.*, 2015, p 35).

Au Sénégal, l'option B+ serait la source d'une nouvelle forme de vulnérabilité féminine. La mise immédiate sous traitement et l'allaitement protégé facilitent l'annonce du statut VIH+ aux femmes enceintes séropositives. Soulagés par la réduction du risque de transmission du VIH à l'enfant avec les ARV, les soignants optent désormais pour un discours rassurant, mais réduisent le soutien spécifique qu'ils accordaient aux femmes séropositives pour l'accompagnement, le suivi biomédical, psychosocial, familial, le renforcement de l'observance aux ARV ou diverses médiations. Cependant, dans un contexte où les activités d'accompagnement des associations de personnes vivant avec le VIH sont de plus en plus réduites, beaucoup de femmes séropositives se retrouvent isolées, avec l'injonction répétée par les soignants de prendre régulièrement leurs médicaments ARV sans suivi ou soutiens adaptés (K. Sow *et al.*, 2016, p 188).

L'option B+ a véritablement commencé à être utilisée à Bouaké en 2016. Vu ce qui précède, six années après sa mise en œuvre dans les centres PTME de Bouaké, principalement dans le Centre solidarité action sociale de Bouaké (CSAS), nous nous interrogeons sur les connaissances et les images des mères séropositives liées à l'option B+. Le plan de la présente étude s'articule autour des méthodes et matériels, des résultats et de la discussion.

2. Matériels et méthodes

Il s'agit d'une étude qualitative faite en immersion avec les femmes séropositives du CSAS, enceintes ou mères d'enfant dont l'âge varie entre 0 et 6 ans. La collecte de données a été faite selon l'approche inductive, allant de l'observation directe à la réalisation d'entretiens semi-directifs. L'étude a mobilisé trois disciplines qui sont : l'épidémiologie, l'obstétrique et l'ethnologie. L'épidémiologie donne l'état de morbidité et de mortalité lié au VIH sida chez les enfants nés de mères séropositives. L'obstétrique fait ressortir les suivis prénatals et postnatals des mères séropositives et le rôle joué par les agents de santé qui interviennent dans la prévention de la transmission du VIH de la mère à l'enfant. L'ethnologie quant à elle, à travers l'observation et l'analyse centrée sur les savoirs populaires, va permettre de faire ressortir les connaissances et images des mères séropositives liées à l'utilisation de l'option B+. Le district choisi pour conduire l'étude est le district sanitaire Bouaké Nord-Ouest. Le Centre solidarité action sociale (CSAS) de Bouaké fait partie de ce district sanitaire et s'occupe à lui seul de 44 % des patients. En 2016, le district enregistrait plus de 5 737 personnes séropositives, avec 1 053 nouveaux cas dépistés la même année. Le taux de prévalence du VIH dans cette zone s'élève à 5 %, il est supérieur à la moyenne nationale qui est de 3 % ; 449 femmes enceintes ont été dépistées séropositives pendant les consultations prénatales. La file active des malades vivant avec le VIH au CSAS est supérieure à 2 000 personnes, dont 71 % de femmes (CSAS, 2019).

Les techniques de collecte de données utilisées sont : l'entretien et l'observation directe.

Les observations tournent autour de :

- l'accueil dans les services de Consultation prénatale (CPN) et ceux de Prise en charge (PEC) : prise de contact, discours du personnel envers les femmes séropositives, motif de présence des femmes séropositives ;
- la durée des consultations/réceptions ;
- le niveau d'étude des femmes séropositives ;
- la réalisation de communications pour un Changement de comportement (CCC) ;
- le temps mis par la CCC ;

La réaction des femmes face aux explications des sages-femmes.

Dans cette étude, les mères séropositives, les agents de santé intervenant dans la prévention de la transmission du VIH de la mère à l'enfant et les assistants sociaux du CSAS constituent notre champ social. Ce choix se justifie par le fait que ces personnes semblent être les mieux indiquées pour aider à la compréhension du sujet vu qu'elles sont au cœur de la mise en œuvre de l'option B+ qui a commencé à être utilisée à Bouaké en 2016.

Les mères séropositives

Ce sont les femmes âgées de 15 à 40 ans infectées du VIH sida et qui sont enceintes ou ont au moins un enfant dont l'âge est compris entre 0 et 3 ans. L'âge des enfants se justifie par le fait que l'option B+ a commencé à être utilisée à Bouaké en 2016.

Les agents de santé

Les agents de santé sont ceux qui interviennent dans la PTME, à savoir les sages-femmes et les médecins. Le CSAS dispose de deux sages-femmes et de deux médecins-chefs qui s'occupent des soins pré/postnatals des mères séropositives et de leurs enfants.

Les assistants sociaux et les agents de santé communautaires

Le CSAS, étant une organisation d'utilité publique, a en son sein des fonctionnaires, et parmi eux des assistants sociaux qui s'occupent de la prise en charge des mères séropositives de la grossesse jusqu'à l'accouchement avant de les référer au « grand centre du CSAS ». À côté des assistants sociaux, il y a les agents de santé communautaires qui ont en charge le soutien psychosocial, le respect et le suivi de l'observance à travers les visites à domicile et les appels téléphoniques.

Dans la présente étude, la cible primaire est essentiellement composée de femmes séropositives enceintes ou mères d'un enfant dont l'âge varie entre 0 et 3 ans représentant la population étudiée. La taille de la population était de 30 personnes (25 femmes séropositives et 5 personnes-ressources). Tous les membres de cette population ont fait l'objet de l'investigation (cf. tableau 1).

Tableau 1. Population cible de l'étude

	Enquête qualitative		
Groupe cible	Mères séropositives	Agent de santé	Assistant social et ASC
Taille	25	3	2
Total	**30**		

Source : données d'enquête 2020.

3. Résultats

3.1. Connaissances des mères séropositives liées au VIH et au traitement antirétroviral (option B+)

Les femmes savent qu'une personne apparemment en bonne santé peut néanmoins avoir été infectée par le VIH. Peu de mères interrogées lors de l'étude ont eu une santé détériorée avant de savoir qu'elles avaient la maladie. En général, c'est lors des consultations prénatales qu'elles découvrent leur statut sérologique. D'autres ont connu leur sérologie suite à la maladie ou à la mort de leur conjoint. Toutefois, les mères séropositives ayant découvert leur sérologie à la suite d'une maladie associent les symptômes du sida au « palu », aux « plaies de ventre », à la « ceinture » et à la fatigue.

3.2. Transmission du VIH

Le sida est une maladie transmissible, c'est-à-dire qu'il peut passer d'une personne infectée à une autre personne auparavant non infectée. Deux modes de transmissions du VIH sont ressortis lors de l'enquête. Le premier énoncé par les femmes est : la transmission sexuelle. Pour les femmes interrogées, avant tout, la maladie relève de la volonté divine. Elles sont malades parce que c'est leur destin et parce que Dieu l'a voulu. Si au début de l'histoire de la maladie on associait le sida à une vie de débauche ou encore à une punition divine, ce n'est plus le cas de nos jours. Dans leurs récits de la contraction de la maladie, nous nous sommes rendu compte que la moitié des mères interrogées avaient été contaminées par leurs conjoints. Il y a deux catégories qui se distinguent, celles dont les maris ont été contaminés après un deuxième mariage, et celle dont les maris connaissaient leur statut sérologique avant le mariage et le cachaient à leurs compagnes.

Le deuxième mode de transmission est celui de la mère à l'enfant. Les femmes interrogées n'arrivent pas à situer exactement le moment de la transmission de la mère à l'enfant. Pour elles, elle peut se faire à tout moment pendant que l'enfant est dans le ventre. En ce qui a trait à la transmission du VIH de la mère à l'enfant, nous retrouvons dans le discours des mères interrogées deux axes à l'origine de leurs connaissances. Le premier, celui des informations provenant du savoir savant. Le second, celui provenant du savoir populaire.

Pour les informations provenant du savoir biomédical, une partie des mères identifie les voies de transmission du VIH par l'allaitement et la transmission sanguine. Concernant la transmission par l'allaitement, certaines femmes disent que, si le sevrage est recommandé par les soignants à un an, c'est alors à cet âge-là que l'enfant ne court aucun risque de contamination. Aussi, les femmes qui ont respecté ce conseil estiment que leur enfant n'a couru aucun risque.

On trouve parmi les enquêtées, selon les propos recueillis, des informations provenant du savoir populaire ; des mères ont affirmé que la maladie se transmet à l'enfant lorsque la mère avait des rapports sexuels non protégés avec son conjoint lui-même infecté. Une enquêtée expliquait à cet effet qu'elle n'avait pas respecté la recommandation des soignants d'utiliser un préservatif avec son conjoint lui aussi séropositif. Elle a assuré avoir vu du sperme sur la tête de son enfant à sa naissance et selon elle, c'est comme ça que son bébé a été contaminé. Cette voie de transmission a été rejetée par la médecine puisque l'utérus pendant la grossesse est bouché par un épais bouchon muqueux. Ces croyances se retrouvent seulement chez une petite partie des mères interrogées, bien que la grande majorité des interviewées semble avoir une bonne information sur les voies de transmission du VIH, à savoir la transmission sexuelle (par voie sexuelle) et la verticale (de la mère à l'enfant).

3.3. Traitement antirétroviral (option B+)

Les femmes interrogées connaissent toutes l'existence d'un traitement antirétroviral puisqu'elles prennent toutes des médicaments. Elles estiment qu'il permet à une personne séropositive de se maintenir en forme, de soulager ses maux et d'empêcher le virus de se multiplier dans le sang. Elles savent cependant toutes que les médicaments ne guérissent pas la maladie, ce qui les amène à souhaiter qu'un véritable remède soit trouvé, le plus rapidement possible. Les connaissances des mères tournent autour de l'option B+, des effets secondaires du TAR et de son efficacité.

L'option B+ consiste à fournir systématiquement un traitement antirétroviral à vie à toute femme enceinte infectée par le VIH, quel que soit son nombre de cellules CD4. L'expression « option B+ » sur laquelle porte l'étude est méconnue aussi bien par les mères séropositives (instruites ou pas) que par les assistants sociaux et les agents communautaires. Seuls le médecin et les sages-femmes la connaissent. Cependant, les premiers cités savent ce qu'est l'option B+ sans pour autant connaître l'expression.

Le personnel soignant en général ne donne pas de détails sur l'option B+. Il ne juge pas nécessaire de faire l'historique des stratégies définies par l'OMS, encore moins de donner les noms de ces stratégies. D'autant plus qu'une partie des mères qui fréquentent le CSAS est analphabète. Concernant les assistants sociaux, ils nous ont confié qu'ils n'avaient pas de formation véritable sur la prise en charge du VIH et sur son évolution. Ils sont plus portés sur la prise en charge clinique et communautaire que sur les termes utilisés pour qualifier les protocoles de soins. Les mères interrogées sont conscientes du fait qu'elles suivent un protocole de soin dans lequel elles sont systématiquement mises sous médicaments ARV. Cependant, peu de femmes ont affirmé avec certitude que les médicaments doivent être pris à vie. À la question de savoir sur combien de temps les médicaments devaient être pris, elles ont répondu comme suit :

> *« On ne nous a pas dit que c'est à vie, mais on dit de prendre seulement »*, Rakel, 26 ans, Bouaké, 2020.

> *« Je ne sais pas. Je prends tout le temps, ils n'ont pas dit que je dois arrêter »*, Sahara, 30 ans, Bouaké, 2020.

Les réponses des femmes relatives à la durée du traitement antirétroviral démontrent que les femmes ne se sont pas encore approprié le fait que le traitement ARV est à vie. Cela pourrait avoir une incidence à long terme sur leur adhésion à l'option B+. Cette situation nous a poussés à nous interroger sur les connaissances des mères sur les effets secondaires des ARV et leur utilisation prolongée.

Effets secondaires des médicaments : des débuts pénibles pour les femmes

Les femmes interrogées ont ressenti des effets secondaires indésirables au début de la prise du médicament. Nous pouvons citer entre autres : la nausée, le vertige, les démangeaisons, la fatigue, les insomnies, les vomissements, l'anorexie... Lorsque des effets secondaires se produisent, ils sont souvent temporaires et disparaissent après quelques jours ou semaines. Toutefois, il peut y avoir des effets secondaires qui durent aussi longtemps que le traitement[98]. Dans notre étude, les effets indésirables ont duré en moyenne deux semaines avant de disparaître ; aujourd'hui, la majorité des femmes ne ressent plus les effets secondaires gênants des médicaments. Selon elles, ces effets secondaires étaient la manifestation de l'efficacité du médicament dans leur corps. Pour elles, il y a des effets secondaires quand la maladie est encore « forte » dans leur corps. De façon générale, de nombreux symptômes s'atténuent ou deviennent plus gérables au fur et à mesure que le corps s'adapte au nouveau médicament.

En plus de maîtriser le VIH, de nombreux médicaments antirétroviraux ont des effets secondaires qui provoquent une variété de changements. Mais la thérapie antirétrovirale et les autres médicaments utilisés contre les affections liées au VIH ne causent pas d'effets secondaires chez toutes les personnes vivant avec le VIH qui les prennent. En effet, les nouveaux médicaments anti-VIH provoquent bien moins d'effets secondaires que lors des premières années de l'épidémie. De nombreuses personnes prennent leurs médicaments pendant de nombreuses années sans éprouver beaucoup d'effets secondaires, voire aucun, comme nous l'affirmait une enquêtée :

> *« Comme j'ai accouché trop les garçons, la plaie là ce n'est pas encore fini, donc c'est ça. Moi j'ai accouché cinq garçons et une fille, donc souvent j'ai mal au ventre, sinon médicaments là je prends ça ne me fait rien »*, Mathilde, 37 ans, ménagère, Bouaké, 2020.

Une connaissance limitée des effets secondaires de l'utilisation prolongée des ARV

Aucune femme n'a mentionné les possibles effets toxiques liés à la prise prolongée des médicaments. Elles ont évoqué des effets secondaires plus fréquents au début de leur traitement et ceux qu'elles ressentaient au moment de l'enquête. Pour elles, les effets secondaires sont la manifestation de l'efficacité du médicament dans leurs corps. Elles n'ont aucune idée des problèmes que pourrait entraîner l'utilisation prolongée des ARV.

---

[98] *Un guide pratique des effets secondaires des médicaments anti-VIH, gérer les effets secondaires*, Catie, 2013.

Prendre des médicaments à vie : un geste répétitif, parfois lassant, mais qui empêche la transmission du VIH aux enfants et met un terme à la transmission sexuelle du VIH

Avec l'option B+, les femmes prennent un seul comprimé ARV chaque soir au coucher. En plus de ce comprimé, certaines prennent également le Cotrimoxazole (un comprimé par jour). Prendre tous les jours des médicaments, cette nouvelle habitude qui vient s'installer dans le quotidien des femmes, peut paraître lassant pour ces dernières, mais pour leur santé et celle de leurs enfants elles n'ont d'autre choix. Sur les 25 femmes interrogées, seules deux ont vu leurs enfants contaminés par la maladie. Cela parce qu'elles avaient arrêté de prendre leurs médicaments pendant et après la grossesse. Convaincues de l'efficacité des médicaments au niveau de leur santé et de celle de leurs enfants, les mères sont disposées et déterminées à continuer de prendre leurs médicaments tous les jours. Outre le volet de leur santé et celle de leurs enfants, il y a aussi le fait de pouvoir garder son statut secret sans contaminer son partenaire. Les femmes séropositives qui n'ont pas encore partagé leur statut avec les conjoints séronégatifs peuvent continuer de garder leur secret tout en ayant la conscience tranquille.

Images des mères séropositives liées au VIH et au traitement antirétroviral (option B+)

Les mères interrogées ne perçoivent pas le VIH sida comme une « mauvaise chose » ou comme une « punition ». Elles considèrent la maladie comme toute autre maladie chronique, sinon moins grave que certaines maladies.

> *« Il y a beaucoup de maladies plus graves, plus mortelles que le sida comme diabète, cancer, etc. »*, Deboh, 27 ans, ménagère, Bouaké, 2020.

Cependant, l'image de la maladie du stigmate, quant à elle, demeure. Le sida est une maladie qu'il faut garder secrète, de peur de se faire rejeter par l'entourage qui, lui, a une mauvaise image du VIH sida. Si le VIH sida était présenté comme étant une maladie perturbatrice de l'ordre et de la vie quotidienne des malades, ce n'est plus ce que pensent les mères séropositives. Pour elles, la maladie ne les empêche pas de vaquer à leurs occupations quotidiennes. Hormis un début de traitement qui est difficile à cause des effets secondaires, elles arrivent à mener une vie « normale ». De même, l'image de la maladie entraînant une mort imminente tend à disparaître. Les femmes interrogées ne pensent pas à la mort, elles ont des projets d'avenir. Elles savent qu'elles peuvent encore planifier des naissances, travailler et voir leurs enfants grandir.

Image associée au traitement antirétroviral (TAR)

Pour les femmes, le traitement antirétroviral représente la santé. Elles ont une image positive du TAR parce qu'il leur permet d'être en bonne santé et d'avoir des enfants sains. Hormis des débuts difficiles à cause des effets secondaires des médicaments, le TAR ne les empêche aucunement, affirment-elles, de mener une activité génératrice de revenu. Aussi, pour leur santé et celle de leurs enfants, elles sont prêtes à supporter les effets secondaires rattachés au TAR. Une image revitalisante ressort du traitement antirétroviral. Le TAR représente la vie et la santé. Cependant, si les femmes considèrent le traitement antirétroviral comme la santé, elles savent aussi qu'il ne guérit pas le VIH sida. Pour elles, le TAR vient « endormir » la maladie et leur permettre de mieux vivre. Elles espèrent que le remède contre le VIH sida soit rapidement trouvé, mais en attendant, le TAR est le seul moyen d'être en meilleure santé.

Image associée au personnel du CSAS

Les femmes accordent une importance à l'accueil dans leur relation avec le personnel du CSAS. Elles reconnaissent la qualité de l'accueil et la disponibilité des assistants sociaux et des soignants (médecin et sage-femme). Pour elles, les soignants détiennent la science infuse en ce qui concerne la maladie, elles essaient de suivre à la lettre ce qu'il/elle leur recommande. Car elles sont certaines qu'il y va de leur bonne santé. Elles ont une bonne image du personnel du centre, elles se sentent en famille, le réconfort et l'accueil chaleureux font du bien aux personnes atteintes du VIH sida. Pour les femmes, recevoir gratuitement des médicaments au CSAS est un grand soulagement en plus du caractère emphatique du personnel. Nonobstant, les femmes aimeraient avoir un accès rapide aux rendez-vous chez le médecin.

4. Discussion

4.1. Transmission du VIH

En matière de transmission du sida, il est important d'étudier les représentations sociales qui s'y appliquent, car elles sont révélatrices de la façon dont l'individu perçoit le risque de contamination du VIH et y fait face (C. Papathanasiou, 2011, p. 73). Lorsque l'on réfléchit aux liens entre transmission du VIH et péché, il faut se souvenir que beaucoup de personnes infectées ne portent aucune responsabilité, que ce soient les bébés nés avec le virus ou les femmes et les enfants abusés et les partenaires fidèles de conjoints infidèles.

Dans la présente étude, force a été de constater que plus de la moitié des enquêtées avaient été contaminées par leur conjoint. Des études ont en effet montré que la plupart des femmes d'Afrique subsaharienne infectées par le

VIH l'avaient été par leur mari, dans le cadre des relations sexuelles conjugales (A. Desgrées Du Loû *et al.*, 2005, p 1). Les enquêtées étaient dans des foyers monogames, polygames ou remariées aux frères de leurs conjoints décédés. A. Le Palec (1999, p. 353), lors d'une étude menée à Bamako, constate que les femmes mariées constituent un véritable groupe à risque en matière de VIH dans la mesure où elles n'ont aucun contrôle sur la vie sexuelle de leurs maris, mais doivent obligatoirement s'acquitter de leurs devoirs conjugaux. Il est difficile d'éviter la contamination des épouses puisque : « de toute façon, une femme ne peut se refuser à son mari ». On leur propose la fidélité pour se protéger. Cependant les femmes savent bien que leur fidélité protège éventuellement leur mari, mais non elles-mêmes. La recommandation de fidélité mise en avant par la prévention s'adresse, semble-t-il, à tout le monde, aux hommes comme aux femmes. Néanmoins, dans un univers culturel où la polygamie est normale, la fidélité ne concerne que les femmes.

Lors des enquêtes, une femme séropositive qui a connu son statut sérologique après la mort de son mari a quand même accepté de se remarier au petit frère polygame de son défunt mari. Après une année de mariage, elle avait contracté sa première grossesse dans son nouveau foyer lors de notre entretien. L'enquêtée est consciente du fait qu'elle peut transmettre la maladie à son nouveau mari, mais cela l'inquiète moins que de pouvoir transmettre la maladie à son bébé. La pratique du lévirat dans ce cas expose non seulement l'homme, mais aussi les coépouses et les enfants. B. Taverne (1996, p. 88), dans une étude menée au Burkina Faso, soutient qu'il ne faut pas combattre le lévirat comme étant un moyen permettant une diffusion rapide du VIH. En effet, selon lui, cela reviendrait à légitimer le rejet des femmes d'un homme décédé du sida et à étendre le réseau de distribution de la maladie à une population plus importante. Pour lui, c'est une erreur d'analyse que de penser que le lévirat augmente la progression du VIH, car les femmes qui ne sont pas « redistribuées », surtout en milieu rural, chercheront à contracter d'autres unions matrimoniales. Il poursuit son analyse en affirmant que :

> « D'un point de vue épidémiologique, le réseau de diffusion est donc plus largement ouvert, il dépasse les limites d'une seule famille puisque les femmes sont remises dans le circuit des réseaux sexuels de la population générale. Au cas où elles doivent multiplier leurs rencontres avant de trouver une union stable, si elles sont séropositives, elles pourraient contaminer un nombre de partenaires supérieur à ceux qui le seraient dans la famille à la suite du lévirat. Si les partenaires successifs sont eux aussi polygames, ils pourront à leur tour contaminer leurs autres épouses, etc. La diffusion du virus est donc arithmétiquement plus large que dans le cas d'une diffusion intrafamiliale. La suppression du lévirat ne permettrait pas de mieux maîtriser la diffusion du virus ; bien plus, ses effets pourraient être contraires à ceux attendus, en favorisant la propagation de la maladie par l'élargissement des réseaux sexuels des femmes ainsi abandonnées. »

La transmission maternelle fœtale peut subvenir à trois moments : pendant que l'enfant est dans l'utérus (*in utero*), pendant l'accouchement (*intra partum*) et pendant l'allaitement. Il semble que la transmission *in utero* ait lieu essentiellement dans les dernières semaines de la grossesse. La transmission *intrapartum* représente deux tiers des cas. La contamination fœtale a lieu principalement au moment de l'accouchement. La transmission au cours de l'accouchement se fait le plus souvent par le biais de microtransfusions au cours des contractions utérines. En ce qui concerne la transmission par l'allaitement maternel, il faut savoir que le VIH est excrété dans le colostrum et dans le lait, sous forme de particules virales et de cellules infectées. Cette transmission par l'allaitement est certaine et très probablement responsable du taux de contamination plus élevée des enfants en Afrique.

Au niveau de la transmission de la mère à l'enfant, les mères interrogées savent qu'une mère infectée peut transmettre le VIH à son enfant au cours de la grossesse, pendant le travail ou l'accouchement, ou encore durant l'allaitement au sein. Lorsque la mère n'allaite pas, la contamination se produit la plupart du temps au cours du travail et de l'accouchement. C'est aussi le cas au Congo-Brazzaville comme le relève une étude de J. Kambourou *et al.* (2016, p. 9). Dans cette étude, 75 % des femmes séropositives enceintes interrogées savaient que le sida pouvait se transmettre pendant la grossesse, l'accouchement ou l'allaitement. Une petite partie des enquêtées, en plus des modes de transmission cités plus haut, a affirmé que la transmission pouvait se faire via les rapports sexuels non protégés entre elles et leurs conjoints, ou encore via le mamelon souffrant d'une infection. Toutefois, elles ne sont pas tellement sûres de ce qu'elles savent. Cependant, lorsque leurs informations sont remises en question, elles semblent laisser place à la possibilité de nouvelles voies de transmission, même celles rejoignant le savoir populaire.

4.2. Traitement antirétroviral

Les connaissances des femmes séropositives relatives au traitement antirétroviral se construisent à partir de l'information délivrée par le médecin et à partir de discours sociaux sur le traitement qui dépassent le cadre médical et sont portés notamment par les médias et les associations. Ces éléments sont confrontés aux modèles culturels du corps, de la maladie et du médicament, et sont réinterprétés dans le cadre des relations dynamiques entre les individus, le système de soins et le corps social (K. Sow, 2002, p. 130).

Effets secondaires des médicaments

Les enquêtées ont ressenti des effets secondaires (la nausée, le vertige, les démangeaisons, la fatigue, les insomnies, les vomissements, l'anorexie) uniquement au début du traitement antirétroviral. Une étude réalisée à Madagascar par N. Ravoavison *et al.* (2015, p. 564) a aussi montré que chez les femmes enceintes sous traitement antirétroviral, les effets secondaires cliniques apparaissent généralement au tout début de la prise et s'estompent progressivement avec le temps. Cependant, avertir les femmes de la survenue des effets secondaires garantit une bonne observance. Pour elles, les effets secondaires sont la preuve de l'efficacité du traitement, c'est parce que la maladie est forte dans leur corps qu'elles ressentent des effets secondaires. Plus la maladie diminue, moins les effets secondaires se font ressentir. Dans les représentations, la puissance du médicament est ajustée à celle de la maladie : pour qu'un médicament puisse être efficace sur une maladie d'une telle gravité, il faut qu'il soit « fort » (A. Desclaux *et al.*, 2002, p 170).

L'apparition des effets secondaires ne les empêche pas pour autant de poursuivre leur traitement, même si elles trouvent par moments lassant le fait de prendre continuellement des médicaments. L'efficacité avérée du traitement les conforte dans leur position, vu qu'elles peuvent donner naissance à des enfants en bonne santé et vivre plus longtemps. De nos jours, la prise en charge s'est améliorée, les femmes séropositives sont mieux suivies et le risque qu'elles transmettent le VIH à l'enfant est de plus en plus réduit, il tend même à être nul (K. Sow, 2018, p. 40).

Une connaissance limitée des effets secondaires de l'utilisation prolongée des ARV

Il est nécessaire de différencier les effets indésirables à court terme, souvent diagnostiqués au cours des premières semaines suivant l'initiation du traitement, des effets indésirables à long terme, qui apparaissent après plusieurs mois ou années de traitement. Parmi ces derniers, le plus étudié est la lipodystrophie, un trouble de la répartition des graisses sous lequel on peut regrouper plusieurs manifestations cliniques différentes, mais aussi des troubles biologiques au niveau des lipides sanguins avec une augmentation du risque cardio-vasculaire à long terme (A. Carr *et al.*, 1998, p. 56). D'autres effets indésirables à long terme sont apparus plus récemment : les problèmes osseux, mais aussi les troubles de la sexualité (P. Tebas *et al.*, 2000, p. 65), qui suscitent peu d'intérêt chez les chercheurs. De plus, la perception de la toxicité par les patients ne semble pas concorder parfaitement avec les déclarations du médecin.

Dans l'étude, en majorité, les femmes ont affirmé ne plus ressentir d'effets secondaires quelques semaines après l'initiation du traitement antirétroviral, même si quelques-unes ont déclaré ressentir les mêmes effets secondaires depuis le début du traitement jusqu'à maintenant. Il est bien sûr possible que la subjectivité de l'appréciation des patientes ne rende pas toujours compte de la toxicité réelle des molécules. Cependant, c'est la toxicité perçue qui explique la non-observance, ainsi qu'une moins bonne amélioration de la qualité de vie. La toxicité des molécules antirétrovirales nécessite une surveillance accrue, une optimisation du système de pharmacovigilance et davantage d'études sur les effets à long terme de ces molécules, que ce soit sous forme d'essais ou de cohortes avec une longue durée d'observation. Les industriels sont peu motivés à mettre en place de telles études. Les études observationnelles proposées ne concernent généralement qu'une seule molécule et comportent une durée d'observation courte ; elles jouent un rôle de promotion de la molécule auprès des prescripteurs plutôt que d'apporter de l'information scientifique.

4.3. Images des mères séropositives

Image associée à la maladie

Les femmes de l'étude considèrent le VIH comme une maladie chronique, même si elle est toujours objet de stigmatisation. Elles préfèrent alors garder secret leur statut sérologique. M.-A. Schiltz (2008, p. 175), dans une étude menée en France, a fait ressortir le fait que les femmes séropositives faisaient preuve d'une plus grande capacité à rebondir et « refaire leur vie ». Ces femmes se considéraient comme des malades comme les autres, et non comme des femmes avec un « corps perçu comme dangereux et suspect, en référence à des modes de vie réprouvés et des conduites instables ». Contrairement aux maladies aiguës, les maladies chroniques ne sont pas des épisodes dans la vie des malades, mais se confondent avec la vie même. Les mères doivent vivre avec leur séropositivité.

Image associée au traitement antirétroviral

Dans la présente étude, les femmes séropositives ont en général une image positive du traitement antirétroviral. Pour elles, il est synonyme de vie et de santé, car il assure leur bien-être, de même qu'à leurs progénitures ainsi qu'à leurs conjoints. Coulon *et al.* (2004, p. 13-40) relatent dans leur article qu'avant 1994, l'infection à VIH constituait un frein à la maternité dans la mesure où elle représentait un risque de transmission du virus à l'enfant et un risque pour ce dernier d'être précocement orphelin. En l'absence de stratégies préventives, le corps médical se montrait extrêmement réticent face au désir ou au projet d'enfant des femmes concernées. Les équipes médicales conseillaient fréquemment l'avortement aux femmes, qui découvraient d'ailleurs souvent leur séropositivité à l'occasion de leur grossesse.

L'image positive du traitement antirétroviral exprime dans sa représentation la possibilité de « croire » en une chose aussi « tangible, réelle et possible » que celle de pouvoir vivre en santé plus longtemps que celles qui n'avaient pas accès aux thérapies quelques années auparavant. Il apparaît que l'adoption de ce regard « positif » sur le TAR représente de manière active les soignées et cherche à briser le sentiment de mort qui les entoure. En outre, chaque nouveau jour est une réussite pour leur vie. Dans un sens complémentaire, le TAR est perçu par les femmes comme doté d'un certain pouvoir guérisseur, car il fait ce qu'elles appellent : « endormir la maladie » ou ce qui peut être nommé *« hypnos versus thanatos »*. Avoir une charge virale stable pendant la prise des médicaments est en quelque sorte vu par elles comme le fait de porter une maladie dormante (qui ne se montre pas, qui ne bouge pas), sans symptômes ni signes visibles sur le corps.

5. Conclusion

L'objectif de cette étude est d'identifier les connaissances et images des mères séropositives liées à l'option B+ afin de connaître leur influence sur l'adoption de cette option. Six années après sa mise en œuvre dans les centres PTME de Bouaké, principalement dans le Centre solidarité action sociale de Bouaké (CSAS), le niveau de connaissance du VIH (symptômes, transmission de la maladie) des femmes interrogées est satisfaisant. Cependant, leur connaissance de l'option B+ (notamment la durée exacte du traitement et les effets secondaires sur le long terme) est encore faible. Les mères séropositives ont des images positives du traitement antirétroviral et du personnel du CSAS. Pour elles, le TAR est synonyme de santé et de prolongation de la vie. Quant au personnel du CSAS, elles le trouvent accueillant et disponible. L'image qu'elles ont de la maladie (VIH) est mitigée, elles considèrent la maladie comme une maladie chronique comme les autres, mais toujours aussi stigmatisante.

Références bibliographiques

Bila Alice *et al.*, 2015. « Des mères perdues de vue dans le programme PTME au Burkina Faso au temps de l'option B+ : opinions des soignants », Abidjan, résumés Colloque international sciences sociales et VIH en Afrique subsaharienne, 12 au 14 décembre 2016, p. 35.

Carr Alex *et al.*, 1998. "A syndrome of peripheral lipodystrophy, hyperlipidaemia and insulin resistance in patients receiving HIV protease inhibitors", *AIDS*, No. 12, p. 51–58.

CIPHIA, 2018. « Évaluation de l'impact du VIH dans la population générale en Côte d'Ivoire », CIPHIA 2017-2018, 4 p.

Coulon Myriam *et al.*, 2004, « Devenir mère dans le contexte des multithérapies antirétrovirales », *Sciences sociales et santé*, 22(3), p. 13-40.

Delfraissy Jean-François, 1999. *Prise en charge thérapeutique des personnes infectées par le VIH*, Paris, Médecine-Science Flammarion, 230 p.

Desclaux Alice, 2012. « Les effets microsociaux des antirétroviraux : prophylaxie de la transmission mère-enfant du VIH et individualisation au Burkina Faso », *Autrepart*, 2012/4, n° 63, p. 161-177.

Desgrees Du Loû, Annabel *et al.*, 2005. « La gestion des risques de VIH/sida au sein du couple en Afrique subsaharienne. Rôles de la polygamie et de la co-résidence », congrès UIESP, Tours, 2, 23 p.

Kambourou Judicaël *et al.*, 2016. « Connaissances et attitudes des femmes congolaises sur la prévention de la transmission mère-enfant du VIH », *Annales de l'université Marien-Ngouabi*, 16(2) p. 7-14.

Le Palec Annie, Pagezy Hélène, 2003. *Vivre avec le VIH au Mali. Stratégies de survie*, Paris, l'Harmattan.

Le Palec Annie, 1996. « Le sida, une maladie des femmes », dans *Sciences sociales et SIDA en Afrique : Bilan et perspectives*. Colloque international, Dakar, 4-8 nov., p. 155-168.

Le Palec Annie, 1999. « Le sida, une maladie des femmes », dans Ch. Becker J.-P. Dozon, Ch. Obbo, M. Touré, *Vivre et penser le sida en Afrique/Experiencing and understanding AIDS in Africa*, Codesria-Karthala-IRD, p. 343-362.

Ndaw Maguette *et al.,* 2016. « L'efficacité préventive des ARV sur la transmission sexuelle : une information ignorée dans la sensibilisation à la PTME, mais centrale dans la prise en charge des PVVIH », *HAL Open science*, IRD 2018, ird-02086882, p. 184-186.

Papathanasiou Chrysovalantis, 2011. *Représentations sociales et constructions de la responsabilité dans le contexte du VIH. Le cas de la Grèce*, doctorat en psychologie à l'université de Provence Aix-Marseille, UFR « Psychologie, sciences de l'éducation », école doctorale Cognition, langage, éducation (ÉD 356), laboratoire de psychologie sociale, 492 p.

Khoudia, 2002. « L'adhésion au traitement antirétroviral », dans *Initiative sénégalaise d'accès aux médicaments antirétroviraux : Analyses économiques, sociales, comportementales et médicales*, ANRS — Collection sciences sociales et sida, Paris. ISBN : 2-910143-20-1 ISSN : 1262-4837, p. 129-142.

Khoudia, 2016. « La médicalisation de la PTME crée-t-elle une nouvelle forme de vulnérabilité féminine ? », *HAL Open science*, IRD 2018, ird-02086882, p. 187-189.

Khoudia, 2016. « Le passage à l'option B+ : perceptions et expériences sur le terrain (Sénégal) », *HAL Open science*, IRD 2018, ird-02086882, p. 40-50.

Pablo *et al.*, 2000. « Perte minérale osseuse accélérée chez les patients infectés par le VIH recevant un traitement antirétroviral puissant », *AIDS*, 14(4), p. 63-67.

Ravoavison Noel, 2015. « La Prévention de la transmission mère-enfant du VIH à Antananarivo, Madagascar », *RMM*, 5(2), p. 562-565.

Taverne Bernard, 1996. « Stratégies de communication et stigmatisation des femmes : lévirat et sida au Burkina Faso », *Sciences sociales et santé*, vol. 14, n° 2, p. 87-106.

Schiltz Marie-Ange, 2008. « La séropositivité au féminin : du stigmate à la maladie chronique, une transition hypothétique », *M/S hors-série*, n° 2, vol 24, p. 168-175.

Chapitre XX

REPRÉSENTATIONS SOCIALES DE LA SANTÉ SEXUELLE CHEZ LES ADOLESCENTES EN MILIEU UNIVERSITAIRE EN CÔTE D'IVOIRE : UNE APPROCHE PSYCHOSOCIALE

Donatien Kinanya TOURE

1. Introduction

Selon l'Organisation mondiale de la santé (OMS, 2006), la santé sexuelle est un état de bien-être physique, émotionnel, mental et social lié à la sexualité. Elle nécessite une approche positive et respectueuse de la sexualité et des relations sexuelles, ainsi que la possibilité pour chacun d'avoir des expériences sexuelles sources de plaisir et sans risques ni coercition, discrimination et violence. La santé sexuelle renvoie donc à un état de bien-être physique, émotionnel, mental, associé à la sexualité. Il s'agit d'une approche globale de la sexualité qui se veut positive et ne se limite pas aux aspects sanitaires. Elle implique les questions de respect de soi, de l'autre, de plaisir et de procréation.

Ces dernières décennies, les préoccupations autour de la santé sexuelle s'imposent avec acuité. Les études consultées mettent en évidence une situation inquiétante. En effet, selon H. D. Reynolds *et al.* (2006) cités par J. C. Tantchou Yakam (2009), environ 14 millions d'adolescentes deviennent mères chaque année dans le monde et près de 90 % de celles-ci vivent dans les pays en voie de développement. Ces grossesses sont généralement perçues comme un problème social dans la mesure où elles sont associées à la pauvreté, à la déscolarisation qui accompagne potentiellement la grossesse et aux difficultés de carrière qui en résultent pour l'adolescente enceinte (Tantchou Yakam, 2009). Selon l'auteur, les pays d'Afrique subsaharienne sont réputés pour avoir les taux de maternité d'adolescentes les plus élevés au monde[99]. Les causes évoquées sont multiples : besoin de prouver sa fertilité,

[99] https://www.unesco.org/fr/articles/en-afrique-subsaharienne-les-grossesses-chez-les-adolescentes-pourraient-empecher-1- million-de, consulté le 27-04-2023.

mariages précoces, faible utilisation des méthodes contraceptives modernes, ignorance, rareté des services de planning familial, etc. La Côte d'Ivoire n'est pas en marge de ces tendances. En effet, le taux de fécondité des adolescentes âgées de 15 à 19 ans est estimé à 129 pour mille. Leur précocité les expose aux infections et augmente les coûts en éducation, en santé (*Rapport sur la situation sanitaire en milieu scolaire et universitaire*, 2015). Bien que des avancées notables aient été réalisées, les défis à relever restent importants. Très peu utilisent les méthodes modernes de contraception. Seules 12 % des filles âgées de 15 à 19 ans ne désirant pas tomber enceintes utilisent une méthode moderne de contraception (E. Darroch *et al.*, 2016). Ces chiffres sont encore plus bas chez celles qui sont mariées (7 %). Entre les rentrées 2016 et 2017, 4 471 cas de grossesses ont été enregistrés dans le secondaire général en Côte d'Ivoire contre 4 054 au cours de l'année scolaire précédente[100]. Quels sont les facteurs explicatifs de cette augmentation massive des grossesses chez les adolescentes ?

Plusieurs facteurs (économiques, sociales et sanitaires) peuvent être pris en compte. Ainsi, les échanges sexuels en Afrique ont une connotation financière. Recevoir de l'argent ou des cadeaux d'un homme avec qui on a des rapports sexuels est normal et une fille se sentirait humiliée si elle ne recevait rien en retour, car seule une séropositive peut « donner gratuitement » (S. Nyanzi *et al.,* 2001).

K. Wood *et al.* (1998) et L. Eaton et *al.* (2003) soulignent qu'en Afrique, les constructions sociales de la masculinité et de la féminité sont différentes. En Afrique du Sud, chez les Zoulous, une jeune fille convenable doit être « disponible » pour son partenaire, lui être fidèle, éviter les grossesses et n'exprimer aucun désir sexuel ni prendre l'initiative. L'homme, quant à lui, est perçu comme un être ayant un besoin naturel de sexe, doté d'un désir sexuel irrépressible, ce qui rend acceptable le fait qu'il puisse avoir plusieurs partenaires. Cette idée d'un désir sexuel masculin irrépressible est très courante (S. Moore et D. Rosenthal, 1992 ; S. Nyanzi *et al.*, 2001 ; N. Gavey *et al.*, 2001), de même que celle qui associe la masculinité à des rapports sexuels non protégés avec plusieurs partenaires (S. Nyanzi *et al.* 2001 ; L. Eaton *et al.*, 2003).

On déduit de cela que l'accent est fortement mis sur les déterminants exogènes au détriment des facteurs sociocognitifs, tels que les représentations sociales et la perception des personnes concernées, largement occultées. Quelles sont alors les représentations sociales des adolescentes à propos de la santé sexuelle et des droits à la santé sexuelle ? Ces représentations sont-elles en phase avec les conceptions prônées par les institutions au sujet de la santé sexuelle ? Telles sont les questions auxquelles tente de répondre ce travail.

Les représentations sociales sont définies par S. Moscovici (1961) comme étant le produit et le processus d'une activité mentale par laquelle un individu ou un groupe reconstitue le réel auquel il est confronté et lui attribue une

[100] http://news.abidjan.net/h/613225.html, consulté le 07-11-2022.

signification spécifique. C'est un système d'interprétation régissant notre relation au monde et aux autres. Plusieurs modèles d'analyse existent : sociogénétique (S. Moscovici, 1961), sociodynamique (W. Doise, 1990), structural (J.-C. Abric, 1976) et dialogique (I. Markova, 2007). Nous nous appuierons sur celui d'Abric (1976), selon lequel toute représentation sociale est organisée suivant un noyau central et des éléments périphériques (J.-C. Abric, 1989). Les croyances partagées et consensuelles dans un groupe répondent à une organisation hiérarchisée des cognitions sociales sous-jacentes. Autrement dit, en nous appuyant sur l'approche structurale, nous entendons :

- déterminer la structure et le contenu des représentations sociales de la santé sexuelle et des droits à la santé sexuelle et reproductive chez les étudiantes ;
- établir une comparaison entre les représentations sociales déterminées et les éléments de définition proposés par certaines institutions à propos des concepts de *santé sexuelle* et de *droits à la santé sexuelle*.

L'adolescence est une période de forte transition, de maturation physique, de formation d'identité et d'acquisition des rôles sociaux associée à l'émergence d'une conscience de la sexualité et du désir de l'expérimenter (K. L. Dehne et G. Riedner, 2001). À cette période de leur vie, les jeunes sont plus sensibles à la pression des pairs et peuvent prendre des décisions qui les mettent en danger (C. Tantchou Yakam, 2009).

2. Méthodologie

2.1. Échantillonnage

Les étudiantes en première année de psychologie de l'université Félix-Houphouët constituent notre population d'étude. Ce sont au total 230 étudiantes. La technique d'échantillonnage accidentelle appliquée à cette population a permis d'en interroger 145 (Tableau 1).

Tableau 1. Caractéristiques des participants

Âge	18 ans	19 ans	Total
Féminin	21	124	145

Source : Données de l'enquête, 2022.

L'enquête s'est essentiellement centrée sur les adolescentes. Le choix des filles se justifie par le fait qu'elles subissent davantage les conséquences néfastes des problèmes liés à la sexualité que les jeunes adolescents. L'échantillon constitué est composé de 21 adolescentes (14,48 %) de 18 ans et de 124 adolescentes (85,51 %) de 19 ans. Pour la collecte des données, nous avons utilisé un questionnaire d'évocations libres et hiérarchisées. Cette technique permet de collecter les réponses des sujets à propos des objets de la représentation (santé sexuelle et droits à la santé sexuelle et reproductive). La question d'évocation formulée est la suivante : Quels sont les trois principaux mots, adjectifs ou expressions qui vous viennent à l'esprit lorsque l'on vous parle de *santé sexuelle* ? C'est à ce type de questions que les enquêtés ont répondu pour chacun des objets d'étude (santé sexuelle et droits à la santé sexuelle).

2.2. Analyse prototypique

Cette technique d'analyse vise dans un premier temps à dégager la structure et le contenu des représentations sociales de la santé sexuelle. Cette opération nécessite que l'on tienne simultanément compte de la fréquence du mot et de son rang d'apparition au sein de la liste des mots produits par les enquêtés. Le croisement du rang d'apparition et de la fréquence des évocations permet de délimiter quatre zones de regroupement des mots, comme présenté dans le tableau 2 ci-dessous :

Tableau 2. Les zones résultantes de l'analyse prototypique

	Rang moyen faible	**Rang moyen élevé**
Fréquence élevée	Zone du noyau central	Zone de changement potentiel
Fréquence faible	Zone de changement potentiel	Zone périphérique

Source : Critères de prototypicalité de Vergès (1992)

- La zone du *noyau central* regroupe les éléments très fréquents et très importants ; elle est constituée des éléments consensuels.
- Les zones des *éléments contrastés* contiennent des éléments contradictoires puisque soit la fréquence est importante et le rang est aussi important, soit c'est l'inverse. Selon P. Vergès (1994), il s'agit d'une zone potentiellement déséquilibrante, source de changement possible de la représentation. Les éléments de la zone de changement potentiel à fréquence élevée peuvent être considérés comme pouvant potentiellement fusionner avec ceux du noyau central à fréquence élevée (C. Flament, 1994). Cette configuration peut révéler l'existence d'un sous-groupe minoritaire porteur d'une représentation différente.
- La dernière zone, celle des *éléments périphériques* est constituée d'éléments peu présents et peu importants dans le champ de la représentation.

Cette technique d'analyse permet de dégager les éléments du noyau central (éléments consensuels) à propos de la santé sexuelle et des droits à la santé sexuelle et reproductive.

3. Résultats et discussion

Le tableau 3 met en évidence les représentations sociales de la santé sexuelle.

Tableau 3. Évocations de la santé sexuelle

	Rang moyen < 1,9	**Rang moyen >= 1,9**
Fréquence >= 10	Bien-être-psychologique 27 1,8 Rapport sexuel 17 1,7 Épanouissement sexuel 20 1,0	MST 17 2,1 Faiblesse sexuelle 17 2,2 Hygiène vaginale 13 2,0 Intimité 11 2,0 Stérilité 10 2,2
Fréquence < 10	Bien-être-sexuel 07 1 000 Sexualité 09 1,9 Éjaculation précoce 07 1,3	Hygiène 08 2,5 Respect-autre 07 2,0 Sexe 09 3,0

Source : Données issues du traitement des données de l'enquête de 2022.

Sur le plan structural, les éléments de la case en haut et à gauche constituent le noyau central de la représentation sociale étudiée. Ce sont : bien-être-psychologique (27), épanouissement-sexuel (20) et rapport-sexuel (17). Ce sont les éléments consensuels des représentations sociales de la *santé sexuelle*. En se référant à la définition proposée par l'OMS en 2006 (la santé sexuelle est un état de bien-être physique, émotionnel, mental et social lié à la sexualité), on s'aperçoit que ces éléments s'emboîtent plus ou moins : pour les adolescentes interrogées, la notion de santé sexuelle prend en compte les rapports sexuels, le bien-être psychologique, et l'épanouissement sur le plan sexuel. Dans la littérature consultée, on ne peut parler de santé sexuelle sans évoquer la notion des droits sexuels. En effet, selon l'OMS (2006), la santé sexuelle ne peut être acquise et maintenue que si les droits sexuels de toutes les personnes sont respectés, protégés et garantis. Aussi, si jusqu'à présent l'on peut se prononcer sur le contenu des représentations de la santé sexuelle, il n'en est pas de même pour les droits à la santé sexuelle et reproductive.

Tableau 4. Évocations des droits à la santé sexuelle

Cas où la fréquence < 15 et le Rang moyen >= 1,7
Droit-soins 15 1,0
Liberté-sexuelle 17 1,0
Non-violence sexuelle 15 1,0
Cas où la fréquence < 15 et le Rang moyen >= 1,7
Bien-être-sexuel 15 3,0
Planning-familial 65 2,3
Prise-charge-psycho 21 2,0
Prévention 15 3,0
Éducation-sexuelle 24 1,7
Cas où la fréquence < 15 et le Rang moyen >= 1,7
Calendrier-rapports 08 1,0
Droit-dépistage 13 1,0
Respect-intimité 12 1,0
Cas où la fréquence < 15 et le Rang moyen >= 1,7
Droit-accouchement 9 1,8
Droit-expression 13 3,0
Lois-éducation 08 3,0
Moyens contraceptifs 12 2,0
Procréation 12 3,0

Source : Données issues du traitement des données de l'enquête, 2022.

Le tableau 4 propose une seconde analyse pour déterminer les représentations de ce concept. Les éléments de la première ligne constituent la zone centrale des représentations sociales étudiées. Ces éléments, droits-soins, liberté-sexuelle et violence-sexuelle, sont ceux autour desquels se constitue un consensus. En d'autres termes, pour les adolescentes interrogées, les droits à la santé sexuelle et reproductive correspondent à la liberté sexuelle, à la non-violence sexuelle et au droit aux soins. Dans la zone contrastée et la périphérique, des éléments tels que : procréation (droit à la procréation), droit-expression (droit à l'expression), planning-familial (droit au planning familial), droit-dépistage (droit au dépistage), respect-intimité (droit au respect de l'intimité) et éducation-sexuelle (droit à l'éducation sexuelle) sont évoqués. Ces éléments sont perçus comme des droits liés à la santé sexuelle et reproductive ; ils expriment les positions interindividuelles, contrairement aux éléments centraux qui traduisent quant à eux le consensus. Nos résultats sont à rapprocher des définitions proposées par la Commission fédérale pour la santé sexuelle (CFSS, 2015) et par la Convention sur la déclaration des droits sexuels de International Planned Parenthood Federation (IPP, 2008).

La Commission fédérale pour la santé sexuelle (CFSS, 2015) retient les cinq domaines de la santé sexuelle suivants :

– Santé sexuelle comme élément de la santé psychique.
– Santé reproductive (contraception).
– Prévention, dépistage et traitement des IST.
– Prévention et lutte contre la violence sexuelle (violence sexuelle).
– Éducation à la santé sexuelle.

Seule la dimension psychologique est prise en compte chez les adolescentes et tout se passe comme si les adolescentes interrogées ignoraient plusieurs aspects de la santé sexuelle. Évoquer leurs représentations de la santé sexuelle sans toutefois prendre en compte les domaines proposés par la CFSS (2015) indique clairement un manque de connaissance de la réalité. Nos analyses mettent en lumière le droit aux soins, la liberté sexuelle et la non-violence sexuelle comme éléments consensuels des représentations. Pour les adolescentes interrogées, les droits à la santé sexuelle et reproductive renvoient à la liberté sexuelle (pouvoir de choisir son orientation sexuelle en toute liberté), à l'interdiction de la violence sexuelle et au droit de bénéficier des soins appropriés, ce qui conduit à évoquer les dix articles de la charte de la Convention sur la déclaration des droits sexuels d'International Planned Parenthood Federation (IPPF, 2008) :

Article 1 : Le *droit à l'égalité, à l'égale protection devant la loi et à n'être soumis à aucune discrimination sur la base de son sexe, sa sexualité ou son genre.*

Article 2 : Le droit à la participation pour tous, sans distinction de sexe, de sexualité ou de genre.

Article 3 : Le *droit à la vie, la liberté, la sécurité de la personne et à l'intégrité corporelle.*

Article 4 : Le droit au respect de la vie privée.

Article 5 : Le droit à l'autonomie et à la reconnaissance devant la loi.

Article 6 : Le droit à la liberté de pensée, d'opinion et d'expression ; le droit à la liberté d'association.

Article 7 : Le *droit à la santé et de bénéficier des progrès de la science.*

Article 8 : Le droit à l'éducation et à l'information.

Article 9 : Le droit de choisir de se marier ou non et de fonder et planifier une famille et de décider d'avoir ou non des enfants, quand et comment.

Article 10 : Le droit à l'application des principes de responsabilité et de réparation.

Dans sa charte, l'IPPF indique que les droits sexuels, en tant que droits, sont des droits humains. Ils s'inscrivent dans la perspective des droits à la liberté, à l'égalité, au respect de la vie privée, à l'autonomie, à l'intégrité et à la dignité. Le rapprochement entre les articles de la charte de l'IPPF droits et les résultats obtenus montre que les représentations sociales des adolescentes tiennent compte de certaines notions, telles que la liberté, la santé et la protection. Les adolescentes interrogées semblent en savoir davantage sur les droits à la sexualité que sur la santé sexuelle elle-même, bien que les éléments s'entremêlent d'une représentation à une autre. Par exemple, les notions d'éducation sexuelle, de dépistage, de contraception apparaissent au niveau des représentations des droits de la santé sexuelle et reproductive plutôt qu'au niveau de celles de la santé sexuelle.

Au total, les résultats obtenus ne vont que partiellement dans le sens des conceptions proposées par les institutions internationales. Les adolescentes sont moins informées sur ces questions et par conséquent leurs comportements sont davantage à risque, et face à un tel écart, les politiques mises en place par ces institutions pour faire face aux comportements sexuels à risque chez les jeunes ont peu de chance de produire les effets escomptés.

Conclusion

Cette recherche visait à cerner les représentations sociales des adolescentes à propos de la santé sexuelle et des droits à la santé sexuelle et reproductive. L'approche structurale des représentations adoptée a permis de définir la structure et le contenu des représentations sociales des concepts étudiés. Comparées aux conceptions des institutions internationales œuvrant dans le cadre de la santé sexuelle, les adolescentes savent des choses sur les questions de santé sexuelle et de droits à la santé sexuelle et reproductive, mais ces connaissances ne suffisent pas pour faire fléchir leur comportement du bon côté. De tels résultats amènent à formuler les recommandations suivantes : (1) Le gouvernement ivoirien doit inscrire dans les programmes scolaires l'éducation à la santé sexuelle et reproductive. (2) Davantage de campagnes informationnelles de sensibilisation doivent être menées pour permettre aux adolescents de prendre conscience de leurs droits à la santé sexuelle et reproductive.

Références bibliographiques

Abric Jean-Claude, 1976. *Jeux, conflits et représentations sociales*, thèse de doctorat d'État, université de Provence.

Abric Jean-Claude, *1989.* « L'étude expérimentale des représentations sociales »*, dans* D. Jodelet (Éd.), *Les représentations sociales*, Paris, PUF, collection Sociologie d'aujourd'hui, p. 187-203.

Commission fédérale pour la santé sexuelle (CFSS), 2015. en ligne à partir de https://www.sexuelle-gesundheit.ch/assets/docs/sante-sexuelle-definition-suisse_2022-07-26-113225_gowj.pd, consulté le 05/03/2023 à 14 h 33.

Darroch Jacqueline E., Woog Vanessa, Bankole Akinrinola, Ashford Lori S., 2016. *Adding it up: costs and benefits of meeting the contraceptive needs of adolescents*, New York, Institut Guttmacher.

Dehne Karl Land, Riedner Gabriele, 2001. "Adolescence: A dynamic concept", *Reproductive Health Matters*, 9(17), pp. 11–15.

Doise Willem, 1990. « Les représentations sociales », dans R. Ghiglione, C. Bonnet et J.-F. Richard (Dirs), *Traité de psychologie cognitive, vol. III. Cognition, Représentation, Communication*, Paris, Dunod, p. 111-174.

Eaton Liberty, Flisher Alan, Leif Aaro, 2003. "Unsafe sexual behavior in South African youth", *Social Science and Medicine*, 56, pp. 149–165.

Flament Claude, 1994b. Aspects périphériques des représentations sociales, dans C. Guimelli. (Éd.), *Structure et transformations des représentations sociales*, Neuchâtel/Paris, Delachaux et Niestlé, p. 85-118.

Gavey Nicola, MacPhillips Kathryn, Doherty Marion, 2001. "If it's not on, it's not on: or is it? Discursive constraints on women's condom use", *Gender and Society*, 15(6), pp. 917–934.

International Planned Parenthood Federation (IPPF), 2008. Londres. Consulté le 20 novembre 2022, de https://www.reiso.org/articles/themes/ethique/74-dix-droits-sexuels-fondamentaux.

Markova Ivana, 2007. *Dialogicité et représentations sociales*, Paris, PUF.

Ministère de la Santé — Programme national de santé scolaire et universitaire (PNSSU) —*Rapport sur la situation sanitaire en milieu scolaire et universitaire de septembre 2015 à avril 2016.*

Moore Susan et Rosenthal Doreen, 1992. "The social context of adolescent sexuality: Safe sex implications", *Journal of Adolescence*, 15(4), pp. 415–435.

Moscovici Serge, 1961. *La Psychanalyse, son image et son public*, Paris, PUF.

Nyanzi Stella, Pool Robert, Kinsman Jhon, 2001. "The negotiation of sexual relationships among school pupils in South-Western Uganda", *AIDS Care*, 13(1), pp. 83–98.

Tantchou Yakam Josiane Carine, 2009. « Santé reproductive des adolescents en Afrique : pour une approche globale », *Natures Sciences Sociétés*, 17(1), p. 18-28.

Verges Pierre, 1994. « Approche du noyau central : propriétés quantitatives et structurales », dans Guimelli C. (dir.), *Structures et transformations des représentations sociales*, Paris, Delachaux et Niestlé, p. 233-253.

Wood Katharine, Maforah Fidelia, Jewkes Rachel, 1998. "He forced me to love him: Putting violence on adolescent sexual health agendas", *Social Science and Medicine*, 47(2), pp. 233–242.

World Health Organization (OMS), 2006. *Defining sexual health: report of a technical consultation on sexual health, 28–31 January 2002,* Geneva. Consulté le 22 novembre 2022, de www.who.int/reproductivehealth/topics/gender_rights/defining_sexual_health/en/in dex.html.

LISTE DES AUTEURS

Pacôme Acotchéou est ingénieur démographe et docteur en santé publique. Il est spécialiste des questions de droit de santé sexuelle et reproductive chez les adolescents avec plusieurs publications scientifiques.
pacomeacotcheou@yahoo.fr

Alphonse Mingnimon Affo est Maître de Conférences de sociologie-anthropologie de la santé. Il est enseignant-chercheur au Centre de formation et de recherche en matière de population (CEFORP) de l'Université d'Abomey-Calavi (UAC). Ses travaux portent sur la vulnérabilité des enfants, des jeunes et des femmes notamment en matière de santé sexuelle et de la reproduction.
amaffo@gmail.com

Saturnin Agbomahenan est Docteur au Département de Géographie et Aménagement du Territoire de l'UAC. Il a des publications en géologie notamment sur l'érosion et la dynamique sédimentaire.
agbomahenansaturnin@gmail.com

Florence Sessiwêdé Ahoton -Agbogni. Chef Service Matériel et Maintenant au Rectorat de l'UNSTIM (Benin). Auteur d'une publication sur le harcèlement sexuel en milieu universitaire dont la thématique est en lien avec la santé sexuelle et reproductive. ahotonflorence@gmail.com

Coffi Mahugnon Mensah André Aïna est sociologue et docteur en sciences politiques et sociales à l'Université de Liège en Belgique. Il a plusieurs publications sur les représentations et pratiques sociales autour de l'accident de la route et sur l'implication des communautés dans la construction des systèmes de santé au Bénin.
andremensah.aina@gmail.com

Merveille Akouta, Biologiste, doctorante en sociologie de l'Université d'Abomey-Calavi (Bénin) et spécialiste en Santé Publique. Elle œuvre pour le bien-être des femmes et des enfants en participant activement à la défense des droits sexuels et reproductifs. Son objectif est de travailler pour un monde épanoui où tous et toutes, ont accès à la bonne information en santé afin de prendre de meilleures décisions adaptées au contexte africain.
marielyse85@gmail.com

Mouftaou Amadou Sanni est Professeur Titulaire en Démographie et Spécialiste des questions de Genre, Population et Développement. Membre de plusieurs réseaux et Associations de chercheurs, ses travaux portent sur : famille, scolarisation, langues et santé de la reproduction dans une perspective genre sensible. Il est Directeur du Laboratoire de Recherche en Sciences de la Population et du Développement (LReSPD) et coordonne la Formation Doctorale en "Population, Démographie et Environnement" a l'Université de Parakou (Benin).
mouftaouamadousanni@yahoo.fr

Sètondji Paterne Bossoussi Agbanninhin est docteur en épistémologie de l'université d'Abomey-Calavi. Ses centres d'intérêts sont relatifs à l'histoire et la philosophie des sciences, la modernité et la pensée décoloniale.
paternebossoussi@gmail.com

Yves Charbit est Professeur émérite de démographie à l'Université Paris Cité, où il a créé et dirigé le Centre population et développement. Il a de nombreuses publications dans les domaines suivants : migrations internationales, nuptialité, famille, fécondité, contraception, doctrines et théories de population.
ceped@gmail.com

Justin Dansou est enseignant de démographie à l'École Nationale de Statistique de Planification et de Démographie de l'Université de Parakou (Bénin). Ses centres d'intérêt portent sur les thématiques des droits de la santé sexuelle et reproductive y compris la planification familiale et la maternité sans risque en Afrique sub-Saharienne.
jdansou0124@stu.edu.ui.ng

Bouba Djourdebbe est maître-Assistant de démographie, Enseignant-chercheur à l'Institut de formation et de recherche démographique -IFORD - (Cameroun) où il est Responsable de la Recherche et des Publications depuis 2018. Il est par ailleurs représentant de l'Union de l'Étude la Population Africaine (UEPA). Expert en recensements et dividende démographique, il collabore avec plusieurs institutions basées en Afrique Centrale et de l'Ouest.
djourdeb@yahoo.fr

Pierre Gandji est Socio-Anthropologue. Il est un Doctorant à l'Ecole Doctorale Pluridisciplinaire (EDP) à l'Université d'Abomey-Calavi (Bénin) et spécialiste des questions de populations santé et développement. Ses centres d'intérêt sont les IST/VIH/Sida et les maladies émergentes.
pierregandji@gmail.com

Florence Koussi Gbesso est Maître Assistant à la Faculté des Sciences Humaines et Sociales (FASHS) de l'Université d'Abomey-Calavi. Elle est auteure et co-auteure de nombreuses publications en biogéographie notamment sur les plantes médicinales et ornementales.
gbesflore@gmail.com

Honoré Gouvoyédo est doctorant en Droit privé et sciences criminelles à l'université d'Abomey-Calavi. Son sujet de thèse est : La conciliation en droit des entreprises en difficulté. Étude comparée (Droit français-Droit OHADA).
hg11091609@gmail.com

Armelle Sabine Yélignan Hounkpatin est Maître de Conférences en Sciences et Gestion de l'Environnement à l'Université UNSTIM (Bénin). Coordonnateur de l'Observatoire Genre de son Université, Point Focale Genre auprès de l'Institut National de la Femme (INF), Experte en Évaluation Environnementale et Sociale, Auteurs de deux ouvrages et d'une quarantaine de publications. Ses thématiques de recherche sont : Environnement, Santé et Développement.
harmelle2011@gmail.com

Rachad Abdel karim est pigiste, analyste en environnement et chargé de communication du Rifel's Bénin. Il est titulaire d'une licence en géographie physique.
krachadabdel@gmail.com

Dr Hamidou KONE est statisticien-démographe et Chef de Service de Formation Initiale à l'Institut de Formation et de Recherche Démographiques (IFORD). Il est expert en population et développement avec une grande expérience en matière de recensements, d'enquêtes par sondage et d'évaluation des systèmes d'état civil.
ahkone@yahoo.fr

Nochiami Affou Koné est enseignante au département d'anthropologie et sociologie à l'Université Alassane Ouattara de Bouaké. Elle est spécialisée en Santé Sexuelle et Reproductive.
affounochiami@gmail.com

David Lago Gouali est Docteur en Socio-Anthropologie de la Santé, Chercheur Post.Doc au GREPSYS à l'UAO de Bouaké (RCI), Economiste de la Santé, Administrateur en Chef des Services Financiers- Santé et Sous-Directeur Chargé du budget et comptabilité à la DAF MSHPCMU. Ses centres d'intérêts sont les Finances Publiques, le Financement de la Santé, la Gouvernance des Politiques Publiques de Santé, la Santé de la Reproduction Sexuelle et la Planification Familiale.
goualidavidlago@gmail.com

Benoît Libali Représentant Adjoint de l'UNFPA au Bénin, est Docteur en démographie. Intéressé par les dynamiques démographiques intégrant la sexualité, la fécondité, la santé reproductive et les migrations dans leurs interrelations avec le développement, il s'appuie dans ses travaux sur les approches contextuelles, dynamiques et historiques sous l'angle de la désorganisation sociale.
benlibali@gmail.com

Wenceslas Mahoussi est Maître-Assistant en Sciences de l'Information et de la Communication. Il est Enseignant à l'Ecole Nationale des Sciences et Techniques de l'Information et de la Communication (ENSTIC) de l'Université d'Abomey-Calavi (UAC). Ses travaux portent sur l'analyse des pratiques info-numériques et médiatiques, la communication digitale et les données.
gmahoussi@gmail.com

Charles Patrick Makoutodé est spécialiste de santé publique et d'économie de la santé, Maître de Conférences en système de santé et environnement et Chef du département des Politiques et Système de Santé à l'IRSP/UAC. Ses champs d'intérêt sont : l'économie et le financement de la santé, les droits de santé sexuelles et reproductifs, la performance du système de santé et les études d'impact environnementales des projets et programmes de développement.
makoutodepatrick@yahoo.fr ; patrickmakoutode@gmail.com

Siméon Akmel Meless, Professeur Titulaire, Socio-anthropologue de la santé à l'Université Alassane Ouattara de Bouaké en CI.
melessovsky@yahoo.fr

Virginie Mongbo est médecin de santé publique et épidémiologiste, enseignante-chercheur, Maître-assistante à l'Institut Régional de Santé Publique de Ouidah, à l'Université d'Abomey-Calavi. Ses domaines de recherche sont : santé sexuelle et reproductive, maladies transmissibles et maladies non transmissibles.
vmongade@yahoo.com

Noël Abé N'Doumy, Professeur Titulaire, Socio-anthropologue de la santé, responsable du Laboratoire d'Etudes et Recherches en Transition Génésiques (LERTG)
ndoumyabe@yahoo.fr

Juliette Adeline N'tangou N'kouei est actuellement étudiante à l'université de Montréal, au département de Sociologie. Elle s'intéresse aux questions de santé maternelle et du genre et développement.
ntangouadeline@gmail.com

Philippe Nkoma Ntchemandji est doctorant en Démographie à l'ISSP (Univ. Joseph Ki-Zerbo) et docteur en Anthropologie. Depuis 2016, il est chercheur à l'Université privée Franco-Gabonaise Saint-Exupéry de Libreville. Auteur de plusieurs publications, ses centres d'intérêt portent sur le genre, la famille, les interdits de la parenté exogame corrélés aux nouvelles formes de conjugalité en contexte urbain.
philiae2@gmail.com

Mustapha Omrane est enseignant-chercheur à l'université Khémis-Miliana (Algérie), il est diplômé de l'université Paris Cité. Ses travaux portent sur la santé de la reproduction, la planification familiale, les jeunes et la migration dans les pays en voie développement.
mustapha.omrane@gmail.com

Jacques Saïzonou est Professeur Titulaire de santé publique et épidémiologie à l'Institut régional de santé publique de l'Université d'Abomey-Calavi. Précédemment Chef de département politiques et systèmes de santé et Coordinateur du cours régional de Droits et Santé Sexuelle et Reproductive. Il est actuellement le Directeur Exécutif du Groupe de Recherche en Population, Santé et Développement.
saizonoujacques@yahoo.fr

N'koué Emmanuel Sambieni est anthropologue de la santé, maître de conférences à l'Université de Parakou et Directeur Délégué du Laboratoires d'Études sur les Dynamiques Sociales et le Développement Local (LASDEL) à Parakou au Bénin. Ses champs d'intérêt sont les maladies, le système et les politiques de santé et les méthodes qualitatives.
samnkoue@gmail.com ; esambieni@yahoo.fr

Satingo Christiane Somehè Saka est Chef Division du Personnel Administration Technique et de Service au Rectorat de l'Université Nationale d'agriculture (Bénin), Spécialiste en Gestion des Ressources humaines et en Développement personnel, auteur d'une publication sur l'éducation sexuelle des adolescents dont la thématique est en lien avec la santé sexuelle et reproductive.
somehechristiane@gmail.com

Ghislain Emmanuel Sopoh est Professeur Titulaire de Santé Publique à l'institut régional de santé publique de Ouidah au Bénin. Il est Expert dans la lutte contre les maladies tropicales négligées (MTN), principalement la lèpre et l'ulcère de Buruli. Il est auteur et coauteurs de plusieurs publications et chapitres de livres sur les MTN et l'évaluation du système de santé.
ghislainsop@yahoo.fr

Lucas Tchetgnia est docteur en sociologie, chercheur au Collectif en sciences sociales appliquées (CESSA), chercheur associé au LIR3S UMR 7366 CNRS-UB. Ses recherches portent sur les questions relatives à la santé et au bien-être des populations au Nord comme au Sud.
tchetgnialucas@yahoo.fr

Mamadou Tchiari, cadre à l'Institut national de la statistique du Niger, est spécialiste des recensements et des mariages précoces. Doctorant à l'Université Abdou Moumouni de Niamey il a travaillé pour différents ministères et ONG internationales (CARE International OXFAM, Marie Stopes International, International Centre for Migration Policy Development)
tchiari2011@yahoo.fr

Brice H. A. Tenté est Professeur Titulaire à la Faculté des Sciences Humaines et Sociales (FASHS) de l'Université d'Abomey-Calavi et chevalier de l'ordre national du Bénin. Il est auteur et coauteur de nombreuses publications en géologie, géomorphologie et en biogéographie.
tentebrice@gmail.com

Alihonou S. Achille Tokin est docteur en démographie, Coordonnateur de Human Development & Capability Association (HDCA) en Afrique francophone. Ses publications portent sur les thématiques en lien avec la Santé sexuelle et reproductive, le parcours de vie et l'autonomisation des femmes.
achilletokin@yahoo.fr

Sabine Tchokomi Toungaouagou Sama est docteur en Sociologie-Anthropologie et enseignant-chercheur (assistante) à l'Université de Parakou au Bénin depuis 2021. Elle est auteure d'une quinzaine de publications. Ses centres d'intérêt sont relatifs aux rapports de genre, à la famille et au développement social.
tchokomi2001@yahoo.fr

Donatien Kinanya Touré est Maître-Assistant en Psychologie Sociale à l'Université Félix Houphouët Boigny (Côte d'Ivoire). Il a des publications dans les domaines suivants : les comportements en milieu de travail, les représentations sociales, les comportements de santé.
tourekinaya@gmail.com

TABLE DES MATIÈRES

Structures éditoriales du groupe L'Harmattan

L'Harmattan Italie
Via degli Artisti, 15
10124 Torino
harmattan.italia@gmail.com

L'Harmattan Hongrie
Kossuth l. u. 14-16.
1053 Budapest
harmattan@harmattan.hu

L'Harmattan Sénégal
10 VDN en face Mermoz
BP 45034 Dakar-Fann
senharmattan@gmail.com

L'Harmattan Cameroun
TSINGA/FECAFOOT
BP 11486 Yaoundé
inkoukam@gmail.com

L'Harmattan Burkina Faso
Achille Somé – tengnule@hotmail.fr

L'Harmattan Guinée
Almamya, rue KA 028 OKB Agency
BP 3470 Conakry
harmattanguinee@yahoo.fr

L'Harmattan RDC
185, avenue Nyangwe
Commune de Lingwala – Kinshasa
matangilamusadila@yahoo.fr

L'Harmattan Congo
219, avenue Nelson Mandela
BP 2874 Brazzaville
harmattan.congo@yahoo.fr

L'Harmattan Mali
ACI 2000 - Immeuble Mgr Jean Marie Cisse
Bureau 10
BP 145 Bamako-Mali
mali@harmattan.fr

L'Harmattan Togo
Djidjole – Lomé
Maison Amela
face EPP BATOME
ddamela@aol.com

L'Harmattan Côte d'Ivoire
Résidence Karl – Cité des Arts
Abidjan-Cocody
03 BP 1588 Abidjan
espace_harmattan.ci@hotmail.fr

Nos librairies en France

Librairie internationale
16, rue des Écoles
75005 Paris
librairie.internationale@harmattan.fr
01 40 46 79 11
www.librairieharmattan.com

Librairie des savoirs
21, rue des Écoles
75005 Paris
librairie.sh@harmattan.fr
01 46 34 13 71
www.librairieharmattansh.com

Librairie Le Lucernaire
53, rue Notre-Dame-des-Champs
75006 Paris
librairie@lucernaire.fr
01 42 22 67 13

www.ingramcontent.com/pod-product-compliance
Lightning Source LLC
LaVergne TN
LVHW080927071026
849535LV00013B/4124